Daniel Marx

Faktor Mensch

Sicheres Handeln in kritischen Situationen

2., vollständig überarbeitete und ergänzte Auflage

MEDI-LEARN Verlag GbR

Autor: Daniel Marx
ISBN-13: 978-3-95658-068-0

Herausgeber:
MEDI-LEARN Verlag GbR
Dorfstraße 57, 24107 Ottendorf
Tel. 0431 78025-0, Fax 0431 78025-262
E-Mail redaktion@medi-learn.de
www.medi-learn.de

Lektorat:
Kare Ahlschwede, Denise Drdacky, Jens Plasger

Layout und Satz:
Fritz Ramcke, Kristina Junghans

Illustration:
Daniel Lüdeling

Druck:
Löhnert Druck

2. Auflage 2017

Wichtiger Hinweis für alle Leser
Die Medizin ist als Naturwissenschaft ständigen Veränderungen und Neuerungen unterworfen. Sowohl die Forschung als auch klinische Erfahrungen führen dazu, dass der Wissensstand ständig erweitert wird. Dies gilt insbesondere für medikamentöse Therapie und andere Behandlungen. Alle Dosierungen oder Applikationen in diesem Buch unterliegen diesen Veränderungen.
Obwohl das MEDI-LEARN-Team größte Sorgfalt in Bezug auf die Angabe von Dosierungen oder Applikationen hat walten lassen, kann es hierfür keine Gewähr übernehmen. Jeder Leser ist angehalten, durch genaue Lektüre der Beipackzettel oder Rücksprache mit einem Spezialisten zu überprüfen, ob die Dosierung oder die Applikationsdauer oder -menge zutreffen. Jede Dosierung oder Applikation erfolgt auf eigene Gefahr des Benutzers. Sollten Fehler auffallen, bitten wir dringend darum, uns darüber in Kenntnis zu setzen.

Inhalt

Vorwort

Seit 2007 ist es unser selbst gestecktes Ziel, in unseren Tagesseminaren von FaktorMensch® bei den Teilnehmern ein Bewusstsein für die eigene Art zu kommunizieren, das eigene Verhalten und die kognitiven Prozesse in Stresssituationen, gleichzeitig aber auch mehr Verständnis und Wertschätzung für die Kollegen zu schaffen und damit den Weg zu mehr Patientensicherheit und wertschätzenden Teamprozessen zu pflastern. Anfänglich starteten wir mit einem kleinen Dozententeam aus einer Handvoll begeisterter Freunde und Kollegen, mittlerweile ist ein bunt zusammengewürfeltes Team aus über 25 Dozenten aus allen Teilen des Landes entstanden, die – jeder auf seine Art – in unseren Seminaren in doch so manchem Teilnehmer das Interesse am eigenen Faktor Mensch und dem eigenen versteckten Steinzeitmenschen wecken konnten.

Mit mittlerweile über 350 Seminaren im In- und Ausland pro Jahr und über 6 000 verkauften Skripten der 1. Auflage sind wir mehr denn je davon überzeugt, uns auch auf dem richtigen Weg zu befinden. In 10 Jahren konnten wir viele konstruktive, kritische, ideenbringende Gespräche führen, für die wir unseren bisherigen Seminarteilnehmern nur von Herzen danken können. Denn auch durch Eure Rückmeldungen, Verbesserungsvorschläge und diesen wertvollen Erfahrungsaustausch konnten wir das vorliegende Skript in der 2. Auflage noch besser machen. Mehr Sichtweisen, mehr Erfahrung, mehr - aus unserer Sicht großartige - Ideen wurden hier eingebracht und in vielen neuen Kapiteln niedergeschrieben.

Neben zahlreichen Fallbeispielen aus unseren und den Erfahrungen der bisherigen Seminarteilnehmer haben wir auch neue Grafiken, Fotos und weiterführende Links integriert, die Euch auch über das Skript hinaus vermitteln sollen, was hinter unserer Arbeit steckt. Mittlerweile sollte es jeder, dem FaktorMensch® ein Begriff ist, wissen, dennoch möchten wir es noch einmal betonen: Dieses Skript ist – genau wie unsere Seminare – gleichermaßen für Mitarbeiter des Rettungsdienstes, Pflegepersonal, Ärzte und Medizinstudenten gedacht, um das Bewusstsein für den „Arbeitsplatz Mensch", sei es man selbst oder der Patient, zu schärfen. Hierzu schrieb Daniel Marx in seinem Vorwort zur 1. Auflage: „Ob Chefärztin oder Praktikant – wir alle unterliegen dem menschlichen Faktor." Treffender kann man es fast nicht formulieren.

Bitte seid Euch im Klaren darüber, dass auch wir mit unserem Team Fehler machen, versuchen aus diesen zu lernen und uns weiterentwickeln wollen. Wir sind keine Psychologen oder Juristen, sondern Rettungsdienstler aller Couleur, Notfallmediziner, Pflegekräfte und Medizinstudenten, die eine gemeinsame Zukunftsvision für mehr Patientensicherheit und einen auf allen Ebenen fairen, wertschätzenden Umgang im Gesundheitswesen als eine wertvolle Grundlage für unsere und Eure Arbeit sehen. Und auch für zukünftige Seminare und die dann hoffentlich 3. Auflage unseres Skriptes sind wir auf Eure Rückmeldungen, konstruktive Kritik und Eure Erfahrungen angewiesen.

Wir möchten den Weg also weitergehen, vielleicht kommt Ihr ein Stück mit uns, egal ob als Seminarteilnehmer, Leser oder Dozent. Wir würden uns sehr freuen.

Denise Drdacky
Kiel, Mai 2017

Erläuterungen:
Die im Skript genutzten Bilder und Grafiken sind urheberrechtlich geschützt. Damit bedürfen sie hinsichtlich der weiteren Verwendung ausdrücklich unserer Zustimmung. Bei der Verwendung von Textstellen bitten wir um den üblichen Hinweis der Quellen (FaktorMensch® - Sicheres Handeln in kritischen Situationen, Daniel Marx).

Was ist FaktorMensch?

Wie bei allen größeren Projekten steckt auch hinter FaktorMensch ein ganzes Team. Was uns verbindet, ist die gemeinsame Überzeugung, Grundlagen menschlicher Faktoren zu vermitteln. Dazu gehört auch der Transfer bewährter Konzepte wie Simulationstraining, Fehlerkommunkation und das Crew-Resource-Management (CRM).

Initiator und Impulsgeber von FaktorMensch® ist Daniel Marx. Seit 2007 beschäftigt er sich intensiv mit den Themen Human Factors (HF), Human Performance and Limitation (HPL) und dem CRM in akutmedizinischen Arbeitsbereichen. In diesem Zusammenhang nutzen wir die synonyme Bezeichnung „Team Resource Management" (TRM), da wir uns im medizinischen Kontext weniger als Crew sondern vielmehr als Team bezeichnen.

Aufgrund seiner Tätigkeit als Facharzt für Anästhesie, Intensivmedizin und Notfallmedizin hat er bereits in seiner Aus- und Weiterbildung zahlreiche kritische Ereignisse, dramatische Zwischenfälle und leider auch tragische Unfälle miterlebt. Dabei wurde schnell deutlich, dass es eine scheinbar typische Reihe von Faktoren gibt, die zur Fehlerentstehung maßgeblich beitragen oder den Fehler beschleunigen können. Obwohl ein wesentlicher Teil dieser Faktoren vorhersehbar – sogar reproduzierbar – war, fehlte innerhalb des medizinischen Personals oft das notwendige Hintergrundwissen, um diese Fehler zu verhindern. Dabei gibt es bereits – wenn auch überwiegend aus dem Bereich der Luftfahrt – zahlreiche Untersuchungen und Studien, die sich mit dem „Human factors" intensiv auseinandergesetzt haben.
So konnten Kohn et al. bereits 1999 mit ihrer Studie „To err is human – Building a safer health system" (Kohn et al. 1999) eindrucksvoll belegen, dass ca. 70% aller unerwünschten Ereignisse durch menschliche Einflussnahme geschahen. Rall, Gaba et al. bestätigten dies 2009 mit ihrer Untersuchung „Human Performance and Patient Safety" (Millers Anaesthesia S. 93-150).

Leider beinhaltet die Tätigkeit im notfallmedizinischen, operativen und intensivmedizinischen Bereich ein hohes Risikopotenzial, welches in akuten Stresssituationen oftmals die Ursache für Zwischenfälle und Unfälle darstellt. Während die Vermittlung von Fachkompetenz und manuellen Skills einen hohen Stellenwert in der medizinischen Aus-, Fort und Weiterbildung genießt, spielen Erkenntnisse aus den Bereichen „Human Factors" und „Human Performance" in der Ausbildung bislang leider nur eine sehr untergeordnete Rolle.

In anderen Hochrisikobereichen wie der Luftfahrt oder der Kernenergie konnte bereits mit Einführung und Training des CRM seit Beginn der 80er Jahre die Anzahl von menschlichen Fehlern signifikant reduziert werden.

In der Medizin stehen wir immer noch ziemlich am Anfang einer notwendigen Entwicklung hin zu offener Kommunikation, dynamischer Teamführung, strukturierten Entscheidungsprozessen oder einer auf menschliche Wahrnehmung ausgerichteten Arbeitsumgebung. Dazu gehören einheitliche Bezeichnungen, die Verwendung von Checklisten oder regelmäßiges Training von Notverfahren. Auch ist es an der Zeit, die altbekannte „Culture of blame" durch eine tragfähige Risiko- und Fehlerkultur mit präventiven Ansätzen zu ersetzen. Neue Schulungskonzepte, wie z. B. Fehleranalysen und das TRM, warten auf ihre flächendeckende Implementierung in unser Gesundheitswesen.

Gemeinsam mit einigen Kolleginnen und Kollegen aus Rettungsdienst und Klinik entstand daher bereits 2009 die Idee, bestehende – aber eher luftfahrtspezifische - CRM-Inhalte auf den akutmedizinischen Bereich zu übertragen. In den vergangenen Jahren ist daraus ein strukturiertes Kursformat entstanden, welches sich an Mediziner und medizinisches Assistenzpersonal in der präklinischen und innerklinischen Akutmedizin richtet. Hier liegen vor allem die Arbeitsbereiche Notaufnahme/Schockraum, Intensivmedizin, operative Versorgung, Geburtshilfe bzw. Neonatologie sowie medizinische Funktionsbereiche im Fokus unserer Schulungen.

Als wesentliches Element unseres Konzeptes sehen wir die interdisziplinäre Zusammensetzung der Kurse. Mediziner, Rettungsdienstmitarbeiter, Gesundheits- und Krankenpfleger sowie Mitglieder des klinischen Managements erkennen in einem gemeinsamen Entwicklungsprozess, unter welchen Bedingungen Fehler entstehen bzw. wie diese vermieden werden können. Gleichzeitig lernen sie voneinander und entwickeln ein synergetisches Team. Wir schaffen damit die Grundlage für ein besseres gegenseitiges Verständnis, eine effektivere Zusammenarbeit und eine neue Fehlerkultur für mehr Sicherheit in der Patientenversorgung.

Wir sind davon überzeugt, dass die Berücksichtigung menschlicher Schwächen einen starken Einfluss auf die Gestaltung von Arbeitsumgebung und Medizingeräten haben sollte. Grundlegende Kenntnisse aus den Bereichen „Human Factors" und TRM führen zu einer höheren Akzeptanz strukturierter Arbeitsabläufe, die Verwendung von Checklisten und Fehlermeldesystemen sowie die Bereitschaft, an regelmäßigen Simulationstrainings teilzunehmen.

In den vergangenen Jahren hat sich aus einer visionären Idee die FaktorMensch GbR entwickelt. Gemeinsam mit unserem starken Partner, der MEDI-LEARN GbR, und einem großen Netzwerk weiterer akutmedizinischer Unternehmen führen unsere Dozentinnen und Dozenten hochwertige TRM-Schulungen im deutschsprachigen Raum durch. Unser Ziel: authentische und praxisnahe Vermittlung der Schnittstelle Mensch. Neben einer Bestandsanalyse und persönlichen Erfahrungsberichten bieten wir konkrete Strategien und praxistaugliche Tipps für den akutmedizinischen Alltag. Wir möchten eine Kultur der gegenseitigen Wertschätzung, der Selbstreflektion und der offenen Kommunikation initiieren, um die Versorgungsqualität und damit auch die Patientensicherheit zu steigern.

Danksagung

Die Realisierung dieses Skriptes war nur durch die Hilfe guter Freundinnen und Freunde sowie geschätzter Kolleginnen und Kollegen möglich. Hier möchte ich mich besonders bei Linda Richter, Sebastian Segelhorst, Denise Drdacky sowie dem gesamten Dozententeam von FaktorMensch bedanken. Für die technische Realisierung dieses Skriptes danke ich meinem Freund Christian Weier und dem Team von MEDI-LEARN in Kiel.

Mein ganz persönlicher Dank für die langjährige Unterstützung des Konzeptes „Faktor Mensch" gilt meiner Familie, die meine körperliche und oft auch geistige Abwesenheit klaglos ertragen hat und mir viel Kraft gibt. Nicht zuletzt bedanke ich mich bei meinen Patienten und meinem Arbeitsumfeld. Sind es doch vor allem die mit ihnen und dort gemachten Erfahrungen, die mir immer wieder verdeutlichen, welch treuer Begleiter die menschlichen Faktoren sind. Mit allen Vor- und Nachteilen!

1 Einführung & Historie

„Irren ist menschlich"

1.1 FaktorMensch – Unser archaisches Erbe

Jeder von uns war schon in gefährlichen Situationen. Oder hat beobachtet, wie andere Menschen in kritischen Phasen handeln. In solchen Momenten gewinnen wir die Erkenntnis, dass die Dinge irgendwie anders laufen, als wir das sonst von uns oder anderen gewohnt sind. Unser Verhalten wird dabei ganz maßgeblich von der Zeit beeinflusst, die uns zur Bewältigung der Herausforderung zur Verfügung steht. Ein weiterer Faktor ist die empfundene Gefahr (oder Dramatik) der Situation. Ein sehr alltägliches Beispiel ist das Aufsuchen einer Toilette in einem Einkaufszentrum: verspüren wir einen leichten Harndrang, können wir uns in Ruhe und ziemlich gelassen auf die Suche nach einer Toilette machen. Mit einem üblen Magen-Darm-Infekt sieht die ganze Angelegenheit schon viel unentspannter aus.

Neben den eher extrinsischen Faktoren „Zeit" und „Gefahr" gibt es aber auch zahlreiche intrinsische Faktoren, die unser Verhalten stark beeinflussen. Abgesehen von erhöhtem Herzschlag und innerer Unruhe, kennen wir auch das Phänomen des sogenannten Tunnelblicks, also der eingeschränkten Wahrnehmung im Randbereich unseres Sichtfeldes. Der Verlust von Urteilsvermögen, präziser Kommunikation oder der Fähigkeit, vorausschauend zu planen sind ebenfalls Merkmale einer akuten Stressituation. Kognitive Prozesse treten plötzlich in den Hintergrund. Die Formulierung „Er reagierte kopflos" beschreibt also ziemlich gut, was in solchen Momenten passiert. Bezogen auf unseren Magen-Darm-Effekt eine eher unschöne Vorstellung!

Aber warum?
In der menschlichen Entwicklung haben sich über Millionen von Jahren bestimmte Fähigkeiten und Verhaltensmuster entwickelt, die uns einen Überlebensvorteil geboten haben. Maßgeblich bei der Ausprägung dieser Verhaltensmuster waren die Bedingungen des menschlichen Lebensraums, inklusive der dortigen Ressourcen und Gefahren. Über die physiologischen Mechanismen Sympathikus und Parasympathikus haben sich diese Muster über einen sehr langen Zeitraum und bis in die heutige Zeit verfestigt. Sie stellen somit die Grundlage der sogenannten „menschlichen Faktoren" dar.

Lebensraum und Lebensbedingungen seit ca. 4 Mio. Jahren:
Die auf den frühen Menschen einwirkenden Sinnesreize waren überwiegend stabil und eindeutig. So war Lärm fast immer ein Hinweis auf drohende Gefahr (Gewitter, Raubtier, Erdbeben), ebenso erfüllte die Farbe Rot eine Warnfunktion. Diese Effekte nutzen wir natürlich auch heute noch, beispielsweise beim Feuerlöscher oder der roten Ampel. Leider sind Lärm und Signalfarben inzwischen ein normaler Bestandteil unserers Alltags geworden und damit alles andere als eindeutig oder unmissverständlich. Achtet mal bewusst darauf, wie häufig euch die Farbe Rot (oder sogar Leuchtrot!) im täglichen Leben begegnet.

Eine ganz wichtige Eigenschaft des frühen Menschen war die Fähigkeit, Entscheidungen vor allem schnell zu treffen. In Gegenwart einer akuten Bedrohung oder unmittelbaren Gefahr hing das Überleben oft vom Reaktionsvermögen des Menschen ab. Es galt also, innerhalb von wenigen Sekunden eine Situation zu erfassen und diese zu beurteilen. Dieser Prozess fand allerdings überwiegend in basalen Hirnregionen statt und kannte im Wesentlichen nur die Abgrenzung zwischen „ungefährlich" und „gefährlich." Wurde die Situation als bedrohlich oder gefährlich eingestuft, gab es wiederum nur zwei Handlungsoptionen: Kämpfen oder Fliehen („Fight or Flight"). Auch diese Entscheidung wurde weniger kognitiv oder unter Abwägung komplexer Kriterien getroffen. Wir sprechen daher auch von sogenannten Impulshandlungen.

Um nun in der Lage zu sein, eine Kampf- oder Fluchtreaktion durchzuführen, ist die Muskeldurchblutung entscheidend. Deshalb greift der Sympathikus als einer der ältesten physiologischen Mechanismen nun direkt in die Regulierung vitaler Körperfunktionen ein: Herzleistung, Muskeldurchblutung und Lungenkapazität werden verbessert, das Sichtfeld fokussiert.
Dies geht natürlich zu Lasten der Hirnperfusion, kognitive Prozesse werden benachteiligt. Oder anders ausgedrückt: Muskelmasse statt Hirnschmalz!

Menschliche Faktoren und menschliche Grenzen:
- (Reduzierte) Risikowahrnehmung und Entscheidungsprozesse: vorschnelle Impulshandlungen
- (Reduzierte) Wahrnehmung: subjektive Filter, Mustererkennung, Illusion, Fixierung, Tunnelblick
- (Reduzierte) Kommunikation: kein, unvollständiger oder missverständlicher Informationstransfer

Fairerweise müssen wir feststellen, dass derartige Verhaltensmuster in den vergangenen Jahrmillionen unser Überleben erst ermöglicht haben. Aber die Zeiten haben sich stark geändert und sowohl unsere Lebensbedingungen als auch die täglichen Gefahren haben mit denen der frühmenschlichen Entwicklungsgeschichte nur noch wenig gemeinsam. Unsere Welt ist komplexer geworden, Stress ist kein Ausnahmezustand, sondern Regel geworden. Hochdynamische und vielschichtige Prozesse finden oft auf engem Raum statt. Die Polytraumaversorgung in einem Rettungswagen oder Schockraum ist hier schon ein ganz gutes Beispiel. Viele Arbeitsabläufe oder Maschinen sind kaum noch intuitiv erfassbar, zeitliche Vorgaben beeinflussen unsere Prioritäten, Signalfarben oder Warntöne sind zum Normalzustand verkommen.

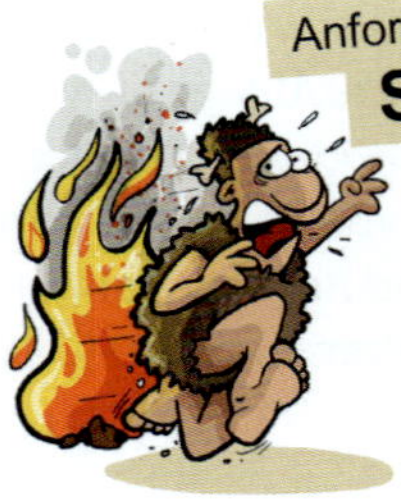

Anforderungen in der
Steinzeit ca. 4 Mio. Jahre

Geringe, dafür eindeutige Sinnesreize
Schnelle Entscheidungen! (Kampf oder Flucht)
Durchblutung: **Muskelmasse statt Hirnmasse**

Dies war über Mio. von Jahren ein **Überlebensvorteil**

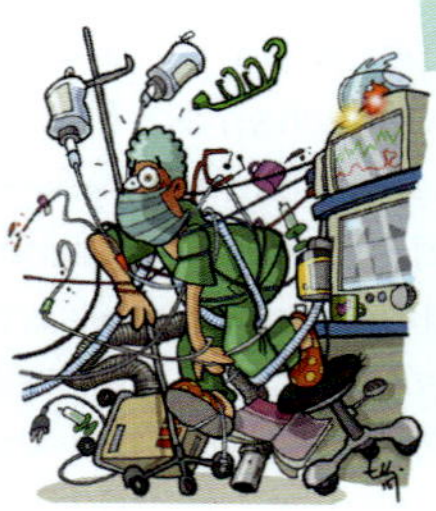

Anforderungen in der
Neuzeit ca. 200 Jahre

Komplexe, unübersichtliche Arbeitsumgebung
Multiple akustische und **visuelle Reize**
Kognitive Höchstleistung und **filigrane Maßnahmen**

Die Evolution hat uns **nicht auf die Akutmedizin vorbereitet**

All dies macht das menschliche Verhalten oftmals zum Glücksspiel. Während sich nämlich unsere Umwelt radikal verändert hat, ist der Mensch in seiner Wahrnehmung, seiner Kommunikation und seinen kognitiven Leistungen häufig noch in der Steinzeit unterwegs. Auf komplexe und zeitkritische Herausforderungen reagieren wir gerne noch impulsiv oder mit reiner Muskelkraft, Kommunikation beschränkt sich auf „Herumbrüllen" und durch die eingeschränkte Umfelderkennung verlieren wir unsere Objektivität, den Gesamtüberblick und das „gemeinsame" Ziel.

1.2 FaktorMensch - menschliche Leistung

Menschliche Leistung (engl.: Human Performance) beschreibt die Gesamtsumme der Faktoren, die zur Bewältigung einer definierten Aufgabe notwendig sind. Diese Faktoren lassen sich zunächst in drei Gruppen zusammenfassen:

Fachwissen:
Um eine Aufgabe oder Herausforderung bewältigen zu können, ist es elementar wichtig, über das nötige (Fach)wissen zu verfügen. Dies kann bereits Grundvoraussetzung sein, eine Aufgabe oder ein Problem überhaupt zu erkennen. Hier fließen schulische Ausbildung, eine berufliche Weiterbildung oder Qualifikation, aber auch Allgemeinbildung und nützliches Hintergrundwissen ein.

Manuelle Skills:
Neben der fachlichen Kompetenz kann es je nach Aufgabe wichtig sein, auch die nötigen Handgriffe sicher zu beherrschen. Hier spielt neben einer handwerklichen Geschicklichkeit sowie erlernten Techniken und Manövern auch der praktische Erfahrungsschatz eine wichtige Rolle. Das Simulationstraining bietet hier enormes Potenzial.

Human Factors:
Die Qualität menschlicher Leistungsfähigkeit wird maßgeblich durch sogenannte „Human Factors" beeinflusst. Auf die Hintergründe sind wir bereits im vorangegangenen Kapitel eingegangen. Unsere Persönlichkeit, die Einstellung gegenüber Personen und Situationen, aber auch unsere Wahrnehmung, Kommunikation und Risikobereitschaft üben einen enormen Einfluss auf uns und unser Verhalten aus. Diese Faktoren können unter der Einwirkung von Stress sogar dazu führen, dass wir unser kognitives Potenzial nur noch eingeschränkt abrufen können. Ein klassischer „Prüfungsangst-Effekt"! Selbst manuelle Fähigkeiten können unter dem Einfluss menschlicher Faktoren leiden: die Venenpunktion beim schwer verletzten Kleinkind misslingt, weil unsere Hände zittern.

Bislang scheint ein wesentlicher Schwerpunkt der medizinischen Ausbildung auf den Bereichen „Fachwissen" und „Skills" zu liegen. Die theoretische und praktische Vermittlung menschlicher Faktoren sowie deren Berücksichtigung im medizinischen Arbeitsumfeld findet hingegen gar nicht oder nur untergeordnet statt. Die Ausgrenzung dieses wichtigen Merkmals menschlicher Leistung in komplexer Arbeitsumgebung ist langfristig allerdings nicht nur riskant, sondern sogar gefährlich. Denn nur in Kombination von Fachwissen, Skills und optimalen Human Factors können wir eine qualitativ hochwertige Gesamtleistung erbringen.

Im Kapitel 6 („Stress und Performance") gehen wir etwas detaillierter auf dieses Thema ein.

Mit unserem CESAR-Konzept haben wir uns mit den Aspekten menschlicher Leistung intensiver auseinandergesetzt und eine weitere Differenzierung ausgearbeitet. Dieses finden Sie auf Seite 103 des Skriptes.

1.3 Faktor Mensch in der Luftfahrt

Nachdem es zwischen 1950 und 1970 zu einer deutlichen Zunahme von Zwischenfällen und Unfällen in der Luftfahrt kam, begannen zunächst einige amerikanische Flugunternehmen, aber auch die NASA mit einer intensiven Ursachenanalyse dieser Ereignisse. 1979 präsentierte man im Rahmen eines Workshops erstmals die Forschungsergebnisse dieser Untersuchungen. Erstaunlicherweise waren offenbar vor allem menschliche Fehler die Ursache schwerer Zwischenfälle und Unfälle im Luftverkehr. Der Anteil wurde auf 75 % beziffert. Damit konnte erstmals belegt werden, dass in den meisten Fällen nicht etwa technisches Versagen oder Materialermüdung zu Flugunfällen führten, sondern menschliche Faktoren wie Kommunikation, situative Wahrnehmung, Entscheidungsfindung, Risikomanagement und Führungsverhalten (siehe auch „The dirty dozen"). Aus diesem Workshop erwuchs ein Trainingskonzept namens Cockpit Resource Management (CRM). Als erste Fluggesellschaft begann United Airlines im Jahre 1981 mit einem umfassenden, jährlich zu wiederholenden CRM-Training für ihre Besatzungen. Mitte der achtziger Jahre war CRM bei fast allen Fluggesellschaften verbreitet. Jetzt wurde ergänzend zum Führungsverhalten auch die Teamdynamik berücksichtigt, was sich im neuen Begriff Crew Resource Management (CRM) widerspiegelt.

In den folgenden Jahren entstanden weitere Konzepte: Multi Crew Cooperation (MCC) ist ein Trainingsformat mit dem Schwerpunkt Kooperation innerhalb eines Teams. Gegenseitige Unterstützung, die Anwendung von Checklisten, Arbeitsaufteilung und standardisierte Kommunikation stehen im Mittelpunkt dieses Konzeptes.

Mittlerweile ist das CRM-Training als modulares Kurssystem in der Luftfahrt verpflichtend. Die wesentlichen Inhalte müssen innerhalb von drei Jahren erlangt und danach regelmäßig aufgefrischt werden. Dies gilt für alle Besatzungen, die in der gewerblichen Luftfahrt tätig sind (europäische Regelung nach JAR-OPS 3), und schließt neben Flugzeug- und Hubschrauberpiloten ausdrücklich die anderen Besatzungsmitglieder und das Bodenpersonal mit ein. Das Konzept wird inzwischen weit über diesen Bereich hinaus angewandt – vom *Maintenance Resource Management* (MRM) für alle Personen, die mit der Wartung von Flugzeugen und Hubschraubern beschäftigt sind, bis hin zum *Maritime Resource Ma-*

Infobox

„The dirty dozen" ist eine Sammlung klassischer Human-Factor-Probleme. Wer also ein CRM- oder MCC-Training durchführt, kommt an diesem „dreckigen Dutzend" nicht vorbei:

- Mangel an Kommunikation
- Mangel an Wissen
- Mangel an Aufmerksamkeit
- Selbstgefälligkeit
- Druck
- Ermüdung und Erschöpfung
- Mangel an Teamwork
- Mangel an Ressourcen
- Mangel an Durchsetzungsfähigkeit
- Normen
- Stress
- Ablenkung

nagement in der gewerblichen Schifffahrt. Gleiche oder ähnliche Programme finden sich bei Raffinerien und kerntechnischen Anlagen. Für Rettungsdienst, Klinik und Feuerwehr gab es bisher keine gesetzlichen Vorgaben und keine entsprechenden Ausbildungskonzepte.

(Quelle: Helmreich, R.L., Merritt, A.C., & Wilhelm, J.A. (1999). The evolution of Crew Resource Management training in commercial aviation. International Journal of Aviation Psychology, 9(1), 19–32.)

1.4 Hochrisiko-Arbeitsplätze

Medienberichte und Katastrophenfilme erwecken den Eindruck, dass hauptsächlich Atomkraftwerke, Flugzeug-Cockpits und riesige Fabriken sogenannte Hochrisikobereiche darstellen. In diesen Bereichen gelten strenge Sicherheitsbestimmungen, und es werden die Ursachen von Fehlern und Möglichkeiten ihrer Vermeidung erforscht. Aber was macht diese Bereiche eigentlich so riskant? Und sind sie die Einzigen mit Katastrophen-Potenzial?

Exkurs: „Die Katastrophe auf der Piper Alpha"

Im Jahr 1988 kam es in der Nordsee zum bislang schwersten Unfall auf einer Bohrinsel. Piper Alpha lag etwa 170 km nordöstlich von Aberdeen/Schottland. 1976 als Ölplattform entworfen, begann sie 1980 nach einer Umrüstung mit der Förderung von Gas. Im Rahmen dieser Umrüstung wurde das bestehende Sicherheitskonzept der vier brandgeschützen Module durchbrochen. In der Folge waren einige sensible Bereiche wie z. B. die Gaskompression und ein Kontrollraum direkt nebeneinander angeordnet. Auch das ursprünglich für eine Förderung von Öl entwickelte Brandschutzkonzept war hinsichtlich einer möglichen Gasexplosion unzureichend.

Am 6. Juli 1988 kam es zu einer stufenweisen Entwicklung des Unglücks. Zunächst wurde das Überdruckventil der Kondensatpumpe A zur Überholung entfernt. (Diese Maschinen fördern das verflüssigte Gas zur Küste.) Gegen 18 Uhr erfolgte ein provisorischer Verschluss mit einer Metallplatte, welche handfest verschraubt wurde. Zwar füllte der verantwortliche Ingenieur ein Formblatt aus, dass die Pumpe nicht betriebsbereit sei, informierte den diensthabenden Aufseher aber nicht persönlich, da dieser beschäftigt war. Als gegen 21:45 Uhr plötzlich die Kondensatpumpe B stoppte und die Stromversorgung der Plattform zusammenbrechen drohte, wurde in Unkenntnis des fehlenden Überdruckventils die Kondensatpumpe A hochgefahren. Das Gaskondensat drückte daraufhin die Metallplatte aus der Halterung, Gas strömte aus und eine erste Explosion tötete zwei Arbeiter.

Das Feuer breitet sich in den folgenden Minuten schnell aus, da weiterhin Öl und Gas von zwei benachbarten Plattformen nachfließen. Dies wäre technisch schnell zu verhindern gewesen, aber auf den beiden Nachbar-Plattformen ist für das kostspielige Abschalten der Öl- und Gasförderung eine Erlaubnis der Geschäftsführung erforderlich, sodass wertvolle Zeit verloren geht.

Um 22:04 Uhr muss wegen der Ausbreitung des Feuers der Funkraum aufgegeben werden, der im Falle eines Unglücks für die Koordination von Gegenmaßnahmen vorgesehen war. Ein koordiniertes Vorgehen zur Eindämmung der Katastrophe ist nun nicht mehr möglich. Zudem kann das nachströmende, brennende Öl nicht durch die Gitterböden abfließen, da diese wegen eines Taucher-Einsatzes mit Gummimatten ausgelegt wurden. Immer mehr Bereiche der Plattform werden von den Flammen erfasst, bis schließlich aufgrund der großen Hitze um 22:50 Uhr eine Gasleitung platzt. Nun treten pro Sekunde drei Tonnen Gas aus, die unmittelbar verbrennen.

Spätestens jetzt ist die Katastrophe nicht mehr aufzuhalten. Das Feuer versperrt der Mannschaft den Weg zu den Rettungsbooten. Auch eine Evakuierung per Hubschrauber ist aufgrund der Rauchentwicklung nicht möglich. Bei dem Unglück sterben 167 Menschen. Den

materiellen Schaden beziffert der Plattform-Betreiber auf 15 Milliarden US-Dollar.
Bei der anschließenden Untersuchung zeigen sich gravierende Mängel im Management und bei firmeninternen Abläufen. Die im Abschlussbericht empfohlenen 106 Maßnahmen zur Verbesserung der Sicherheit werden vollständig umgesetzt. Sie betreffen unter anderem die Dokumentation von Arbeiten an Maschinen, die Platzierung von Sicherheitsventilen und Leitungen sowie die Evakuierungssysteme.

Hochrisikobereiche und generell die sogenannten „komplexen Arbeitsumgebungen" haben gemeinsame Merkmale: Es geht um ein großes System, sodass enorme Informationsmengen zu verarbeiten sind. Die Arbeitsumgebung ist vernetzt, weshalb Veränderungen in einem Bereich Auswirkungen auf ganz andere Bereiche haben. Ziehe ich bei einem Fischernetz an irgendeiner Stelle, dann bewegen sich auch weit entfernte Punkte in diesem Netz ebenfalls. Komplexe Systeme reagieren in der Regel nicht statisch, sondern entwickeln eine erhebliche Eigendynamik. Die Reaktion erfolgt zudem eventuell mit zeitlicher Verzögerung: In Atomkraftwerken beispielsweise treten die Wirkungen einer Maßnahme manchmal erst nach Stunden, Tagen oder sogar Wochen ein und können dadurch unvorhersehbare Komplikationen verursachen.

Das kommt euch alles irgendwie bekannt vor? Richtig – auch unsere Arbeitsumgebung im Rettungswagen, im Schockraum oder auf der Intensivstation erfüllt all diese Merkmale. Große Situationen können der unübersichtliche Verkehrsunfall auf der Landstraße sein, ein Polytrauma im Schockraum, das uns all unsere Konzentration abverlangt, oder aber die umfangreiche Übergabe auf der Intensivstation. Vernetztheit betrifft in komplexen Umgebungen jedes Detail: Verändere ich die Körpertemperatur, wirkt sich das unter Umständen auf die Gerinnung aus. Eine medikamentöse Blutdrucksenkung kann zwar den Brustschmerz reduzieren, aber auch zu einer Synkope führen. Einzelne Notfälle, aber auch komplette Einsatzabläufe entwickeln mitunter eine starke Eigendynamik. Viele unserer Maßnahmen und Medikamente entfalten ihre volle Wirkung erst zeitverzögert. So kann es passieren, dass wir den Patienten bereits in der Klinik übergeben haben und die Notaufnahme 30 Minuten später von einer Atemdepression überrascht wird, da wir die Antagonisierung der Opiatintoxikation nicht übergeben hatten (Rebound-Effekt).

Auch wenn es auf den ersten Blick nicht so erscheint: Die Arbeitsbereiche der medizinischen Akutversorgung sind lehrbuchmäßig komplex und damit sicherlich ein Hochrisikobereich, auch wenn uns das häufig gar nicht bewusst ist. Glücklicherweise ist nicht nur die Betriebsstruktur der Hochrisikobereiche vergleichbar, sondern auch die Entstehung und das Management möglicher Probleme. Deshalb können wir aus Fehlern, die in anderen Bereichen aufgetreten sind, vieles lernen.

1.5 Was kann die Medizin von der Luftfahrt lernen?

Wo stehen wir – wo möchten wir hin? Unter dem Gesichtspunkt des „Faktor Mensch" befinden sich der Rettungsdienst und die klinische Medizin in einer Situation, die durchaus mit der der Luftfahrt in den frühen 80er Jahren vergleichbar ist. Technische Innovationen haben die akutmedizinischen Arbeitsbereiche zwar deutlich komplexer, in vielerlei Hinsicht aber auch sicherer gemacht. Präklinisch war es noch in den 80er Jahren schwierig, ein Kammerflimmern von einer Asystolie zu unterscheiden. Heute erledigt das ein AED in Sekundenschnelle und kann darüber hinaus einen zuverlässigen Therapievorschlag machen. Alarmtöne weisen uns darauf hin, dass der Beatmungsschlauch diskonnektiert wurde oder der Patient eine Tachykardie entwickelt. Technische Zwangsfunktionen verhindern eine Beatmung mit weniger als 21 % Sauerstoff.
Allerdings muss bei alledem immer berücksichtigt werden, dass nur ein kleiner Teil der mög-

lichen Komplikationen technisch erfasst wird. Auch bleibt eine Geräteintervention in aller Regel auf eine Alarmierung beschränkt, die Komplikationen an sich werden maschinell kaum lösbar sein. Und genau hier spielt der Mensch als maßgeblicher Koordinator die entscheidende Rolle. Neben der Erfassung möglicher Warnhinweise und ihrer korrekten Interpretation sind vor allem die daraus abgeleiteten Entscheidungen und Maßnahmen ein elementarer Bestandteil der Patientensicherheit.
In der heutigen Ausbildung von Medizinern und medizinischem Assistenzpersonal stellen wir fest, dass die Vermittlung von theoretischem Fachwissen immer noch die höchste Priorität genießt. Manuelle Fähigkeiten wie die Herzdruckmassage, die Anlage von Kathetern oder diagnostische Maßnahmen werden in verschiedenen Praktika geschult. Mit dem Berufseinstieg erfolgt dann meist die technische Einweisung auf zahlreiche Geräte, vom EKG über den Perfusor bis hin zum Respirator. Allerdings haben die wenigsten Studenten oder Auszubildenden Kenntnisse über das Potenzial oder die Risiken ihres eigenen Verhaltens erworben. Kommunikation, Teamarbeit, interdisziplinäre Entscheidungsprozesse, Risikoabwägungen oder der Umgang mit persönlichem Fehlverhalten spielen – im Gegensatz zu vielen anderen Bereichen – nahezu gar keine Rolle in medizinischen Ausbildungsgängen. In dieser Hinsicht können wir viel von der Luftfahrt lernen. Die Zahlen in der Grafik (siehe rechte Spalte) sprechen für sich.

Nach Etablierung der regelmäßigem CRM-Trainings in der gewerblichen Luftfahrt sank die Zahl der durch menschliches Verhalten verursachten Zwischenfälle deutlich. Fliegen ist heutzutage statistisch gesehen viel sicherer als Autofahren – und um ein Vielfaches sicherer als eine medizinische Behandlung: Laut einer Schätzung des Aktionsbündnisses Patientensicherheit (Krankenhausreport 2014) und des AOK-Bundesverbandes sterben in Deutschland jedes Jahr etwa 19 000 Patienten durch menschliches Versagen. Umgerechnet auf 24 Millionen Flugpassagiere (BRD 2009) wäre das gleichbedeutend mit dem Absturz eines vollbesetzten Airbus A330 über Deutschland *pro Woche*.

Eine andere häufig zitierte Studie zu diesem Thema ist der Report „To Err Is Human" des Institute of Medicine, veröffentlicht im November 1999. Die Auswertung von 45 000 Patienten-Akten ergab, dass in den USA jedes Jahr zwischen 44 000 und 98 000 Patienten infolge menschlicher Fehler sterben. Es ist also davon auszugehen, dass sowohl in Deutschland als auch in den USA mehr Menschen durch Behandlungsfehler ums Leben kommen als durch Verkehrsunfälle!

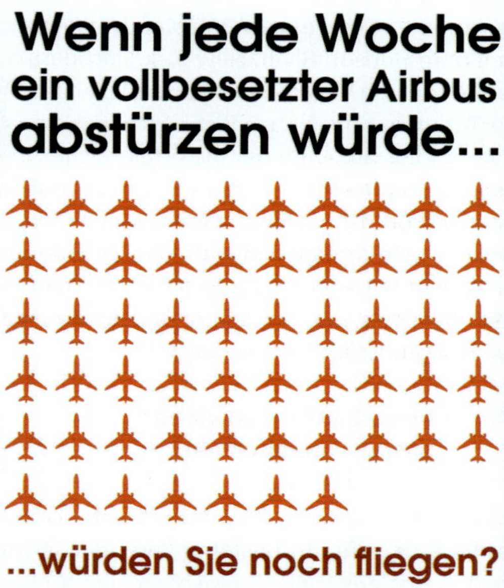
Wenn jede Woche ein vollbesetzter Airbus abstürzen würde...
...würden Sie noch fliegen?

ILR: 24 Mio Flugpassagiere/2009 (BRD) entspricht ca. 80.000 A330 (ca. 300 Sitzplätze)
APS/BMG: 17.000 Todesfälle aufgrund von Behandlungsfehlern entspricht ca. 57 Airbus A330

1.6 Simulationstraining zur Bewältigung kritischer Ereignisse

Entgegen der allgemeinen Vorstellung trainieren die Crews im Simulator nicht alleine das Fliegen. Ein wesentlicher Anteil des Trainings entfällt auf „menschliche Faktoren" wie Kooperation, Kommunikation und das Verhalten bei kritischen Ereignissen (Wetterbedingungen,

Turbinenausfall, Vogelschlag etc.). So werden auch schwerste Zwischenfälle beherrschbar.

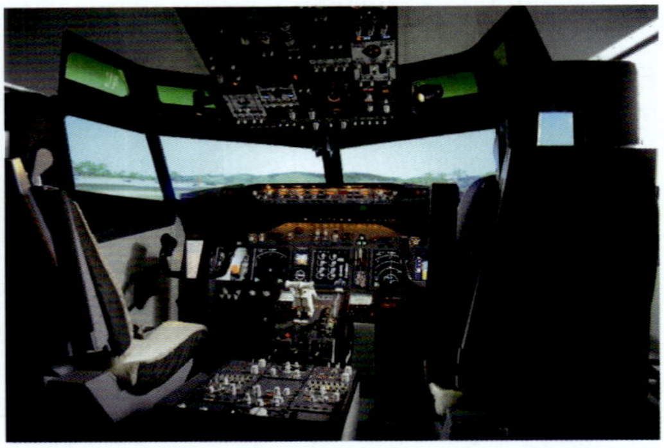

Ein gutes Beispiel ist die Notlandung des US Airways-Fluges 1549 am 15. Januar 2009. Dabei gelang der Crew einer A320 eine Notlandung auf dem Hudson River, New York, nachdem es aufgrund von Vogelschlag zu einem Ausfall aller Turbinen kam. Neben fliegerischem Können führte Pilot Sullenberger die erfolgreiche Notwasserung maßgeblich darauf zurück, dass er sich als CRM-Ausbilder immer wieder intensiv mit dem Verhalten in kritischen Situationen auseinandergesetzt hatte. Hier hat CRM das Leben der Crew, der Passagiere und nicht zuletzt unzähliger New Yorker gerettet.

1.7 In der Luftfahrt ist vieles besser – warum nur?!

Ein kleiner, wenn auch entscheidender Unterschied zur Luftfahrt besteht allerdings: Im direkten Kostenvergleich zwischen einem Flugzeugabsturz und einem Patienten gewinnt immer der Flugzeugabsturz. Unabhängig von anderen Einflüssen wie beispielsweise der medialen Aufmerksamkeit schlägt ein Zwischenfall oder Unfall in der Luftfahrt deutlich härter auf die Bilanz als der einsame Tod eines Menschen in einem kleinen Krankenhaus am Rande der Stadt.

In der Luftfahrtbranche arbeiten also sicherlich nicht die besseren Menschen. Doch der finanzielle Druck sorgt immerhin dafür, dass sich einige gute Verfahren etabliert haben und damit eine solide Sicherheits- und Fehlerkultur entstehen konnte.

Was hindert uns eigentlich daran, diese zum Teil mühsam gewonnenen Erkenntnisse auf das Gesundheitswesen zu übertragen? Ein weiterer Unterschied im Vergleich „Luftfahrt/Gesundheitswesen" ist die Etablierung internationaler Institutionen wie beispielsweise ICAO, EU, EASA, Eurocontrol oder JAA. Hier werden in internationaler Abstimmung Standards und Sicherheitsaspekte entwickelt, koordiniert und überwacht. Die Nichteinhaltung dieser Standards kann den Ausschluss (und damit das wirtschaftliche Ende) einer Fluggesellschaft bedeuten. Nun stellen wir uns einfach mal vor, es existiere eine internationale Organisation für Patientensicherheit. Und stellen wir uns außerdem vor, diese Organisation wäre in der Lage, Kliniken zu schließen oder Trägern des Rettungsdienstes die Konzession zu entziehen, wenn gravierende Sicherheitsmängel auftreten.

Doch eine derartige Institution existiert im Gesundheitswesen nicht, und ebenso wenig gibt es dort einheitliche Sicherheitsstandards oder basisrelevante Sicherheitszertifizierungen. Wohlgemerkt darf Qualitätsmanagement hier nicht mit Risiko- und Sicherheitsmanagement verwechselt werden: Während in zahlreichen Kliniken zwar mit aufwändig in Szene gesetzten Zertifikaten ein Qualitätsstandard suggeriert werden soll, zielen die meisten dieser zertifizierten Merkmale am alltäglichen Praxisbetrieb vorbei. Eine nachhaltige Verbesserung der Patientenversorgung und Patientensicherheit ist letztendlich nicht mit QM-Handbüchern im Intranet und angekündigten Audits erreichbar. Eine wesentliche Voraussetzung für die Steigerung der Versorgungsqualität ist zunächst ein Bewusstsein der persönlichen Verantwortung. Darüber hinaus kann es nicht schaden, wenn man über grundlegende Kenntnisse menschlichen Verhaltens und der klassischen Entstehungsprozesse von Fehlern verfügt. Dies ist einer der zentralen Ansätze von Faktor Mensch.

2 Persönlichkeit & Interaktion

„Kommunikation ist die beste Antwort auf Komplexität"

Wir können Stunden vor dem Spiegel verbringen und erhalten doch kein halbwegs objektives Bild von uns selbst, finden auf diese Weise keine Antwort auf die Fragen „Wer bin ich?" und „Wie bin ich?". Dabei ist gute Selbstreflektion eine Grundvoraussetzung für die realistische Einschätzung des eigenen Verhaltens. Bei unseren Mitmenschen gelingt uns das viel eher, und wir haben sie alle schon kennen gelernt: die Sorgfältigen, die Chaoten, die Mitläufer, die Choleriker ... Jeder Mensch ist gekennzeichnet von angeborenen Charakterzügen und erworbenen Eigenschaften. Je nach Situation spielt er Rollen und befindet sich zudem in einer Tagesform, die von zahlreichen Einflussgrößen abhängig ist.

Im Alltag kommen immer wieder die unterschiedlichsten Charaktere zusammen und bilden eine Gruppe, die zum Beispiel auf den Bus wartet oder einem Straßenmusiker zuhört. Bis zum Team ist es aber noch ein weiter Weg und es müssen einige grundsätzliche Bedingungen erfüllt sein, bevor eine Gruppe zum Team heranwächst. Neben gemeinsamen Aufgaben und Zielen spielen ähnliche Werte oder Normen eine wesentliche Rolle. Nicht zuletzt die Differenzierung in verschiedene Teamrollen und die Entwicklung einer Teamstruktur runden die Entwicklung eines effektiven Teams ab.

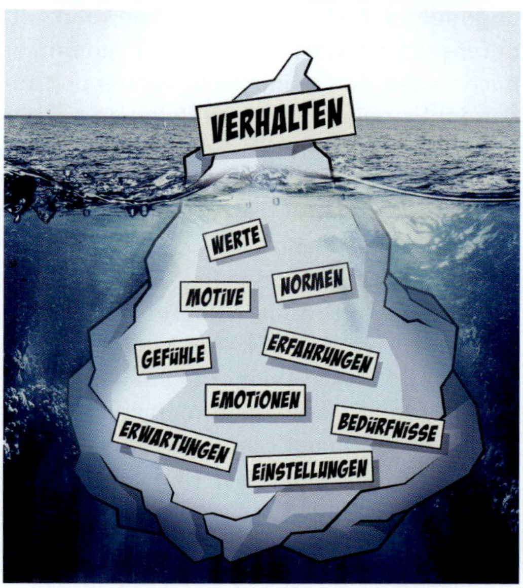

2.1 Persönlichkeit

Wo Menschen zusammenarbeiten, da treffen verschiedene Persönlichkeiten aufeinander. Das kann gelegentlich inspirierend sein, oftmals die Teamkompetenz erhöhen, aber hin- und wieder auch Misserfolge oder Konflikte verursachen. Der Machtkampf zweier Führungscharaktere innerhalb eines Teams ist ein Beispiel, aber auch die Lähmung des gesamten Schockraum-Teams durch den cholerischen Wutausbruch eines Unfallchirurgen.

2.2 Anlagen/Charakter

Das charakterliche Wesen eines Menschen ist überwiegend genetisch bedingt, aber auch durch seine Umwelt geprägt. Diese Prägung findet meist schon im frühen Kindesalter statt und ist im Laufe des Lebens gar nicht oder nur sehr schwer veränderbar. Das (sehr vereinfachende) Persönlichkeitsmodell von H. Eysenck unterscheidet hier stabile und instabile sowie introvertierte und extrovertierte Charakterzüge. Daraus ergeben sich wiederum vier Grundtypen: pessimistische Melancholiker, impulsive Choleriker, passive Phlegmatiker sowie interessierte Sanguiniker.

Solche charakterlichen Grundtypen sind uns durchaus bekannt, und zum besseren Verständnis schauen wir einmal auf die Persön-

lichkeiten in Entenhausen:
- **Donald Duck**: der chaotische, extrovertierte und bisweilen sogar cholerische Typ.
- **Dagobert Duck**: der nörgelige Pessimist. Und was sein Geld angeht, sogar ziemlich ängstlich!
- **Daniel Düsentrieb**: der Erfinder. Kontrolliert und bedächtig, gleichzeitig aber eher introvertiert.
- **Tick, Trick und Track**: Obwohl noch sehr jung, verfügen sie über erstaunliche Führungsqualitäten und haben (nicht zuletzt wegen ihrer Pfadfinder-Fibel) gute Ideen, die oftmals das ganze Team entscheidend voranbringen.

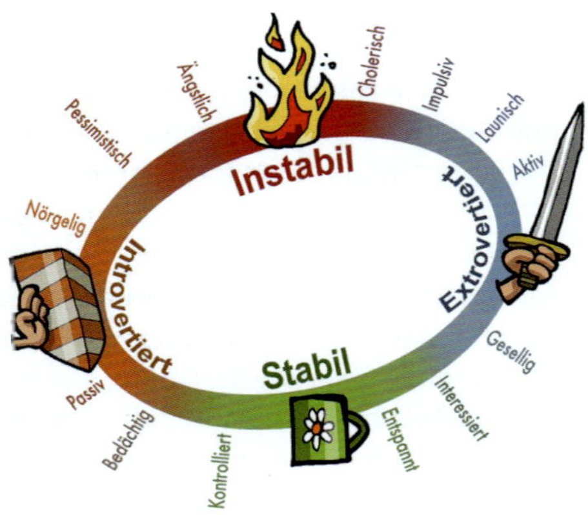

Persönlichkeitsmodell n. Eysenck
Dieses Eysenck-Modell ist sicherlich diskussionswürdig und berücksichtigt nicht alle Aspekte einer Persönlichkeitsanalyse. Wir möchten mit diesem Modell auch nur eine sehr vereinfachte Darstellung menschlicher Charaktereigenschaften anbieten. Für tiefergehende Persönlichkeitsaspekte verweisen wir auf die entsprechende Literatur.

Insbesondere die in dem Modell von Eysenck beschriebene „stabile Persönlichkeit" bietet eine gute Voraussetzung zur Übernahme von Führungsaufgaben, da diese in ihrer Wahrnehmung sowie bei der Interpretation und Bearbeitung von Impulsen nicht affektgesteuert agiert. Diese Menschen verfügen über eine hohe Widerstandsfähigkeit (siehe: Resilienz) und bleiben durch Antizipation und Delegation auch außerhalb ihrer Komfortzone noch handlungsstabil. Bei der Auswahl zukünftiger Führungskräfte im Rahmen eines Assessment-Trainings ist es für alle Beteiligten sinnvoll, diese Aspekte einzubeziehen. Neben dem Modell von Eysenck gibt es natürlich zahlreiche weitere Persönlichkeitsmodelle. Ein durch zahlreiche Studien untermauertes Modell sind die sogenannten „Big Five" oder auch „Fünf-Faktoren-Modell". Demnach lässt sich jeder Mensch auf den folgenden Skalen einordnen: Neurotizismus, Extraversion, Offenheit für Erfahrungen, Gewissenhaftigkeit und Verträglichkeit. In Kapitel 2.6 gehen wir etwas genauer auf dieses Modell ein. Eine umfassendere Auseinandersetzung mit der Persönlichkeitspsychologie würde allerdings den Umfang dieses Skriptes sprengen, wir möchten daher auf weiterführende Literatur verweisen.

2.3 Verhaltensweisen

In Abhängigkeit von unserer Umwelt erfüllen wir immer eine spezifische Rolle. Diese wurde uns entweder übertragen oder wir haben sie uns erarbeitet. Mit dem Wechsel unserer Umgebung wechseln wir oftmals auch die Rolle und passen uns so der Situation an. Dabei kann das Verhalten ganz unterschiedlich sein. Ein Beispiel: Oberarzt Meyer ist in der Klinik als „harter Hund" bekannt. Er ist ungeduldig, verlangt Disziplin und kann mitunter sehr laut werden. Kaum aber kommt er nach Hause, dürfen ihm seine Kinder und sogar der Familienhund nach Belieben auf der Nase herumtanzen. Im Sportverein hingegen ist er ein beliebter Rechtsaußen-Spieler, dem die anschließende Geselligkeit wichtiger als der sportliche Erfolg ist. Ein anderes Beispiel ist der erfahrene Rettungsassistent, der mit seiner Familie auf dem Weg in den Urlaub an einem schweren Verkehrsunfall anhält und nun in seiner „Familien-Rolle" plötzlich mit Stresssymptomen konfrontiert ist, die er im Dienst schon seit Jahren nicht mehr wahrgenommen hat. Hier vermisst der Assistent nicht nur Blaulicht und Notfallrucksack, sondern auch die stabilen Eigenschaften seiner beruflichen Rolle.

2.4 Einstellungen

Einstellungen sind erworbene und somit durchaus veränderbare Anteile unserer Persönlichkeit. Basierend auf früheren Erfahrungen haben sie sich über Jahre entwickelt und drücken – oft unbewusst – unserem Verhalten ihren Stempel auf. Einige davon wie „Fleiß" und „Sorgfalt" haben in der Regel keine negativen Auswirkungen auf unser Handeln. Auf sie gehen wir deshalb an dieser Stelle nicht näher ein. Andere sind in Hochrisikobereichen jedoch brandgefährlich. Nachfolgend beschreiben wir sieben Negativ-Einstellungen, die eine objektive Beurteilung der Situation durch subjektive Empfindungen ersetzen und eventuell persönliche Befriedigung über das Wohl anderer stellen.

Klassische Negativ-Einstellungen:

- **Impulsivität** – *Mach irgendwas, schnell!* Hier stehen emotionale Entscheidungen im Vordergrund. Oft können diese Menschen die Pause für das Nachdenken nicht ertragen. Statt verschiedene Maßnahmen abzuwägen, setzen sie das um, was ihnen als Erstes in den Sinn kommt („Bauchgefühl"). Siehe dazu auch das Kapitel „Entscheidungsprozesse".
- **Macho** – *Ich mach das schon, ich hab das im Griff.* Der Macho ist ein „Macher", ein Cowboy. Dabei genießt er die Außenwirkung seines Handelns. Teamwork ist meist nicht seine Sache, Hilfe holen somit auch nicht. Schließlich meint er ja alles zu können, möglicherweise sogar alleine (Subtyp „Lonesome Cowboy"). Dem Team wird durch solches Verhalten eine Handlungssicherheit suggeriert, die vielleicht gar nicht vorhanden ist. Diese Einstellung ist der Unverwundbarkeit, Selbstüberschätzung und Selbstgefälligkeit eng verwandt.
- **Unverwundbarkeit** – *Mir passiert schon nichts.* Diese Leute waren oft noch nicht selbst an Unfällen und Zwischenfällen beteiligt (oder haben es nicht bemerkt). Daraus resultierend halten sie sich für unverwundbar und gehen häufig unnötige Risiken ein, da bisher ja immer alles gut gegangen ist.
- **Selbstüberschätzung bzw. Selbstgefälligkeit** – *Lass das mal den Papa machen!* Die wohl gefährlichste Negativ-Einstellung: eine Mischung aus ungerechtfertigter Selbstzufriedenheit und daraus resultierendem Leichtsinn. Die Grenze zur (groben) Fahrlässigkeit ist dabei fließend. Sie ist eine der häufigsten Ursachen für Flugunfälle aufgrund von Pilotenfehlern. Die genaue Analyse dramatischer Schiffsunglücke (Titanic 1912, Costa Concordia 2012), aber auch riskanter Flugmanöver wie beispielsweise 1988 in Rammstein zeigt in trauriger Regelmäßigkeit, welch katastrophale Auswirkungen menschliche Selbstüberschätzung haben kann.
- **Anti-Autorität** – *Von dir lass ich mir gar nichts sagen! Für wen hält der sich eigentlich?* Häufig sind hier Menschen betroffen, die nicht kontrolliert werden möchten beziehungsweise es nicht ertragen können, fremden Regeln unterworfen zu sein. Häufig blockieren sie dadurch das Team und gefährden das Gesamtziel.
- **Über-Autorität** – *Er wird schon wissen, was er tut.* Den Anweisungen von oben wird blind gefolgt und nichts mehr hinterfragt, auch wenn man ein ungutes Gefühl hat oder Unstimmigkeiten in der Anweisung erkennt. Der Vorteil von Teamarbeit wird hier weder wahrgenommen noch genutzt. Verantwortung wird kaum übernommen oder auf andere abgeschoben. Und auch hier sehen wir im Vergleich schwerer Schiffsunglücke deutliche Parallelen (siehe Abschnitt „Autoritätsgradient" im Kapitel „Führung").
- **Resignation** – *Was soll's, es bringt ja doch nichts.* Diese Menschen geben (zu) schnell auf und machen nur noch das Allernötigste. Sie trauen sich selbst und ihren Maßnahmen nichts mehr zu oder lassen sich von einer Frustration dominieren, die ihr Engagement auf ein Minimum reduziert (Dienst nach Vorschrift, „innere Kündigung"). Im medizinischen Arbeitsumfeld führt diese

Negativeinstellung häufig zu einer Bagatellisierung von geäußerten Symptomen. So ist der alkoholisierte Patient mit thorakalen Beschwerden „nur besoffen" und schon die EKG-Diagnostik erscheint zu aufwändig. Diese Einstellung ist häufig eine Folge jahrelanger Frustration, geringer Wertschätzung und dem Gefühl eigener Hilflosigkeit gegenüber den Missständen.

Findet man sich im Prozess der Selbstreflexion in einer der oben genannten Negativ-Einstellungen wieder, ist es Zeit zu handeln! Möglich ist beispielsweise die bewusste Gegensteuerung. Hilfreich ist auch die selbstkritische Analyse VOR einer invasiven Maßnahme wie z. B. „Ist der venöse Zugang medizinisch indiziert oder will ich mir und meiner Kollegin beweisen, dass ich es noch drauf habe?". Grundsätzlich gilt: Selbsterkenntnis ist schon die halbe Miete ... Mögliche Gegensteuerung:

- **Impulsivität:** Nicht so schnell – erst nachdenken! Nutzung von trainierten Algorithmen wie ABCDE oder SOPs. (Siehe auch: „FORDEC", „Time-Out" etc.)
- **Macho:** Hierbei geht es nicht um mich, sondern um den Patienten! (Motivkontrolle!)
- **Unverwundbarkeit:** Auch mir kann etwas passieren! (Siehe auch das Kapitel: „Sicherheits- und Fehlerkultur".)
- **Selbstüberschätzung/Selbstgefälligkeit:** Sich auf das Glück zu verlassen, ist dumm. (Siehe auch: „Risikomanagement")
- **Anti-Autorität:** Halte dich an die Regeln, denn sie sind normalerweise richtig. Behalte das Gesamtziel im Auge. Persönliche Konflikte werden später geklärt. Disziplin!
- **Über-Autorität:** Auch erfahrene oder vorgesetzte Kollegen machen Fehler. Wir sind ein Team. Wir respektieren und unterstützen uns gegenseitig.
- **Resignation:** Ich bin nicht hilflos. Ich trage Verantwortung und kann/muss etwas bewirken! (Selbstbewusstsein, Motivation, Engagement)

(Modifizierte Gegengedanken aus Jensen 1995, zitiert aus Notfallmanagement S. 42 f.)

2.5 Die Tagesform

Bei der Tagesform handelt es sich um ein stimmungsabhängiges Verhalten. Diese ist – ebenso wie die erworbenen Einstellungen – als Einflussfaktor auf unsere Leistung zu sehen. Doch im Gegensatz zu den erworbenen Einstellungen wirken die Einflussgrößen auf die Tagesform eher kurzfristig. Tatsache aber ist, dass unsere fachliche Qualifikation, unsere manuellen Fähigkeiten und die mentale Leistung bereits durch Kleinigkeiten beeinflussbar sind. Körperliche Einschränkungen wie Kopf- oder Rückenschmerzen, ebenso wie psychische Stressfaktoren, z. B. familiäre Konflikte, finanzielle Sorgen oder Unstimmigkeiten im Team führen zwangsläufig zu einer Einschränkung der Tagesperformance. Dabei ist die kritische Grenze zur Arbeitsunfähigkeit fließend. Sei trotzdem ehrlich zu dir selbst, gegenüber deinem Teampartner und nicht zuletzt gegenüber deinen Patienten und zieh rechtzeitig die Notbremse! (Siehe zum Stressverhalten: „Kapazitätenmodell nach Richter" und das „I´M SAFE-Konzept")

Neben diesen charakterlichen Einflussgrößen spielt natürlich unsere kognitive Kompetenz eine wesentliche Rolle bei der Bewältigung von kritischen Situationen. Anders ausgedrückt: Eine hohe Intelligenz oder zumindest das Talent, gewisse Fähigkeiten schnell zu erlernen, ist in einer komplexen Umgebung sicherlich hilfreich.

2.6 Persönliche Resilienz

Menschen haben unterschiedlich ausgeprägte Widerstandskräfte. Das lässt sich durchaus mit unserem Immunsystem vergleichen, welches mal bessere und mal schlechtere Arbeit leistet. Durch unsere persönliche Widerstandsfähigkeit sind wir in der Lage, Krisen zu meistern und Schicksalsschläge zu verarbeiten. Eine hohe Widerstandsfähigkeit ermöglicht es sogar, aus solchen Situationen gestärkt hervorzugehen. Diese Eigenschaft wird als „Resilienz" bezeichnet. Der Gegenbegriff dazu heißt „Vulnerabilität" und meint die psychische Verletzlichkeit eines Menschen. Wesentlichen Einfluss auf diese beiden haben die fünf Faktoren des bereits kurz erwähnten Persönlichkeitsmodell der „Big Five":

- **Neurotizismus** – Wie gehen wir mit Stress um und wie häufig erleben wir negative Gefühle, beispielsweise Angst?
- **Extraversion/Introversion** – Wie gesellig bzw. zurückhaltend sind wir im Kontakt zu anderen?
- **Offenheit für neue Erfahrungen** – Sind wir neugierig und experimentierfreudig, oder halten wir uns lieber an Vertrautes und Bewährtes?
- **Gewissenhaftigkeit** – Darunter fällt unsere Neigung zur Genauigkeit und Vorausplanung sowie die Fähigkeit zur Selbstkontrolle.
- **Verträglichkeit** – Haben wir Verständnis für unsere Mitmenschen oder kreisen wir vor allem um uns selbst? Wie gut können wir anderen vertrauen und mit ihnen zusammenarbeiten?

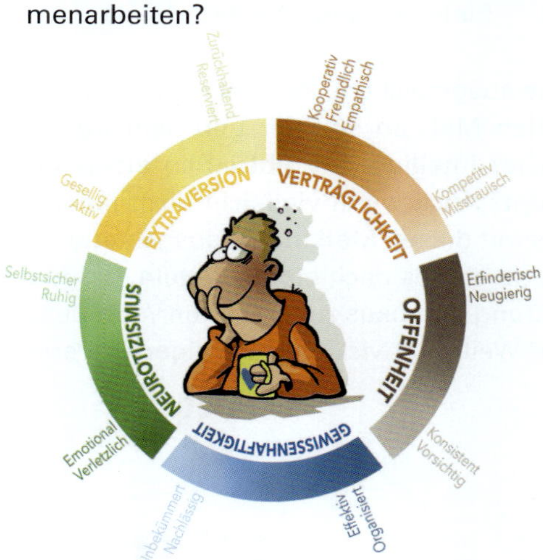

Mit der Verträglichkeit eng verwandt und ähnlich wichtig für die Resilienz ist die emotionale Intelligenz, auf die wir im folgenden Abschnitt näher eingehen.

Traditionell beschreiben „Resilienz" und „Vulnerabilität" die langfristige Entwicklung eines Menschen in und nach einer persönlichen Krise, zum Beispiel Arbeitsplatzverlust, Scheidung oder schwerer Krankheit. Wir meinen aber, dass sich dieses Modell durchaus auf kurzfristige Konflikte übertragen lässt und die charakterliche Stabilität eines Menschen bei akuten Belastungen beschreiben kann. Auch das Management einer kritischen Situation und die daraus gewonnenen Erkenntnisse sind mit dem Resilienzbegriff fassbar: Welchen unmittelbaren und nachhaltigen Einfluss haben beispielsweise Fehleinschätzungen oder Fehlentscheidungen auf uns? Verlieren wir durch sie unser Selbstvertrauen und werden verunsichert? Oder wachsen wir an unseren Fehlern und gehen gestärkt aus so einer Situation hervor? (Siehe dazu auch „System-Resilienz" in Kapitel 8.)

2.7 Multiple Intelligenzen

„Der Kollege ist ja dumm wie Brot ..." Derartige Äußerungen hört man regelmäßig und in nahezu jedem Team. Dumm ist ganz sicher dieses abfällige Reden über andere – der Kollege hingegen ist es vermutlich nicht. Nur sind ähnlich wie die Charaktereigenschaften auch die kognitiven Fähigkeiten der Menschen unterschiedlich verteilt. Das Modell der multiplen Intelligenzen von Howard Gardner beschreibt das recht gut und erklärt, warum wir Mitschüler mit Einsen in Sport *und* in Mathe immer schon unheimlich fanden!

Gardners Modell unterscheidet etliche Arten von Intelligenz, die bei jedem von uns mal mehr, mal weniger stark vorhanden sind. Je stärker ein bestimmter Intelligenztyp ausgeprägt ist, desto leichter fällt uns das Erlernen der entsprechenden Fähigkeiten. Sechs dieser Typen wollen wir uns einmal näher anschauen.

- **Sprachlich-linguistische Intelligenz**: die Fähigkeit, Sprachen zu lernen und die Fähigkeit, Sprache zu bestimmten Zwecken zu gebrauchen (Rechtsanwälte, Redner, Schriftsteller und Dichter).
- **Logisch-mathematische Intelligenz**: die Fähigkeit, Probleme logisch zu analysieren, mathematische Operationen durchzufüh-

ren und wissenschaftliche Fragen zu untersuchen (Mathematiker, Logiker und Naturwissenschaftler).

- **Bildlich-räumliche Intelligenz:** der theoretische und praktische Sinn für die Strukturen großer und kleiner Räume (Seeleute, Piloten, Architekten, Ingenieure).
- **Körperlich-kinästhetische Intelligenz:** das Potenzial, den Körper und einzelne Körperteile wie Hand oder Mund zur Problemlösung oder zur Gestaltung einzusetzen (Tänzer, Schauspieler und Sportler, Handwerker, Chirurgen).
- **Musikalisch-rhythmische Intelligenz:** die Begabung zum Musizieren, zum Komponieren, das sogenannte „absolute Gehör" und der Sinn für musikalische Prinzipien.
- **Emotionale Intelligenz** betrifft zum einen die Empathie, also unsere Fähigkeit, die Gefühle unserer Mitmenschen wahrnehmen, nachvollziehen und vorhersehen zu können. Sie ist der sozialen Kompetenz eng verwandt und wichtig zum Beispiel für beratende oder heilende Berufe. Zum anderen betrifft Emotionale Intelligenz die Selbstreflexion, also unsere Fähigkeit, *eigene* Gefühle, Stimmungen, Beweggründe usw. wahrzunehmen und zu verstehen. In diesem Zusammenhang wird auch von intrapersoneller Intelligenz gesprochen, die uns hilft, objektive Entscheidungen zu fällen. (Siehe hierzu auch „Selbstreflexion" und „Führungsverhalten".)

Angesichts so vieler unterschiedlicher Formen von Intelligenz wird deutlich, wie albern es ist, einen sprachlich besonders begabten Kollegen wegen seiner Unsportlichkeit zu verspotten. Ebenso wenig sinnvoll wäre allerdings die Ernennung eines Teammitglieds zur Führungskraft wegen seiner herausragenden mathematisch-analytischen Fähigkeiten, wenn andererseits seine emotionale Intelligenz nur schwach ausgeprägt ist. Er wäre kaum in der Lage, das Selbstvertrauen seines Teams zu fördern und es zu konstruktiver Zusammenarbeit zu motivieren.

Wir haben jedoch den Eindruck, als seien in akutmedizinischen Arbeitsbereichen Führungskräfte mit instabil-cholerischem Charakter und mäßig ausgeprägter emotionaler Intelligenz besonders häufig anzutreffen. Möglicherweise liegt hier ein Systemfehler vor, der in kritischen Situationen allzu oft zur Eskalation führt und für alle Beteiligten viel zusätzlichen Stress und Ärger verursacht.

2.8 Einige persönliche Ratschläge

Eine ausgeglichene Persönlichkeit mit einem hohen Maß an sozialer und selbstreflektorischer Intelligenz – gibt es so etwas überhaupt? Auch wenn vielleicht nicht jeder von uns mit diesen Merkmalen ausgestattet wurde, so gibt es doch einige Regeln, deren Beachtung durchaus zur positiven Veränderung und Weiterentwicklung der eigenen Persön-

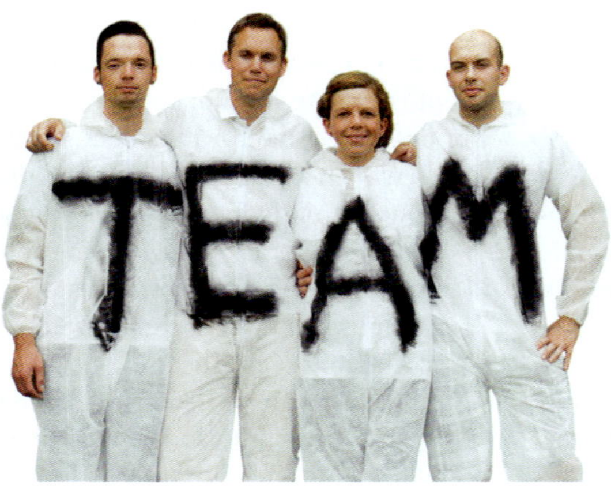

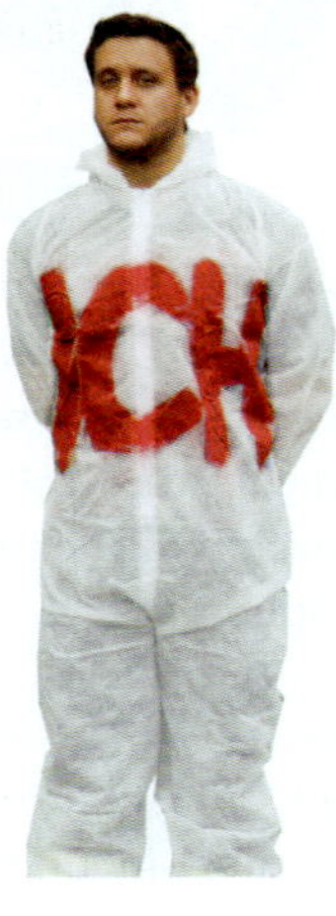

lichkeit beitragen können:
- Sei ehrlich zu dir selbst. Erkenne deine Schwächen und arbeite an ihnen.
- Verhalte dich freundlich und hilfsbereit. Das öffnet viele Türen.
- Halte dich körperlich und geistig fit. Schon in der Antike wusste man: Ein gesunder Geist wohnt in einem gesunden Körper.
- Gehe rechthaberischen und missgünstigen Menschen möglichst aus dem Weg. Konflikte mit ihnen fressen viele wichtige Ressourcen und die Auseinandersetzungen sind selten gewinnbringend.
- Komm hin und wieder zur Ruhe. Jeder Mensch muss gelegentlich auftanken.
- Überprüfe deine Prioritäten. Dieser Grundsatz aus der Traumaversorgung lässt sich auf unser ganzes Leben übertragen: Für eine nachhaltige Zufriedenheit müssen wir uns ab und zu darüber Gedanken machen, was uns wichtig ist, und erforderlichenfalls Kurskorrekturen vornehmen. An dieser Stelle möchten wir auf unsere FM-ToolBox und dort insbesondere auf den Abschnitt „Persönliche Optimierung" verweisen.

2.9 Selbstreflexion

Die Fähigkeit der Selbsteinschätzung/Selbstreflexion ist nicht bei jedem Teammitglied identisch. Es gibt (leider auch in Führungspositionen) häufig jene, denen es sehr schwer fällt, die eigenen Kompetenzen und Leistungen richtig einzuschätzen. Wir sprechen dann von einem Missverhältnis zwischen Eigenwahrnehmung und Fremdwahrnehmung. Unser Arbeitsumfeld bietet leider sehr wenig Möglichkeiten, etwaige Differenzen zwischen der Eigen- und der Fremdwahrnehmung abzugleichen. Mitarbeitergespräche und Supervision finden im Gesundheitswesen meist nicht auf Augenhöhe statt. Daher bekommen wir unsere Stärken und Schwächen nur selten direkt gespiegelt. Diese kognitive Verzerrung führt häufig zu Problemen bei der Bewältigung von beruflichen Herausforderungen. Beim sogenannten Dunning-Kruger-Effekt haben relativ inkompetente Menschen die Tendenz, das eigene Können zu überschätzen und die Kompetenz anderer zu unterschätzen. David Dunning und Justin Kruger prägten diesen populärwissenschaftlichen Effekt bereits im Jahr 1999. Sie hatten festgestellt, dass Unwissenheit oft zu mehr Selbstvertrauen führt als Wissen. In dem Modell neigen weniger kompetente Menschen dazu, ihre eigenen Fähigkeiten zu überschätzen, überlegene Fähigkeiten bei anderen nicht zu erkennen und das Ausmaß ihrer Inkompetenz nicht zu erkennen vermögen. Dunning und Kruger zeigten, dass schwache Leistungen mit größerer Selbstüberschätzung einhergehen als stärkere Leistungen. Die Korrelation zwischen Selbsteinschätzung und tatsächlicher Leistung ist jedoch nicht negativ, höhere Selbsteinschätzung geht also tendenziell nicht mit schwächeren Leistungen einher.

Praxis-Tipp

Verfügt ihr über ein gesundes Maß an Selbstreflexion? Welche Außenwirkung vermittelt ihr in kritischen Situationen? Kennt ihr eure Stärken und Schwächen? Wir haben einen kleinen Fragebogen entwickelt, der euch bei der Selbsteinschätzungen helfen soll. Dieser Fragebogen ist ziemlich persönlich und wir empfehlen daher, die Fragen privat und in Ruhe zu beantworten. Gerne könnt ihr auch einen vertrauten Kollegen bitten, einen Bogen auszufüllen, in dem er euer Verhalten beurteilt. Ein Vergleich zwischen eurer Einschätzung und einer Fremdbewertung kann sehr hilfreich sein. Der Fragebogen ist auch am Ende des Skriptes zu finden.

2.10 Das Team

Ein Team besteht aus mindestens zwei Menschen, die ein gemeinsames Ziel oder einen gemeinsamen Auftrag haben. Um ihn zu erfüllen, müssen sie möglichst optimal kooperieren, um ihre Entscheidungen und Handlungen zur Bewältigung der Aufgabe abstimmen zu können.

Infobox

Merkmale eines effektiven Teams:
- Gemeinsame Aufgaben und Ziele
- Ähnliche Werte und Regeln
- Teamstruktur und Führung
- Kommunikation und Kooperation
- Antrieb und Motivation
- Gegenseitige Wertschätzung

Vorteile der Teamarbeit gibt es viele...

Die Aufgaben werden auf mehrere Personen verteilt bzw. können der individuellen Leistungsfähigkeit angepasst werden. Die Aufnahmekapazität ist höher, da bekanntermaßen bereits vier Augen mehr sehen als zwei. Außerdem wird durch jedes zusätzliche Teammitglied das Spektrum der Team-Kompetenz erweitert, während Schwächen einzelner Mitglieder oft von anderen kompensiert werden. Der enge Austausch untereinander kann ein Klima der gegenseitigen Wertschätzung schaffen oder erfüllt eine kollegiale Kontrollfunktion. Beides wirkt sich positiv auf die Fehlerquote aus und stabilisiert das Team in kritischen Situationen. Im Umkehrschluss allerdings verstärkt eine geringe Wertschätzung innerhalb des Teams eine Einzelkämpfermentalität. Eine hohe Belastung oder zeitlicher Druck führt dann schnell zur Dekompensation des gesamten Teams.

Kein Licht ohne Schatten – Nachteile von Teamarbeit

Ein gutes Team entsteht nicht von allein und auch nicht spontan, sondern seine Entwicklung ist mit Arbeit verbunden (siehe auch „Teambuilding“). Kommt die Teamentwicklung zu kurz, entstehen bald Reibungsverluste. Im medizinischen Bereich ist das häufig der Fall, wenn Teams aufgrund von Schichtdienst etc. nur vorübergehend zusammenarbeiten und immer wieder neu zusammengesetzt werden. Ihre Zusammenstellung erfolgt in aller Regel „von oben“ und ohne Berücksichtigung teamrelevanter Faktoren. In vielen Gesundheitseinrichtungen wird bereits sogenanntes „Pool-Personal“ vorgehalten – Mitarbeiterinnen und Mitarbeiter, die sehr flexibel überall eingesetzt werden können. Angesichts immer weiter zunehmender Arbeitsplatzkomplexität ist all das eine insgesamt gefährliche Entwicklung: Der häufige Austausch von Teams in der Patientenversorgung geht nachweislich mit einer Zunahme von Zwischenfällen einher, insbesondere wenn zudem die Zeit für eine sorgfältige Patientenübergabe fehlt.

Ein Team ist zwingend darauf angewiesen, dass Informationen fließen. Kommt es hier auch nur bei einer Einzelperson zu einem Defizit, kann darunter die Effizienz des gesamten Teams leiden. Teams bestärken sich auch bei potenziellen Fehlentscheidungen: „Wenn alle etwas für richtig halten, dann kann es nicht falsch sein“. Ist das Team erst einmal zu einer kollektiven Überzeugung gelangt, werden kritische Einzelmeinungen kaum noch vernommen. Das Team verzichtet auf die Analyse weiterer Optionen und strebt die erstbeste Lösung an. Im schlimmsten Fall entscheidet nicht mehr der Sachverstand, sondern die Mehrheit.

Die genannten Nachteile der Teamarbeit sind allerdings beherrschbar, wenn die Grundprinzipien des Team Resource Managements (TRM) berücksichtig werden (siehe Leitsätze „Faktor Mensch“)

"Ad-hoc-Team": Komplexe Interaktion mit anderen in (zeit)kritischen Situationen

Gerade in kritischen Situationen kommt es häufig zu sogenannten „Ad-hoc-Teams“. Dabei handelt es sich um eine weitgehend zufällige Teamformation, die bislang selten oder gar nicht zusammen gearbeitet hat. Solche Ad-Hoc-Teams entstehen beispielsweise auf Normalstationen im Rahmen einer Reanimation oder in der Kombination eines Rettungs- und Notarzt-Teams, die einen überregionalen RTH anfordern. Diese Teams bildet sich sehr spontan und meist nur für kurze Zeit, um gemeinsam eine oft komplexe Aufgabe zu erledigen, bevor sie sich wieder auflösen. Von außen betrachtet, unterscheiden sich die Teams meist nur in ihrer Kleidung. Aufgrund identischer Versorgungsstandards und eines gemeinsamen Ziels sollte man davon ausgehen, dass die Effektivität eines Ad-hoc-Teams durchaus mit der von eingespielten Teams vergleichbar ist.

Ad-Hoc-Teams haben jedoch einige Probleme zu bewältigen:

- Anders als im eingespielten Team können die Gruppenmitglieder nur schwer das Können, Wissen, Erfahrungen, Arbeitsweise und Kommunikationsstil der anderen einschätzen. Mitunter ist nicht einmal die Position oder Qualifikation der einzelnen Teammitglieder erkennbar. Gerade in der Schockraumversorgung wäre die eindeutige Kennzeichnung des Traumaleaders sowie des Anästhesisten sinnvoll. Die Gruppe kann also ihr Potenzial nicht voll ausschöpfen, da ein erheblicher Zeitanteil darauf verwendet wird, sich zu „beschnuppern" und zu organisieren.
- Blitzschnell müssen sich neue Teamstrukturen einspielen. Bei Notfalleinsätzen in Hausarztpraxen, in der Klinik oder mit Beteiligung der Polizei müssen sich die Teamleader der verschiedenen Teams zügig auf Kompetenz- und Entscheidungsbereiche einigen. Besonders kritisch ist hierbei die Phase des Führungswechsels, zum Beispiel im Rahmen der Übergabe an den Notarzt oder den OrgL. Oft gehen hierbei wichtige Informationen verloren und/oder es kommt zu Irritationen aufgrund eines neuen Kommunikations- und Führungsstils. Möglicherweise sind die neuen Hierarchien und Strukturen zudem nicht allen Teammitgliedern klar geworden.
- Die Prioritäten der Einzelgruppen innerhalb dieser Ad-Hoc-Teams sind nicht immer identisch. Bei der Übergabe eines Polytraumas haben sowohl das Rettungs- als auch das Schockraum-Team zwar augenscheinlich dasselbe Ziel, nämlich die Versorgung des Patienten. Die Prioritäten sind aber deutlich anders: So kann es beispielsweise dem Rettungsteam im Anschluss an die Übergabe vorrangig darum gehen, das eigene Material möglichst schnell zurück zu bekommen, um die Fahrzeuge für Folgeeinsätze aufzurüsten. Auch die Patientendaten sind für den Einsatzabschluss wichtig. Die Besatzung des Schockraums würde gerne die Schaufeltrage nutzen, um den Patienten auf die CT-Liege umzulagern. Die Patientendaten hingegen haben für das Schockraum-Team zunächst gar keine Priorität, sehr wohl aber für die in der Patientenanmeldung tätigen Mitarbeiter!
- Regionale Besonderheiten und gerätetechnische Sonderanfertigungen erschweren allen Teammitgliedern die Nutzung der jeweils fremden Materialien. Bereits die Suche nach einem Beatmungsbeutel in einem fremden RTW kann erheblichen Stress verursachen, ebenso das Handling einer neuartigen Schaufeltrage oder die Medikamentenbestückung des Notfallkoffers auf der Normalstation. Ein großes Risiko ergibt sich aus unterschiedlichen Medikamentenkonzentrationen. Dormicum ist beispielsweise in 5mg/5ml und 15mg/3ml erhältlich. Unterschiedliche Generika von Suxamethoniumchlorid wie „Lysthenon", „Pantolax" oder einfach nur „Succi" führen mitunter zu erheblicher Irritation. Und wenn wir in der Schweiz eine „Succi" verlangen, kann es passieren, dass uns ein Absauggerät angeboten wird. Ohne eine hohe Aufmerksamkeit und engmaschige Kommunikation sind Zwischenfälle vorprogrammiert!
- Man spricht „unterschiedliche Sprachen", verwendet eigene Fachwörter und lokale „Spitznamen" (siehe auch „Kommunikation/Common Code"). Damit sind nur die Mitglieder des eigenen Kernteams informiert und es kommt zur kommunikativen Isolation eines kompletten Teamsegments. Auch die Art der Kommunikation kann zu zwischenmenschlichen Problemen führen.

Handlungsorientierte Rollen	
Macher	hat Mut, Hindernisse zu überwinden, dynamisch, arbeitet gut unter Druck, ist aber auch ungeduldig, neigt zu Provokationen
Umsetzer	setzt Pläne in die Tat um, ist diszipliniert, verlässlich, effektiv, aber auch unflexibel
Perfektionist	vermeidet Fehler, stellt optimale Ergebnisse sicher, ist gewissenhaft, pünktlich, aber auch überängstlich, delegiert ungern

Kommunikationsorientierte Rollen	
Koordinator	fördert Entscheidungsprozesse, ist selbstsicher, vertrauensvoll, kann als manipulierend empfunden werden
Netzwerker	entwickelt Kontakte, ist kommunikativ, extrovertiert, aber oft auch zu optimistisch
Teamarbeiter	verbessert die Kommunikation, baut Reibungsverluste ab, ist kooperativ, diplomatisch, aber oft unentschlossen in kritischen Situationen

Wissensorientierte Rollen	
Erfinder	bringt neue Ideen ein, unorthodoxes Denken, oft gedankenverloren
Beobachter	untersucht Vorschläge auf Machbarkeit, denkt nüchtern und strategisch, oft kritisch, mangelnde Fähigkeit zur Inspiration
Spezialist	liefert Fachwissen und Information, ist selbstbezogen, verliert sich oft in technischen Details

Quelle: Teamrollen nach Dr. M. Belbin

Spricht das eine Team eher knapp und präzise miteinander (z. B. das „C-Problem" im Rahmen der strukturierten Traumaversorgung), wird es von anderen Teammitgliedern schnell als ruppig und arrogant eingestuft. Dadurch kommt es leicht zu unnötigen Reibungsverlusten.

2.11 Wie entsteht ein Team?

„Great teams are made, not born". Das bedeutet, dass Teambildung ein Entwicklungsprozess ist und nicht zufällig stattfindet. Es werden im wesentlichen vier Phasen unterschieden:

- **Forming:** die Orientierungsphase. Man beobachtet, lernt sich kennen und „beschnuppert" sich.
- **Storming:** Jetzt geht es darum, seine Rolle im Team zu ergattern. Dabei kommt es häufig zu Konflikten.
- **Norming:** Ein Konsens wurde gefunden. Das Team festigt die Rollen und Strukturen, Regeln etablieren sich.
- **Performing:** Das Team erbringt Leistung. Probleme werden gelöst, Aufgaben bewältigt.

Dieser idealtypische Entwicklungsprozess findet gerade in notfallmedizinischen Teams nur eingeschränkt statt, da diese häufig spontan und dann nur kurzfristig aktiv sind (siehe „Adhoc-Team"). In langfristigen Teams hingegen kommt es immer wieder zu Umstrukturierungen. Manche Phasen wiederholen sich deshalb. Kommen neue Teammitglieder dazu, beginnt der Entwicklungsprozess ggf. von vorne.

2.12 Teamrollen

Ob in Familie und Freundeskreis oder unter Kollegen im beruflichen Umfeld – immer nehmen wir bestimmte Rollen ein, die durchaus unterschiedlich sein können. Solche Rollen gibt es selbstverständlich auch innerhalb einesTeams. Sie werden schon früh in der sogenannten „Stormingphase" verteilt, möglicherweise erkämpft und wenn nötig verteidigt. Selten wechseln wir später die einmal eingenommene Rolle, sondern identifizieren uns eher mit ihr, da sie uns Stabilität gewährt. Typische Rollen innerhalb einesTeams hat in den 1970er Jahren Meredith Belbin beschrieben.

Anhand dieser Unterteilung wird uns klar, wie anstrengend es für den Spezialisten ist, unter dem Druck des Machers gute Arbeit zu leisten. Ebenso wird der Perfektionist oft mit dem Erfinder aneinandergeraten. Und wenn beispielsweise die Teamrolle des Machers oder des Koordinators durch hierarchische Vorgaben definiert ist, dieser aber charakterlich eher einem Beobachter entspricht, ist das Scheitern vorprogrammiert. Beispiel: Der internistische Chefarzt erfüllt innerhalb seiner Mannschaft die Rolle des Spezialisten. Gleichzeitig ist er auch ein Perfektionist. Wenn es darum geht, neue Strategien zu entwickeln und diese umzusetzen, dann ist er entweder auf besser geeignete Teammitglieder angewiesen, oder aber er verzettelt sich in Details und tritt auf der Stelle. Sofern möglich, empfiehlt es sich also, die Aufgaben innerhalb einesTeams eher rollenspezifisch und nicht aufgrund des beruflichen Status zu verteilen.

Gut beraten sind Teamleader immer dann, wenn sie die persönlichen Eigenschaften ihrer Teammitglieder gut kennen und respektieren. Dies ermöglicht einen effektiven und reibungsarmen Einsatz.

Praxis-Tipp

Mit welcher Teamrolle könnt ihr euch identifizieren, oder anders gefragt: Welche Rolle könntet ihr am besten ausfüllen? Legt Prioritäten fest und verteilt unter allen 9 Rollen die Zahlen 1 bis 3 (1 = Primärrolle, 2 = Sekundärrolle, 3 = Tertiärrolle). Streicht mindestens zwei Teamrollen, denen ihr gar nicht entsprecht. Am Ende erkennt ihr eure persönlichen Stärken und Schwächen im Team und könnt euch die Frage stellen, ob eure Teamrolle wirklich euren persönlichen Neigungen entspricht.

2.13 Team Resource Management (TRM)

„Menschliche Faktoren" spielen eine große Rolle beim *Team Resource Management.* Letzteres wird manchmal *Crew Resource Management* genannt, weshalb sowohl die Abkürzungen TRM als auch CRM gebräuchlich sind. Die Verwendung dieser Bezeichnungen hat sich im Laufe der Jahre mehrfach verändert. Ursprünglich stammt CRM aus der Luftfahrt und beschrieb das *Cockpit Resource Management,* also die Koordinierung der im Flugzeug-Cockpit verfügbaren (menschlichen) Ressourcen. Der Ansatz wurde wenig später auf die gesamte Crew ausgeweitet, da neben der Cockpit-Besatzung auch das Kabinenpersonal maßgeblichen Einfluss auf die Abläufe an Bord hat. Mittlerweile wird im Rahmen der Multi Crew Cooperation (MCC) außerdem das Personal am Boden einbezogen, beispielsweise Fluglotsen, aber auch die Techniker, Sicherheitskräfte oder das Reinigungspersonal. Das hat wesentlich zur Fehlerreduktion beigetragen.

Außerhalb der Luft- und Schifffahrt wird von *Team Resource Management* (TRM) gesprochen, denn in der Industrie und im Gesundheitswesen gibt es eher Teams als Crews. Gemeint ist „die optimale Nutzung aller fachlichen, manuellen und kognitiven Ressourcen innerhalb eines Teams". Das bedeutet aus unserer Sicht:

- Jedes Teammitglied stellt seine nutzbaren Fähigkeiten im Hinblick auf das Gesamtziel zur Verfügung.
- Der Teamführer erkennt und nutzt das Potenzial aller Teammitglieder im Interesse des Gesamtziels.
- Angestrebt wird die bestmögliche Nutzung aller zur Verfügung stehenden Möglichkeiten.

Um was geht es beim TRM? Zunächst verbessert man das Verantwortungsbewusstsein aller Teammitglieder durch eine aktive Beteiligung jedes Einzelnen (Partizipation). Jedem ist bewusst, dass er eine wichtige Rolle bei der Bewältigung der Aufgaben spielt. Durch konsequente Verteilung dieser Aufgaben (Delegation) kann das Team auch in komplexen oder dynamischen Situationen stabil agieren. Dank einer problem- und zielorientierten Denkweise entsteht eine gute Zusammenarbeit (Kooperation). Dies wiederum führt zu einer offenen Kommunikation und dem festen Willen, Fehler zu minimieren. Zudem entwickelt sich eine Kultur gegenseitiger Wertschätzung.

Infobox

Wie effektiv ist Team Resource Management? TRM-Training kann die Erfolgsrate bei Reanimation auf Intensivstationen um mehr als 30 % verbessern.
Es besteht ein enger Zusammenhang zwischen TRM-Training und der Reduktion schwerer Zwischenfälle. Somit reduziert TRM-Training die Mortalität kritisch kranker Patienten.
Quelle: „Crew Resource Management in the ICU - a prospective 3-year cohort study"; Acta Anaesthesiologica Scandinavica 59 (2015) 1319–1329, M.H.T.M. Haerkens, M. Kox, J. Lemson, S. Houterman, J.G. van der Hoeven and P. Picklers

In der Folge wird oft beobachtet, dass zusätzliche Sicherheitsebenen entstehen und alle Beteiligten eine hohe Motivation verspüren, die Abläufe noch besser zu machen. Wir sprechen dann von einer „intrinsischen Professionalisierung". Dabei beschreibt das TRM nur eine von zahlreichen Strategien, die menschlichen Faktoren in unsere Arbeitsumgebung zu integrieren. Neben der Etablierung des TRM sind regelmäßige Team-Trainings (z. B. Simulation) sowie die Implementierung zusätzlicher Sicherheitsebenen (z. B. Checklisten) notwendig, um das Team in seiner Arbeit zu unterstützen.

2.14 Wertschätzung

Ein grundlegender Aspekt des TRM ist die gegenseitige Wertschätzung. Der Wert eines Menschen ist zwar eher unabhängig von konkreten Taten oder Leistungen, diese fließen aber natürlich in die (meist subjektive) Bewertung eines Menschen durch andere mit ein. Wertschätzung ist verbunden mit Respekt, Wohlwollen und Anerkennung. Sie drückt sich in Zugewandtheit, Interesse, Aufmerksamkeit und Freundlichkeit aus. Betrachten wir den Wert eines Menschen inklusive seiner Taten und Leistungen, dann sprechen wir von seinem Potenzial. Und das Potenzial eines Menschen ist seine wesentliche Ressource, was uns wiederum direkt zum TRM führt. Begegnen wir Menschen mit Wertschätzung, signalisieren wir automatisch die Bereitschaft, seinen Wert, sein Potenzial, seine Ressource nutzbar zu machen. Im Gegenzug wird das von uns wertgeschätzte Teammitglied gerne bereit sein, sein Potenzial einzubringen.

Umgekehrt funktioniert das leider auch: Bringen wir einem Teammitglied nur wenig oder gar keine Wertschätzung entgegen, wird dieser Mensch sein Potenzial kaum einbringen wollen. Schlimmer noch: geringe Wertschätzung kann sogar dazu führen, dass unser Teammitglied sein Selbstwertgefühl verliert. Die Folge ist häufig Unsicherheit und Angst. Vielen jungen Kolleginnen und Kollegen, die in einer sehr autoritären Hierarchiestruktur arbeiten, ist dieser Effekt sicher bekannt.
Wertschätzung ist also die fundamentale Voraussetzung, um ein TRM zu etablieren. Aber auch für die Umsetzung von Fehlermeldesystemen (CIRS), Fehlerkommunikation (Debriefing) oder Team-Trainings (Simulation) ist Wertschätzung eine zwingende Voraussetzung. Ohne ein Klima gegenseitiger Wertschätzung ist die Etablierung von TRM, Fehlerkultur und Simulationstraining nahezu unmöglich.
Es gibt übrigens eine enge Korrelation zwischen Wertschätzung und Selbstwert: Menschen mit hohem Selbstwert haben öfter eine wertschätzende Haltung anderen gegenüber. Gegenseitige Wertschätzung fördert also das Selbstwertgefühl auf beiden Seiten.

3 Führen & Folgen

„Führen heißt besser sein – nicht besser wissen"

In medizinischen Arbeitsbereichen ist die Hierarchie meist klar definiert und orientiert sich in der Regel an Fachwissen und Erfahrung. Aber Führungskompetenz ist auch eine Frage der Ausstrahlung. Eine stabile Persönlichkeit und eine gewisse emotionale Intelligenz sind neben der fachlichen Qualifikation die wesentlichen Merkmale einer Führungskraft. Ebenfalls wichtig ist Flexibilität, denn eine statische Hierarchie wird ineffektiv, wenn in dynamischen Situationen komplexe Entscheidungen zu fällen sind. Aber welche Form der Teamführung ist wann sinnvoll? Und was verbirgt sich hinter dem Begriff „Autoritätsgradient"? Um diese und ähnliche Fragen soll es in Kapitel 3 gehen.

Allein mit Häuptlingen lässt sich kein Stamm verwalten und deshalb ist auch das Folgen eine wichtige Qualifikation im Team. Die verantwortungsvolle Übernahme und gewissenhafte Bearbeitung von Aufgaben ist unerlässlich, um das Gesamtziel zu erreichen. Auch hier erscheint es sinnvoll, Aufgaben sowohl nach fachlichen als auch charakterlichen Eigenschaften zu verteilen und nicht auf statische Positionen zu setzen. Wenn es dadurch gelingt, jedes Teammitglied zur individuellen Höchstleistung anzuregen, sprechen wir von effektivem Team Resource Management (TRM).

3.1 Hierarchie

Erstaunlicherweise ist es bei einer Mehrheit der zu treffenden Entscheidungen ziemlich irrelevant, ob und welche Hierarchie existiert. Zumeist handelt es sich nämlich um Bagatellentscheidungen, die beinahe jedes Teammitglied aufgrund von Ausbildung und Erfahrung gleichermaßen treffen könnte. Da wäre die hilflose Person nach Alkoholgenuss mit der Entscheidung bezüglich der Zielklinik. Oder eine alte Dame mit Oberschenkelhalsfraktur und der Frage nach der Größe des venösen Zugangs. Spätestens bei der Auswahl des abendlichen Lieferservice spielt die fachliche Qualifikation keine Rolle mehr (Zumindest sollte sie keine Rolle mehr spielen.) In den genannten Fällen ist eine ausgeprägte Führung nicht zwingend notwendig und wird auch nur in wenigen Teams praktiziert. Anders sieht es aus, wenn die Einsätze unseren Routinebereich verlassen und sich beispielsweise der Auffahrunfall zu einem ManV mit eingeklemmten Personen entwickelt. Wenn aus der elektiven Intubation eine dramatische Not-Koniotomie wird oder sich der gemeldete Fieberkrampf vor Ort als Säuglingsreanimation entpuppt. Immer dann, wenn eine Situation nicht mehr durch bekannte Standardprozeduren (SOPs) gelöst werden kann oder die Erfahrung bzw. das Improvisationstalent zur Problemlösung nicht mehr ausreichen, wird Teamführung zu einer zentralen Bedeutung.

Eingespielte Abläufe geraten in solchen Situationen schnell aus der Spur, und dem gesamten Team droht erheblicher Stress. Wer übernimmt in solchen Situationen schon gerne eine Führungsrolle? Wer bietet dem Team ein tragfähiges Handlungskonzept und strahlt nebenbei die notwendige Ruhe und Zuversicht aus? In solchen Momenten ist Stabilität die wesentliche Basis für eine gute Teamperformance.

In kritischen Phasen geht es allerdings nicht darum, wer das Team führen *möchte*, sondern wer es führen *kann*. Das wird beim Blick auf formale Hierarchien sofort deutlich: Der Notarzt ist dem Rettungssanitäter gegenüber weisungsbefugt. Dasselbe gilt für Oberarzt und Assistenzarzt, den examinierten Krankenpfleger und den Pflegeschüler. Solche Strukturen basieren hauptsäch-

lich auf Fachkompetenz und Berufserfahrung – charakterliche Eignung und innere Stabilität spielen dabei praktisch keine Rolle.
Nicht nur hat der Notarzt Weisungsbefugnis in medizinischen Angelegenheiten, sondern er trägt auch die medizinische Verantwortung. Es ist von daher in kritischen Momenten kontraproduktiv und eventuell gefährlich, diese Struktur infrage zu stellen. Doch ist die nach formellen Kriterien ausgewählte Führungskraft wirklich stets in der Lage, den situativen Anforderungen gerecht zu werden?

Beispiel
Notarzt Alexander ist vor drei Monaten erstmals Vater geworden. Für ihn hat sich dadurch vieles verändert und er denkt auch im Dienst häufig an seine Familie. An einem Mittwochmorgen muss er mit seinem NEF zu einem wenige Monate alten Säugling mit Fieberkrampf. Beim Eintreffen stellt sich die Situation vollkommen anders dar: Es handelt sich um eine Säuglingsreanimation. Glücklicherweise ist bereits eine erfahrene RTW-Besatzung vor Ort und auf der Kopfposition hat der 52jährige Rettungsassistent Stefan bereits die Beatmung übernommen. Schnell wird dem Notarzt klar, dass er sich in der Situation sehr unwohl fühlt und zahlreiche Vergleiche zu seinem eigenen Kind zieht. Stefan hingegen ist ein kinderloser Lehrrettungsassistent, der die Lage eher sachlich und distanziert betrachten kann. Dieses Beispiel soll verdeutlichen, dass zur Bewältigung einer kritischen Phase nicht allein die fachliche Qualifikation oder die formelle Führung entscheidend ist, sondern auch andere Aspekte berücksichtigt werden müssen. Wer ist aktuell überhaupt in der Lage, sein Fachwissen abzurufen und für den Einsatz nutzbar machen? Wer verfügt über ausreichend „grüne Kügelchen" (siehe Richter-Modell im Kapitel Stress & Performance), um durch Ruhe und Zuversicht die Situation und das Team zu stabilisieren?

Eine andere Konfliktsituation kann auftreten, wenn die Führungsrolle allein über den Berufsstand definiert ist, gleichzeitig aber kaum Berufserfahrung vorliegt. Ein klassisches Beispiel ist der junge Assistenzarzt in der Anästhesie, der einem Anästhesiepfleger zwar weisungsbefugt, gleichzeitig aber auf dessen Unterstützung und Kooperation angewiesen ist. Ähnlich ergeht es der frischgebackenen Notärztin, die ihre erste Schicht mit einem erfahrenen Rettungsassistenten verbringt. Sicherlich gibt es für beide Seiten verschiedene Strategien, mit dem Defizit an Berufserfahrung umzugehen. Dominanz oder sogar Arroganz wäre zweifellos die schlechteste Variante. Stattdessen müssen sich beide Teampartner die Chance geben, ihre Rolle zu definieren, ohne vorschnell den jeweils anderen zu verurteilen. Gute Voraussetzungen dafür sind gegenseitige Wertschätzung und Verständnis und wenn nötig ein offenes Gespräch.

3.2 Der Autoritätsgradient

Bereits in den Anfängen der CRM-Ausbildung wurde ein altbekanntes Problem identifiziert: der sogenannte Autoritätsgradient. Dieser beschreibt die hierarchische Beziehungen innerhalb eines Teams (z. B. Pilot vs. Co-Pilot). Im Falle eines sehr steilen Gradienten hat der Vorgesetzte einen nahezu autonomen Entscheidungs- und Handlungsspielraum. Die Meinung oder sogar Einwände rangniederer Teammitglieder werden kaum Berücksichtigung finden. Eine gefährliche „Lonesome Cowboy"-Situation! Andererseits führt ein besonders flacher Gradient zu einer Teamarbeit „auf Augenhöhe". Dies kann bedeuten, dass Entscheidungen und Maßnahmen erst nach Austausch aller Meinungen und Überlegungen erfolgen, dadurch aber nur zeitverzögert umgesetzt werden. Es gilt als erwiesen, dass es einen direkten Zusammenhang zwischen der Steilheit des Autoritätsgradienten und der Häufigkeit von Flugunfällen gibt.

(Quelle: Alkov RA, Borowsky MS, Williamson DW et al. 1992 „The effect of trans-cockpit-authority gradient on Navy/Marine helicopter mishaps. Aviat Space Environ Med 63:659-661)

Infobox

„Äußern Assistenzärzte und Pflegekräfte sicherheitsrelevante Bedenken?" (Quelle: M. St. Pierre, A. Scholler, D. Strembski, G. Breuer, Simulations- und Trainingszentrum der anästhesiologischen Klinik der Uni Erlangen Anaesthesist 2012 61:857-866)

Im Rahmen einer Studie sollten 59 Mediziner und 18 Pflegekräfte in kleinen Teams mit ihrem Oberarzt eine Narkose beginnen. Ihr Patient war eine Puppe im Simulationszentrum am Erlanger Universitätsspital. Was die Studienteilnehmer nicht wussten: Bei der letzten Übung machte der Oberarzt absichtlich sieben Fehler. Zwei waren so gravierend, dass ein echter Patient gestorben wäre. Doch selbst bei diesen zwei Fehlern wurde er nur in maximal 13 % der Fälle klar darauf angesprochen. In 48 bis 72 % der Fälle sahen die Teilnehmer die drohende Gefahr, schwiegen aber diskret oder machten nur Andeutungen. In mindestens einem Viertel der Fälle nahmen sie das Problem gar nicht wahr.

Eingefahrene Hierarchien, Respekt, Furcht vor negativen Konsequenzen, Resignation, seinen Vorgesetzten nicht bloßstellen zu wollen, blindes Vertrauen in ihn – das sind die häufigsten Gründe, weshalb Ärzte oder Pflegekräfte Bedenken nicht vorbringen. Für Patienten können solche Motive fatale Auswirkungen haben.

3.3 Welcher Führungsstil ist ideal?

Dass es verschiedene Führungsstile gibt, weiß sicherlich jeder, der bereits in Teams gearbeitet hat. Das Spektrum dieser Stile reicht von „autoritär" bis „autonom". Schauen wir uns einige typische Arten von Führung genauer an, bevor wir die Frage nach dem idealen Führungsstil zu beantworten versuchen:

Autoritär – Der Vorgesetzte entscheidet allein und ordnet dann nur noch an.

Patriarchalisch – Der Vorgesetzte entscheidet zwar allein und ordnet an, begründet aber immerhin seine Entscheidung.

Informierend – Der Vorgesetzte macht Vorschläge und lässt Fragen zu, bevor er seine Entscheidung trifft.

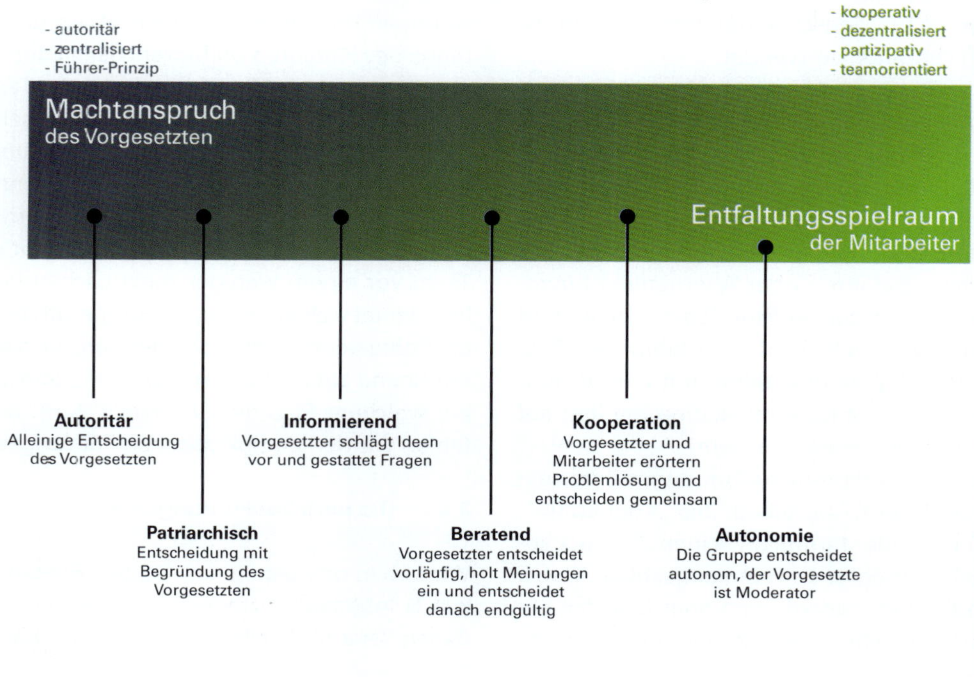

Beratend – Der Vorgesetzte entscheidet vorläufig, verschafft im weiteren Verlauf aber ein Meinungsbild im Team und entscheidet dann endgültig.
Kooperativ – Der Vorgesetzte zeigt das Problem auf und bittet das Team um Lösungsvorschläge, bevor er endgültig entscheidet.
Demokratisch – Alle Mitglieder des Teams und der Vorgesetzte haben ein Mitspracherecht. Die Mehrheit entscheidet.
Autonom – Alle Entscheidungen über Aufgaben, Maßnahmen und Ziele werden vom Team getroffen. Der Vorgesetzte greift in diesen Prozess nicht ein, sondern unterstützt die Entscheidungen des Teams.

Eine autoritäre oder patriarchalische Führung lässt den Teammitgliedern wenig bis gar keinen Entscheidungsspielraum, weshalb diese mittelfristig das selbstständige Denken einstellen. Kann der Anführer ein Problem nicht lösen oder ist das Team ausnahmsweise auf sich gestellt, drohen Ratlosigkeit und Unentschlossenheit. Beispiele für diese Führungsstile sind im Tierreich nicht selten: Im Wolfsrudel gibt es einen Leitwolf, bei den Gorillas einen Silberrücken. Beide Begriffe werden daher gerne für Menschen mit dominant-autoritärem Verhalten verwendet.

Kommt zu einer autoritären Führung noch eine instabile cholerische Charaktereigenschaft hinzu, isoliert sich der Anführer vollständig und wird von seinem Team auch bei gravierenden Fehlentscheidungen nicht auf mögliche Gefahren oder Alternativen hingewiesen. Einer der größten Teamvorteile wird dadurch verspielt. Zusätzlich lähmt der Faktor „Angst" jede Interaktion mit dem Anführer, weshalb die Kommunikation mit ihm auf ein Minimum beschränkt wird.
Der von uns empfohlene Führungsstil bewegt sich im Bereich „Beratend" bis „Kooperativ". Der Teamleader formuliert seinen Eindruck sowie einen möglichen Handlungsablauf. Dabei ermöglicht er seinem Team aber jederzeit ein Mitspracherecht, welches von Ergänzungen bis zum Veto reichen kann. Der Teamleader trifft zwar die endgültige Entscheidung, akzeptiert aber die Dynamik der weiteren Ereignisse und ist jederzeit bereit, auf ergänzende Impulse aus dem Team zu reagieren. Dieser Führungsstil sollte zur Anwendung kommen, wenn man sich im Regelbetrieb befindet und ein gewisses Zeitfenster zur Entscheidungsfindung existiert.

Die Palette der informierenden bis demokratischen Führung kostet mitunter wertvolle Zeit, da zunächst alle Teammitglieder einen identischen Informationsstand haben müssen, um zu einer Entscheidung zu gelangen. Allein der Austausch von Meinungen und die Bewertung verschiedener Alternativen in einem Team ist sehr zeitaufwändig und in kritischen Situationen daher nur eingeschränkt sinnvoll.
Genießt das Team hingegen alle Entscheidungs- und Handlungsfreiheiten (Autonomie, Laissez-faire), hat der Teamführer keinerlei Kontrolle über die getroffenen Maßnahmen und das Ergebnis. Das Team entwickelt sich dadurch in eine nicht mehr zu kontrollierende Richtung, was in kritischen Situationen fatal wäre.

Jede Art zu führen hat ihre Berechtigung, wenn sie der Situation angemessen und im Sinne des Patienten zielführend ist. In der Praxis entstehen oft Mischbilder, und der Teamführer passt meist unbewusst die Art seiner Führung der gegebenen Situation an (Situative Führung). Droht beispielsweise eine unmittelbare Gefahr, erhält das Team den ziemlich autoritären Befehl „Alle raus da!". Steht das Team vor einem weniger zeitkritischen Problem, bietet sich ein beratend/kooperativer Stil an. Spätestens bei der Entscheidung, was man am Abend auf der Wache kochen möchte oder bei welchem Pizzadienst bestellt wird, empfehlen wir den demokratischen Führungsstil.

3.4 Die perfekte Führungskraft

Wir haben uns bereits im Kapitel „Persönlichkeit & Interaktion" intensiv mit den verschiedenen Persönlichkeitsmerkmalen auseinander gesetzt. Um ein Team auch in kritischen Situationen erfolgreich führen zu können, braucht man natürlich mehr als nur ein ausgeglichenes Wesen: Wir erwarten von einer Führungskraft selbstverständlich eine ausreichende Fachkompetenz. Diese ist notwendig, um die Gesamtsituation zu erfassen und Maßnahmen zu erarbeiten. Außerdem muss eine Führungskraft in der Lage sein, die möglichen Konsequenzen ihrer Entscheidungen abzuschätzen.

Neben Fachwissen sollte sie auch über ein gewisses Maß an emotionaler Intelligenz (siehe „Multiple Intelligenzen") verfügen, um innerhalb ihres Teams die Aufgaben effektiv zu verteilen. Dies setzt allerdings voraus, dass das eigene Potenzial, ebenso wie die Fähigkeiten jedes einzelnen Teammitglieds bekannt sind und die individuellen Ressourcen im Einsatzverlauf immer wieder neu beurteilt werden. Allein dieser Aspekt erfordert ein hohes Maß an Aufmerksamkeit und Konzentration.

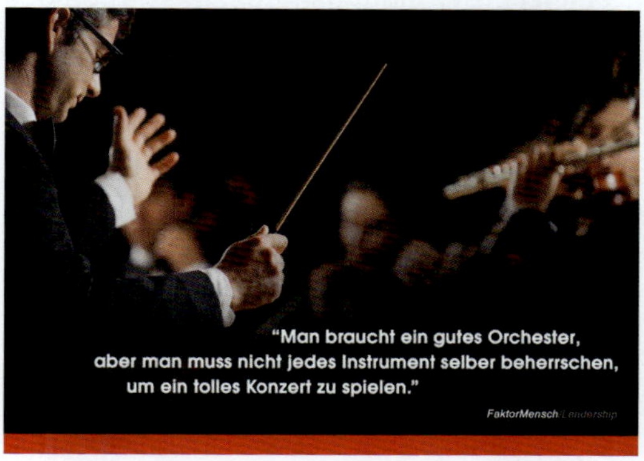
"Man braucht ein gutes Orchester,
aber man muss nicht jedes Instrument selber beherrschen,
um ein tolles Konzert zu spielen."
FaktorMensch Leadership

Der Blick in die Kristallkugel ist immer hilfreich. Das bedeutet, dass die Führungskraft vorausschauend arbeitet, mögliche Komplikationen voraussieht und rechtzeitig Maßnahmen einleitet, um die Situation unter Kontrolle zu halten (Antizipation). Sie muss das Steuer fest im Griff haben, um den Kurs zu halten. Und dieser Kurs ist definiert durch das Gesamtziel des Teams.

Die Führungskraft muss auf Augenhöhe kommunikativ, offen und beratungsfähig bleiben. Vorschläge aus dem Team können wichtige Impulse für die Patientenversorgung beinhalten. Daher ist es wichtig, ein Klima der gegenseitigen Wertschätzung zu etablieren und zu pflegen. Dies ist vor allem für dominante Führungspersönlichkeiten nicht immer einfach. Gleichzeitig muss die Führung mit den eigenen Ressourcen gut haushalten, um sich nicht selbst zu blockieren. Multitasking funktioniert in kritischen Situationen meist noch schlechter als in Ruhe.
Berücksichtigt beispielsweise ein Trauma-Leader diese Aspekte der Teamarbeit, kann er viel effektiver auf die Versorgung eines Polytraumas einwirken. Ist er aber parallel mit der Anlage diverser Katheter und der Beatmung beschäftigt, kommt es häufig zu ungewollten Zwischenfällen. Hier gilt der Satz: Wer führt, muss frei von Arbeit sein.

Spätestens in der Nachbesprechung sollte die ideale Führungspersönlichkeit über eine hohe reflektorische Intelligenz verfügen. Das eigene Handeln objektiv auf dem Prüfstand zu stellen und mit Fehlern offen umzugehen, ist ein wichtiger Aspekt des Leadership. Eine vergleichbare Position, welche das von uns beschriebenen Führungsideal ganz gut verkörpert, ist der Dirigent eines großen Orchesters. Es ist gar nicht seine Aufgabe, jedes Instrument selbstständig zu spielen. Würde er es tun, sähe es vermutlich nicht nur ziemlich lächerlich aus, es würde wahrscheinlich auch furchtbar klingen. Also beschränkt sich der Dirigent auf die Führung und Begleitung des Orchesters, ist gedanklich dem Stück immer ein paar Sekunden voraus und gibt jeweils rechtzeitig „den Takt an". Und genau dies wünschen wir uns auch von einem koordinierenden Teamleader in einer kritischen Situation. Wir nennen es daher auch das „Dirigenten-Prinzip".

Eine ausgeglichene und stabile Persönlichkeitsstruktur scheint ein wesentliches Element der kooperativen Führungsrolle zu sein. Idealerweise verfügt der Teamleader außerdem über eine gewisse Resilienz bzw. Stressresistenz in kritischen Situationen. Diese Faktoren sind allerdings nur sehr eingeschränkt erlernbar. Der in der Medizin nicht unübliche Narzissmus oder andere Persönlichkeitsstörungen bringen häufig zusätzliche Unruhe ins Team. Ein Assessment zur Evaluation von Charaktermerkmalen und kooperativer Kompetenz, gerade in angespannten Situationen, wäre hier sinnvoll. Im Gesundheitswesen sollten wir daher kritisch hinterfragen, ob die Anzahl der wissenschaftlichen Publikationen oder betriebswirtschaftliche Zusatzqualifikationen geeignete Kriterien bei der Auswahl von Führungskräften in der Akutmedizin sind. Vielmehr sollten wir - ähnlich wie in anderen High-Reliability-Organisations - einen Schwerpunkt auf die zuvor erwähnten Faktoren legen. Dies würde die Grundlage eines effektiven Team Resource Managements (TRM) bilden.

3.5 Dynamische bzw. situative Führung

Wir haben schon einiges über die Anatomie und Physiologie des Teams erfahren, dabei verschiedene Arten der Führung kennengelernt und die Eigenschaften einer idealen Führungskraft skizziert. Nun möchten wir all diese Erkenntnisse zusammenführen und den Begriff der „dynamischen Führung" erläutern.

Wie sieht Führung im Idealfall aus? Sie ist fachkompetent und zielorientiert, aufmerksam und flexibel. Prioritäten und Maßnahmen werden entsprechend der Situation dynamisch angepasst. Grundvoraussetzung dafür ist also eine stabile Persönlichkeit, die auch unter hohem Stress den Gesamtüberblick wahren kann und das Ziel im Auge behält. Gleichzeitig gilt es, die fachlichen und mentalen Ressourcen jedes einzelnen Teammitglieds gut einzuschätzen, um die Aufgaben bestmöglich und situationsgerecht zu verteilen. Dies ist ein wesentlicher Teil des Team Resource Managements.

Eine wesentliche Herausforderung des Team-Leaders besteht darin, die verschiedenen Impulse und Ideen seiner Teammitglieder wahrzunehmen, diese zu bewerten und letztlich zu steuern. Gleichzeitig ist das Team aufgefordert, eigene Ideen und seine Handlungsbereitschaft anzubieten, um den Teamchef zu unterstützen. Das kann in manchen Situationen dazu führen, dass die tatsächliche Führung für eine gewisse Zeit von einem anderen Teammitglied übernommen wird. In einer Kultur gegenseitiger Wertschätzung sollte das kein Problem sein.

Beispiel Türöffnung

Der Rettungswagen erreicht parallel mit dem Notarzt und einem Rüstwagen der Feuerwehr den Einsatzort. Es handelt sich um eine 78jährige Dame, die vermutlich hilflos in ihrer Wohnung im 3. Obergeschoss liegt. Da die Wohnungstür verschlossen ist, beginnt die Feuerwehr mit der Türöffnung. Die Führung in diesem Einsatzabschnitt liegt eindeutig auf Seiten der Feuerwehr, da weder die Rettungsassistenten noch der Notarzt über die nötige Fachkompetenz verfügen. Bereits nach kurzer Zeit ist die Wohnungstür geöffnet, sodass nun das Rettungs- und Notarztteam die auf dem Küchenboden liegende Patientin versorgen können. In der Diagnostik und Erstversorgung übernimmt zunächst der Notarzt die Führungsrolle. Vermutlich aufgrund einer Hirnblutung atmet die Patientin nur noch eingeschränkt spontan. Daher entschließt sich der Notarzt zur Intubation und informiert sein Team über die Entscheidung. Der auch in der Luftrettung tätige Rettungsassistent schlägt an dieser Stelle vor, einen Hubschrauber zur Verlegung in die 40 km entfernte Neurochirurgie anzufordern. Damit wird ein wichtiger Impuls gegeben, der die Patientenversorgung maßgeblich verbessern kann. Nach Abschluss der Intubation gilt es nun, die adipöse Patientin intubiert/beatmet aus dem 3. Obergeschoss in den Rettungswagen zu bringen. Dafür wechselt der Notarzt den Führungsstil und nutzt die Kooperation des Teams, indem er aktiv Meinungen einholt. Kurzzeitig übernimmt jetzt ein erfahrener Rettungsassistent die Führung, welcher vorschlägt, die Patientin mittels einer Drehleiter über den Balkon aus der Wohnung zu holen. Der Notarzt ist mit der Entscheidung einverstanden und der weitere Einsatzablauf erfolgt in enger Kooperation zwischen Notarzt, Rettungsassistenten und der Feuerwehr.

Wir stellen also fest, dass die verschiedenen Kompetenzen innerhalb eines Teams nur dann optimal genutzt werden können, wenn jedem Teammitglied die Möglichkeit gegeben wird, seine Expertise (oder freien Ressourcen) rechtzeitig einzubringen. Je stärker die hierarchischen Strukturen (und damit die Zentralisierung auf die Führerfigur) ausgebildet sind, desto weniger wird dies gelingen.

Ein Team, welches dynamisch geführt wird und nur einen flachen Autoritätsgradienten lebt, kann sogar den Ausfall der formellen Führung vollständig kompensieren. Als Beispiel dient uns hier die Narkoseeinleitung, in der ein junger Anästhesist aufgrund eines kritischen Atemweges seine mentalen Ressourcen vollständig verbraucht hat und damit handlungsunfähig wird. In dieser Situation könnte die erfahrene Anästhesieschwester in der Lage sein, das Problem mit einer Atemwegsalternative selbstständig zu lösen.

Führungsstile können und dürfen also innerhalb eines Einsatzes wechseln. Statt Energie darauf zu verschwenden, die eigene Teamposition (z. B. den Führungsanspruch) zu verteidigen, sollte jede Entscheidung und Handlung dem Gesamtziel dienen. Und das ist mit einer optimalen Patientenversorgung meist klar definiert. Dieses Gesamtziel sollte nie aus den Augen verloren werden, auch wenn die notwendigen Zwischenschritte variieren können. Es geht nicht darum, Recht zu haben, sondern das Richtige zu tun! Der Begriff „Führung" ist kein Synonym für „Recht-haben"; daher dürfen die Entscheidungen der formellen Führung durchaus hinterfragt werden. Das kann unter Umständen schwere Zwischenfälle verhindern. Eine Gesundheits- und Krankenschwester sagte mal: *„I am trained to save your ass, not to kiss it!"* Auch wenn das vielleicht etwas derbe formuliert ist, so beschreibt es doch ganz gut, wie wichtig ein Veto sein kann, auch wenn man in der Hierarchie unterhalb des Teamleaders steht.

Allerdings macht bekannterweise der Ton die Musik. Es ist daher ratsam, Bedenken und Einwände entsprechend konstruktiv und im Sinne der Patientensicherheit zu formulieren, statt sich selbst rechthaberisch oder altklug in den Vordergrund zu stellen. Wir werden uns im Folgenden noch etwas ausführlicher mit dem Thema „Vetokompetenz" beschäftigen.

Beispiel Dosierungsverwechselung
Aufgrund einer kurzen Ablenkung verordnet der Stationsarzt einer Patientin 2000 g Penicillin per os.
Dem Pfleger kommt diese ungewöhnliche Dosierung seltsam vor. Er führt die Verordnung daher nicht aus. In einem kurzen Telefonat lässt sich das Missverständnis schnell aufklären: Es sollten natürlich nur 2000 mg verabreicht werden. Blinder Gehorsam (siehe auch „Über-Autorität") hätte hier schnell zu einer Katastrophe führen können.

Führung sollte sich also nicht allein über die formelle Position definieren, sondern vielmehr durch die situative Performance. Für beide Seiten gilt aber grundsätzlich: „Hierarchien respektieren, Einwände tolerieren". Der Chef ist nun mal der Chef und hat neben der juristischen Verantwortung auch die Pflicht, sein Team zu führen. Wer geführt wird, der lässt sich führen. Was allerdings nicht bedeutet, sich bequem in die geistige Hängematte zu legen und alle Verantwortung „nach oben" zu schieben. Selbstständiges Denken ist Trumpf!

3.6 Juristische versus moralische Verantwortung

Das Thema Führung ist untrennbar mit dem der Verantwortung verknüpft. Selbstverständlich ist ein Teamleader in letzter Konsequenz immer für das Handeln des gesamten Teams und für die Folgen dieses Handelns verantwortlich. Doch bei genauem Hinsehen ist Verantwortung eine vielschichtige Angelegenheit.

Zunächst einmal gibt es eine formal-juristische Verantwortung. Diese kann innerhalb eines Teams als Delegationsverantwortung, Durchführungsverantwortung sowie als Übernahmeverschulden vorliegen. Die Übergänge sind fließend und Unterscheidungen in vielen Fällen kaum möglich. Generell geht es bei der juristischen Verantwortung um die Frage der Haftung im zivil- und strafrechtlichen Sinne. Genau hier steht die Teamführung im Zentrum der Aufmerksamkeit, während die weiteren Mitglieder des Teams kaum betroffen sind. Im Zweifel gilt der Grundsatz „Melden macht frei". Bei der juristischen Verantwortung besteht also ein deutlicher Gradient zwischen der oberen und der unteren Hierarchie-Ebene.

Daneben gibt es jedoch eine weitere Form der Verantwortung, nämlich die „moralische". Sie ist in gewisser Weise noch wichtiger als die juristische, denn sie betrifft alle Mitglieder des Teams gleichermaßen.

Beispiel Fehlintubation
Die Notärztin entschließt sich bei einer stark alkoholisierten Patientin zur Intubation. Dabei kommt es zu einer Fehllage in den Ösophagus, was zunächst nur von den beiden Rettungsassistenten bemerkt wird.
Deren Hinweis auf eine wahrscheinliche Fehllage ignoriert die Notärztin und verweist auf ihre langjährige Berufserfahrung. Obwohl sich die Anzeichen einer Fehlintubation verdichten, verweigert die Notärztin eine Relntubation. Die Infragestellung eigener Maßnahmen bei gleichzeitig knappen mentalen Ressourcen ist ein häufiges Problem (siehe auch „Kompetenzgefühl").

Juristisch ist die Rechtslage hier ziemlich klar: Die Notärztin wird aufgrund ihrer Ausbildung, ihres Berufsstandes und der daraus resultierenden Fachkompetenz mögliche straf- und zivilrechtliche Folgen ihrer Maßnahmen tragen müssen. Vor allem, da sie vom Team bereits auf einen möglicherweise schweren Fehler hingewiesen wurde.
Moralisch allerdings ist dieser Fall etwas komplexer: Beide Rettungsassistenten sind Zeuge eines dramatischen Fehlers geworden, der im schlimmsten Fall den Tod eines Menschen verursachen kann.
Unabhängig vom Berufsstand, der Ausbildung und Erfahrung ist moralisch gesehen jedes Teammitglied, das Zeuge dieser Situation wurde, gleichermaßen für den Patienten verantwortlich. Diese Form der Verantwortung ist nicht delegierbar, und ihre Auswirkungen reichen weit über den Einsatz hinaus. Jedes Teammitglied muss eventuell nach Zwischenfällen für sich einen Weg finden, mit dem Gefühl der Hilflosigkeit oder des Versagens umzugehen.
Über die juristische Verantwortung wird immer wieder intensiv diskutiert. Das entspricht der „Culture of blame", von der im Kapitel „Sicherheits- und Fehlerkultur" die Rede sein wird. Die moralische Verantwortung hingegen scheint vielen Teammitgliedern nicht bewusst zu sein, und sie wird selten thematisiert. Dabei betrifft sie uns alle ganz persönlich und häufiger als wir glauben.

3.7 Rückmeldungen, Feedback, Kritik im Team

Der engmaschige Austausch innerhalb des Teams ist gerade in kritischen Situationen ein entscheidender Faktor für die sichere Patientenversorgung. Das setzt voraus, dass eine

Kultur der gegenseitigen Wertschätzung besteht und mit Vorschlägen, aber auch Kritik offen umgegangen wird. Bereits das Einfordern von Ideen und Vorschlägen drückt eine Form der Wertschätzung aus. Die Annahme von Einwänden oder auch Kritik zeigt ein Bekenntnis zur eigenen Unvollkommenheit und signalisiert gleichzeitig Lernbereitschaft. Bei hochrangigen Führungskräften eine leider selten anzutreffende Charaktereigenschaft!

3.7.1 Das Veto

Ein häufiger Diskussionspunkt in unseren Seminaren ist genau diese Konfliktsituation. Kombinieren wir zunächst den steilen Autoritätsgradienten einer dominanten Führung mit einer geringen gegenseitigen Wertschätzung im Team: Die Teammitglieder am unteren Ende der Hierarchie sind sich ihrer moralischen Verantwortung für den Patienten oft gar nicht bewusst. Angenommen, sie bemerken ein grobes Fehlverhalten, vielleicht sogar einen bereits eingetretenen Behandlungsfehler durch den autoritären Teamleader. Welche Möglichkeiten stehen dem Team nun zur Verfügung?

Grundsätzlich hat jedes Teammitglied – unabhängig von Rang, Position und Erfahrung – die moralische Pflicht, unklare, missverständliche oder fragwürdige Entscheidungen und Maßnahmen anzusprechen. Gerade in kritischen Situationen ist es dabei von entscheidender Bedeutung, dass diese Intervention (Veto) klar, laut und deutlich formuliert wird, da sich womöglich einzelne Teammitglieder bereits in einem Stadium der reduzierten Wahrnehmung befinden. Eine dominante Führung darf hier nicht mit Handlungssicherheit verwechselt werden. Oft ist sogar das Gegenteil der Fall!

Wir benutzen hier den Begriff der „**Veto-Kompetenz**". Er beschreibt die Fähigkeit einzelner Teammitglieder, Bedenken oder kritische Anmerkungen möglichst effektiv, also im Sinne des Gesamtziels vorzubringen bzw. umzusetzen. Neben dem fachlichen Know-How, der Berufserfahrung und der Teamposition ergibt sich diese Veto-Kompetenz maßgeblich aus einer stabilen bis extrovertierten Persönlichkeit, die ihrer moralischen Verantwortung für den Patienten sachlich und zugleich energisch gerecht wird. Dies kann mittels Kommunikation oder durch konkrete Maßnahmen geschehen.

Erfolgt auf die mündliche Mitteilung der Bedenken keine oder keine angemessene Rückmeldung des Adressaten, gilt es beharrlich zu bleiben. Wenn nötig müssen die Bedenken so lange und so penetrant geäußert werden, bis die problematische Situation geklärt ist.

Infobox

Tipps für richtiges Widersprechen

- Aufmerksam das Geschehen verfolgen und mitdenken. Nicht unterstellen, dass der andere schon wissen wird, was er tut.
- Nicht andere bevormunden, sondern nur dann widersprechen, wenn es die Sicherheit erhöht. Verwende dabei Ich-Botschaften, zum Beispiel „Ich halte das für gefährlich" oder „Ich halte das für falsch" oder „Ich schlage vor, dass ..."
- Bei unerwarteten Ereignissen und schlechtem Bauchgefühl die eigenen Bedenken klar äußern. Behalte aber die Möglichkeit im Blick, dass du dich in diesem Moment gerade selbst irrst (= Kompetenzillusion).
- Stirnrunzeln und eine hochgezogene Augenbraue reichen nicht. Fordere von deinem Gegenüber eine konkrete Antwort ein: „Was denken Sie darüber?" oder „Brauchen Sie Hilfe?"

Das dies gerade im medizinischen Arbeitsbereich nicht immer einfach ist, wird jedem Rettungsassistenten und jeder Krankenschwester klar sein. Bei einer Befragung von 30.000 Piloten und 1.033 Ärzten vertraten 24 % aller Mediziner die Ansicht, dass unerfahrene Teammit-

glieder die Entscheidungen der Erfahrenen nicht in Frage stellen sollten. Bei den Piloten waren hingegen nur 2 % dieser Meinung. Hier zeigen sich die teamkulturellen Unterschiede sehr deutlich.
(Quelle: Helmreich, R. L., & Merritt, A. C. (1998). Culture at work in aviation and medicine: National, organizational, and professional influences. Brookfield, VT: Ashgate)

3.8 Eskalationsmodell (Stufenschema n. FaktorMensch)

Manchmal kann es notwendig sein, auch aus untergeordeten Hierarchiepositionen Einwände oder sogar ein klares Veto zu formulieren. Dazu haben wir ein Stufenschema entwickelt, welches der Grafik entnommen werden kann.

Dabei ist immer davon auszugehen, dass ein potenzieller Fehler nicht absichtlich begangen wird, sondern infolge eines Irrtums oder Missverständnisses. Deshalb ist es sowohl das Recht als auch die Pflicht eines jeden Teammitglieds, auf von ihm wahrgenommene Probleme oder Gefahren unverzüglich hinzuweisen. Gerade bei der Äußerung von Bedenken oder Kritik sind Respekt und Wertschätzung besonders wichtig.

Es gilt, den Verursacher eines möglichen Problems freundlich, aber bestimmt auf etwaige Risiken und mögliche Handlungsalternativen hinzuweisen. Am Ende des Eskalationsschemas steht schlimmstenfalls eine klare Verweigerung der geforderten Maßnahmen, sofern sie das Leben des Patienten unnötig gefährden. Entscheidend ist dabei immer die Verhältnismäßigkeit der Maßnahmen zur Erreichung des Gesamtzieles. Damit verbunden ist immer die Frage der therapeutischen Konsequenz einer Maßnahme oder welche realistischen Folgen das Unterlassen von Maßnahmen haben kann. Vereinfacht gesagt: Bagatellentscheidungen kann man im abschließenden Debriefing klären. Die vom Notarzt geforderte Antikoagulation bei offensichtlicher Hirnblutung sollte hingegen vom Notfallsanitäter verweigert werden.

Veto-Kompetenz
Wie sag ich´s meinem Chef?

Übernimm Verantwortung für deinen Patienten!
(Moralisch sind alle Teammitglieder gleichermaßen für den Pat. verantwortlich)

Hinterfrage ungewöhniche Anordnungen oder Maßnahmen
(*"Er wird sich dabei schon was gedacht haben"* kann eine riskante Mutmaßung sein!)

Äußere Deine Bedenken deutlich und **beharrlich!**
("Speak up" und stelle sicher, dass man deine Bedenken wahrnimmt.)

Eskalation 1 - Frag' nach, warum (Begründung)

Eskalation 2 - Weise auf mögliche Folgen hin

Eskalation 3 - Zeig' Alternativen auf

Eskalation 4 - Verweigere die Maßnahme mit dem Hinweis auf die gefährdete Patientensicherheit

Eine gute Möglichkeit, auch innerhalb einer autoritären Teamstruktur wichtige Maßnahmen einzufordern, ist das SBAR-Konzept. SBAR bietet die Möglichkeit, in sehr kompakter, aber auch strukturierter Form ein (vorgesetztes) Teammitglied zu addressieren, um neben dem aktuellen Problem und den notwendigen Hintergrundinformationen auch konkrete Aktionen einzufordern:

S = Situation („Ich habe hier einen Patienten mit starker Luftnot und ausgeprägter Zyanose.")

B = Background („Der Patient ist eben aus dem OP gekommen und hat eine bekannte COPD.")

A = Assessment („Wahrscheinlich ist er noch nicht ausreichend vigilant für eine suffiziente Spontanatmung.")

R = Recommendation („Bitte beurteilen Sie zügig, ob der Patient zur CPAP-Therapie auf die Intensiv muss.")

Hierarchie- und Teamkonflikte

Chronische, oft über Jahre entstandene Teamkonflikte und ein weit fortgeschrittener Verlust gegenseitiger Wertschätzung lassen sich so natürlich nicht lösen. Hier sind meist zeitintensive Mediatorengespräche oder ein professionelles Einzel- bzw. Team-Coaching notwendig. Dazu ist es allerdings erforderlich, dass der Konflikt offensichtlich ist und ein signifikantes Risiko für die Patientenversorgung besteht. Dieser Faktor lässt sich leider kaum in Zahlen erfassen, schon gar nicht, wenn die Einrichtung auf ein Fehlermeldesystem verzichtet. Es gibt bislang keine gesetzliche Verpflichtung zur Erfassung, Analyse und Veröffentlichung menschlicher Fehler in deutschen Gesundheitseinrichtungen. Daher besteht seitens der Trägerschaft medizinischer Einrichtungen oftmals auch nur ein geringer Anreiz, hinsichtlich einer besseren Teamperformance aktiv zu werden. Die Haftpflichtversicherer dieser Einrichtungen sehen das zukünftig hoffentlich anders ...

Die „Captain´s Decision" (CD)

Im Rahmen einer komplexen und häufig dynamischen Patientenversorgung müssen zahlreiche, oft weitreichende Entscheidungen getroffen werden. Hilfreich ist dabei das Team Resource Management (TRM), da im Entscheidungsprozess jedes Teammitglied seine Eindrücke, Erfahrungen und Ideen zur Problemlösung beisteuern kann. Allerdings bestehen dabei auch gewisse Schwierigkeiten. Ein wesentlicher Nachteil ist der Faktor Zeit: Der gemeinsamer Austausch und die Diskussion weiterer Maßnahmen kostet oft wertvolle Zeit. Auch kann es innerhalb einer Teamentscheidung zu einer positiven Verstärkung falscher Ideen kommen oder gute Ideen innerhalb des Teams werden zerredet.

Die „Captain's Decision" (CD) beschreibt eine Anordnung oder Anweisung, welche von einer Einzelperson, meist dem Teamleader getroffen wird. Ein signifikanter Wissens- oder Informationsvorsprung ist meist eine wichtige Voraussetzung für eine CD. Diese Entscheidung steht nicht zur Diskussion und ist somit Bestandteil der autoritären Führung. Die CD verlangt darüber hinaus eine exakte Umsetzung der Anordnung oder Anweisung, selbst ein Veto ist nicht oder nur sehr eingeschränkt zulässig (z. B. Eigen- oder Fremdgefährdung).

Meist wird diese Entscheidungsform auch als „finale Entscheidung" bezeichnet, da sie den Abschluss eines kurzen Abwägungsprozesses markiert. Vielleicht sind innerhalb des Teams Vor- und Nachteile angesprochen worden, ohne dass eine Entscheidungstendenz abgrenzbar war. Möglicherweise positioniert sich das Team im Entscheidungsprozess recht eindeutig und dennoch trifft der Teamleader eine dazu gegensätzliche Entscheidung. Bei der „Captain´s Decision" (CD) sollten mehrere Dinge beachtet werden:

- Die CD ist ein sehr mächtiges Entscheidungs-Tool, welches nur unter bestimmten Bedingungen zum Einsatz kommen sollte. Sie koppelt das Team vom Entscheidungsprozess ab.

- Sehr zeitkritische Abläufe oder eine unmittelbare Gefahrenlage legitimieren eine CD.
- Eine CD kann einen insuffizienten oder destruktiven Entscheidungsprozess beenden.
- Eine CD darf nie zur Kompensation mangelnder Führungsqualifikation missbraucht werden.
- Eine CD darf keine signifikante Eigen- oder Fremdgefährdung beinhalten.
- Innerhalb der zeitkritischen Situation bedarf eine CD keiner Erklärung oder Rechtfertigung.
- Es ist hilfreich, eine CD als eine solche zu definieren: „Ich treffe jetzt eine Captain´s Decision!"
- Eine weitere Diskussion und/oder ein Veto sind nicht mehr zielführend.
- Der „Captain" übernimmt mit der Entscheidung die volle juristische und moralische Verantwortung aller Folgen, die aufgrund der CD entstanden.
- Eine CD sollte innerhalb des Führungsprozesses auf einige wenige Situationen beschränkt bleiben, da sie ein hohes Maß an Fachwissen, Erfahrung, Skills und kognitiven Ressourcen voraussetzt.
- Die CD muss – wie jede Art der Entscheidung – regelmäßig reevaluiert werden.
- Eine CD sollte gerade bei Entscheidungskonflikten im Team nachbesprochen werden, um eine kooperative und wertschätzende Teamkultur wiederherzustellen (Debriefing).

Wir sind uns sicher einig, dass eine Captain´s Decision ein Entscheidungstool ist, welches mit Augenmaß und Verantwortung durchgeführt werden sollte. Sie reduziert den Entscheidungsprozess auf eine Einzelperson und lässt eine weitere Diskussion oder Veto kaum oder gar nicht zu.

Auch die Reevaluation einer CD ist deutlich erschwert und häufig nur durch den „Captain" möglich. Dieses Risiko muss dem „Captain" (oder Teamleader) immer bewusst sein.

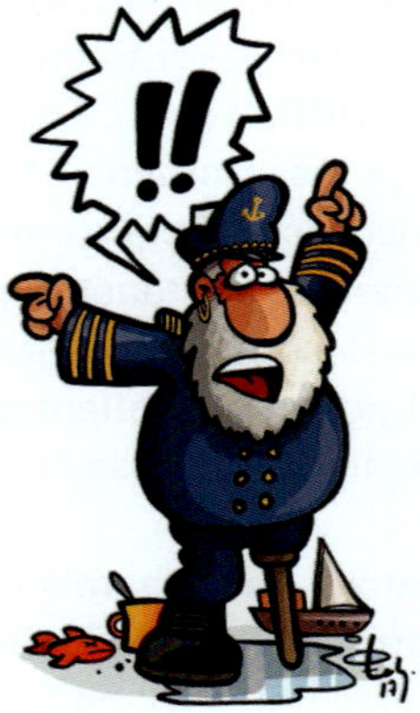

4 Kommunikation

„Kommunikation ist die beste Antwort auf Komplexität"

Der gegenseitige Austausch von Informationen ist die Grundvoraussetzung aller Interaktion. Und je komplexer eine Situation, desto wichtiger ist die Qualität dieses Austausches. Weitgehend unerheblich ist dabei die Art der Kommunikation. Oft reicht bereits der Augenkontakt oder eine kurze Geste. Umgebungsabhängig kann es notwendig sein, eine Information verbal oder nonverbal zu transportieren. Klassische Kommunikations-Modelle helfen uns, diesen alltäglichen, aber dennoch sehr komplexen Austausch besser zu verstehen. Denn Kommunikation ist viel mehr als der reine Austausch von Sachinformationen. Nicht selten führt sie deshalb zu Missverständnissen und Zwischenfällen.

Effektives und zielgerichtetes Kommunizieren sorgt für einen einheitlichen Informationsstand im Team. Das klingt leichter als es ist, aber es lässt sich trainieren. In diesem Kapitel werden zudem einige nützliche Techniken vorgestellt, wie wir unter Stress nicht sprachlos werden oder unsere Aufnahmefähigkeit verlieren.

Wir kommunizieren den ganzen Tag miteinander, meist geplant, oft aber auch unbewusst. Beim Autofahren den Blinker zu setzen (oder eben nicht) ist bereits Kommunikation. Wir teilen uns mit, wenn wir der Kollegin die Tür aufhalten oder eine Textnachricht versenden. Die nette Plauderei oder eine Übergabe in der Notaufnahme gehören sowieso zur Kommunikation. Der Philosoph und Psychotherapeut Paul Watzlaurik meinte sogar: Man kann gar nicht Nicht-Kommunizieren, denn selbst durch Schweigen teilen wir etwas mit.

4.1 Drei Ebenen der Kommunikation

Wenn wir sprachlich miteinander kommunizieren – also miteinander reden – gibt es gleich drei Ebenen, auf denen unsere Botschaft transportiert wird:

- die **verbale Ebene** – also die Sprache, der Inhalt unserer Botschaft, das, was wir aussprechen;
- die **nonverbale Ebene** – das sind Mimik und Gestik, mit denen wir unsere Unterhaltung begleiten;
- die **paraverbale Ebene** – das ist der Tonfall, die Betonung, der „Unterton", den wir unseren Sätzen mitgeben.

Stimmt die inhaltliche (verbale) Aussage nicht mit unserem Tonfall (paraverbale Ebene) überein, irritieren wir unseren Gesprächspartner. Es macht also wenig Sinn, eine Pflegekraft mit „Guten Morgen!" anzuschreien.

Ähnliches Unverständnis produzieren wir, wenn unsere Körpersprache (nonverbale Ebene) nicht mit dem Inhalt und dem Tonfall übereinstimmen. Steht jemand mit verschränkten Armen und gesenktem Kopf vor uns und nuschelt „Es geht mir gut", dann nehmen wir an, dass es ihm in Wahrheit eher nicht gut geht.

Oft bewerten wir bei unklarer Kommunikation nur einzelne Ebenen, je nachdem, welche Ebene uns in der jeweiligen Situation plausibler erscheint. Dies passiert allerdings unbewusst und ist in der Regel sehr subjektiv.

Der überwiegende Teil unserer Kommunikation ist nonverbal *(Mehrabian, A. (1981). Silent messages: Implicit communication of emotions and attitudes. Belmont, CA: Wadsworth)*. Die Art und Weise, WIE wir etwas sagen (non- und paraverbal), kann also wichtiger sein als das, WAS wir sagen (verbal). Wir sollten das bei der Kommunikation häufiger berücksichtigen, auch wenn uns das selbst oft kaum auffällt. Erfolgreich ist Kommunikation immer dann, wenn wir (als Sender) eine Nachricht so verpacken, dass unser Kommunikationspartner (als Empfänger) sie genau so aufnimmt, wie wir sie gemeint haben. Jeder hat wohl schon die Erfahrung gemacht, dass das unter gewissen Umständen gar nicht so einfach ist. Notwendig dafür ist beispielsweise die Rückkopplung vom Empfänger an den Sender. Nur wenn der korrekte Empfang einer Nachricht vom Empfänger bestätigt wurde, kann der Sender sicher sein, dass die Information vollständig angekommen ist und verstanden wurde. Wir sprechen von einer „geschlossenen Kommunikation", dem sogenannten *Closing Loop*.

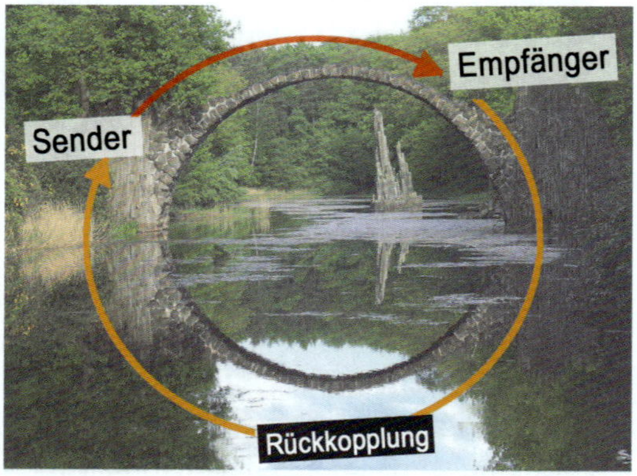

Diese Rundbrücke illustriert eine geschlossene Kommunikation, d. h. der Sender bekommt eine Rückmeldung (Spiegelung). Dies setzt allerdings voraus, dass das Wasser ruhig ist. In einer aufgewühlten Situation ist diese Rückkopplung kaum möglich.

4.2 Codierung/Decodierung

Sowohl der Sender als auch der Empfänger müssen über einen halbwegs identischen Sprachcode verfügen. Eine gemeinsame Sprache (Common Code) erleichtert die Kommunikation erheblich und ermöglicht uns einen einfachen Informationsaustausch. Der Sender kann seine Aussage so formulieren (codieren), dass diese vom Empfänger fehlerfrei verstanden (decodiert) wird. Wer sich im Urlaub schon mal mit „Händen und Füßen" verständigt hat, weiß wie wichtig eine gemeinsame Sprache sein kann. Neben unserer Muttersprache hat sich in der Medizin und dem Rettungsdienst ein Fachjargon entwickelt, der unsere berufliche Kommunikation oft erleichtert, gelegentlich aber auch Missverständnisse generiert! Eine wichtige Grundvoraussetzung, um mit diesem „Common Code" zu arbeiten, ist ein gemeinsames und einheitliches mentales Modell.

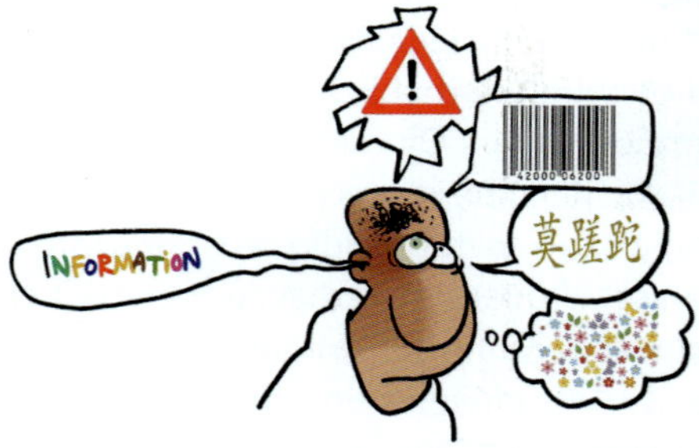

Eine gemeinsame Sprache (Common Code) und eine Codierung gibt es natürlich in vielen Bereichen, egal ob es sich dabei um eine Sportmannschaft, ein Orchester oder eine Intensivstation handelt. Codierungen haben den großen Vorteil, dass sie die Kommunikation meist deutlich abkürzen. Wir sagen „HiloPe" statt „Hilflose Person" oder „KoPlaWu" anstelle von „Kopfplatzwunde". Auch komplizierte Sachverhalte können so vereinfacht werden: Aus einer Schwerverletzten mit Rippenserienfraktur, stumpfem Bauchtrauma und instabilem Becken wird ein „Polytrauma mit B und C-Problem" (siehe auch ITLS®). Ihr Nachteil: Alle Beteiligten müssen ganz genau wissen, worauf sich die Bezeichnung bezieht. (Wir haben eine Gruppe von 20 Feuerwehrleuten um ihre Definition eines „Motteks" gebeten. Natürlich wusste jeder, was ein Mottek ist, allerdings haben wir etwa 20 verschiedene Hammer beschrieben bekommen!) Bei der Verwendung von Codierungen im Einsatz muss also sichergestellt sein, dass alle Beteiligten sie eindeutig verstehen und dementsprechend decodieren können. (Siehe hierzu auch „Risiken der Kommunikation".)

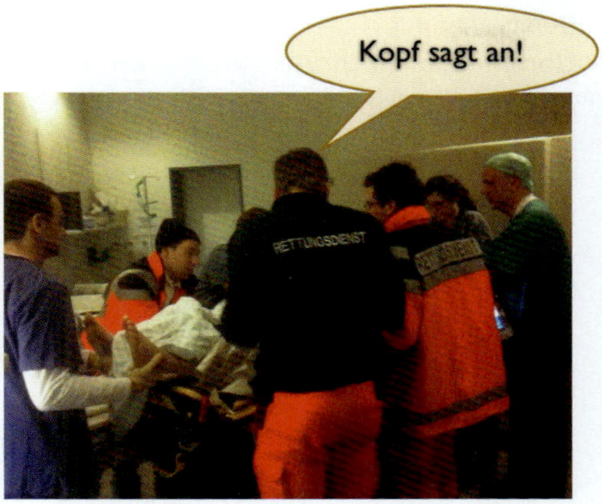
Kopf sagt an!
RETTUNGSDIENST

Der Assistent macht sich also an die Arbeit und zieht die Herzinfarkt-Medikamente auf. Das scheint zunächst gut zu funktionieren, aber ...
Die RTW-Teams sind nicht eingeweiht. Sie wissen nicht genau, was sich hinter dem Begriff verbirgt, trauen sich aber auch nicht nachzufragen. Natürlich brauchen sie dem anderen RA nur zusehen um zu wissen, was der Arzt möchte.

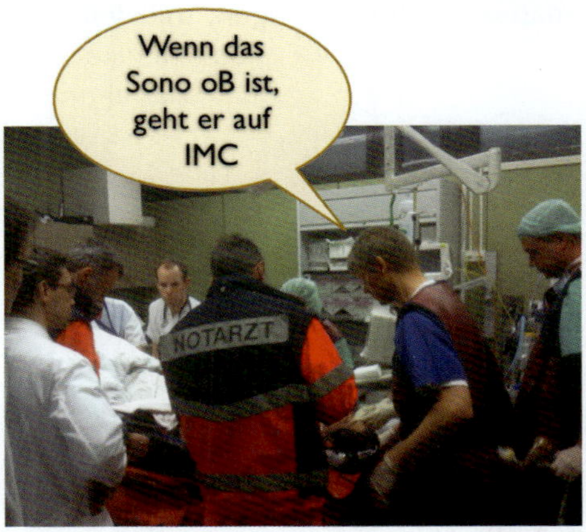
Wenn das Sono oB ist, geht er auf IMC
NOTARZT

Das kostet aber Zeit und blockiert unter Umständen den weiteren Therapieverlauf. Teamwork und gute Kommunikation sieht jedenfalls anders aus. Und was passiert eigentlich, wenn es in der Standard-Medikation des Herzinfarkt eine Veränderung gibt?

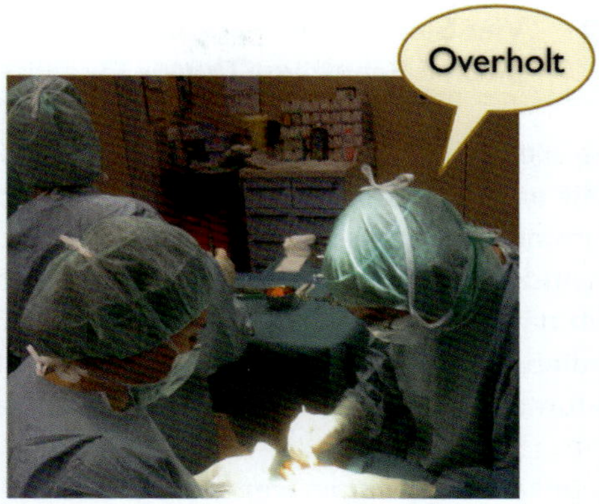

Durchaus möglich, dass der Notarzt beim Stichwort „Infarkt-Latte" bereits die neue Medikation erwartet, während sein Rettungsassistent weiterhin die alte Kombination anreicht.

Diese Art der inoffiziellen Eigencodierung ist also durchaus riskant und birgt immer das Risiko, dass einzelne Teammitglieder ausgegrenzt werden, da sie der Kommunikation schlichtweg nicht folgen können.

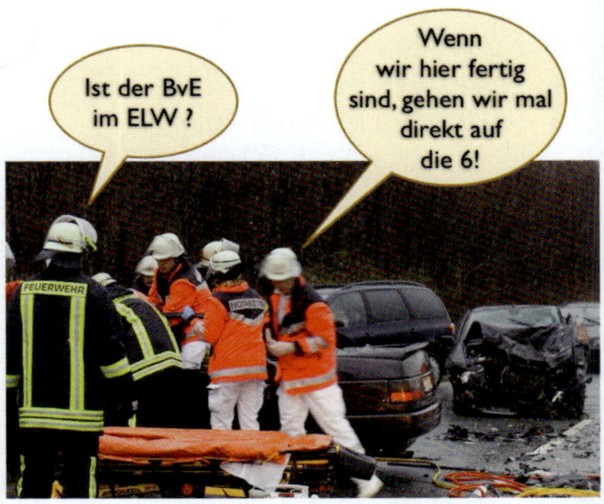
Ist der BvE im ELW ?
Wenn wir hier fertig sind, gehen wir mal direkt auf die 6!
FEUERWEHR

Infobox

In 25 % aller anästhesiebedingten Todesfälle ist mangelhafte Kommunikation der wesentliche Faktor. (Quelle: Arbous MS, Grobbee DE, van Kleef JW, de Lange JJ, Spoormans HH, Touw P, Werner FM, Meursing AE. Mortality associated with anaesthesia: a qualitative analysis to identify risk factors. Anaesthesia. 2001;56(12):1141-1153.)

4.3 Vier Seiten einer Nachricht (nach F. Schulz von Thun)

Die vier Seiten einer Nachricht beschreiben sehr anschaulich, dass wir mit jeder Art der Kommunikation neben der reinen Information auch andere Inhalte transportieren. Wir haben nämlich nur bedingt Einfluss auf die Decodierung des Empfängers, und dies führt mitunter zu erheblichen Missverständnissen!

In unseren Aussagen verstecken sich meist vier verschiedene Botschaften:

- **die Sachinformation:** der rein sachliche Inhalt unserer Nachricht
- **die Selbstoffenbarung:** ein Ausdruck unserer persönlichen Absichten und Gefühle
- **die Beziehungsbotschaft:** eine Aussage über das Verhältnis bzw. unsere Beziehung zum Gesprächspartner
- **der Appell:** beinhaltet eine konkrete Aufforderung an unseren Gesprächspartner

Beispiel
Unmittelbar nach der Intubation eines Patienten betritt der Oberarzt die Narkoseeinleitung und fragt den jungen Assistenzarzt: „Liegt der Tubus richtig?"
Der junge Arzt kann diese Frage nun auf vier verschiedene Arten decodieren:

- Sachinformation: Der Oberarzt erfragt die korrekte Tubuslage.
- Selbstoffenbarung: Mein Oberarzt hat offensichtlich Zweifel bezüglich der Tubuslage.
- Beziehungsbotschaft: Hält mich der Oberarzt für einen schlechten Anästhesisten/traut er mir nicht?
- Appell: Ich soll überprüfen, ob der Tubus korrekt liegt.

Welche der vier Botschaften vom Empfänger wahrgenommen werden, hängt entscheidend von dessen Persönlichkeit und Tagesform, aber auch der Gesamtsituation ab. Anders ausgedrückt: Abhängig von unserer Verfassung und Laune hören wir die einzelnen Ebenen unterschiedlich deutlich heraus. Hat man einen Teamkollegen, mit dem man

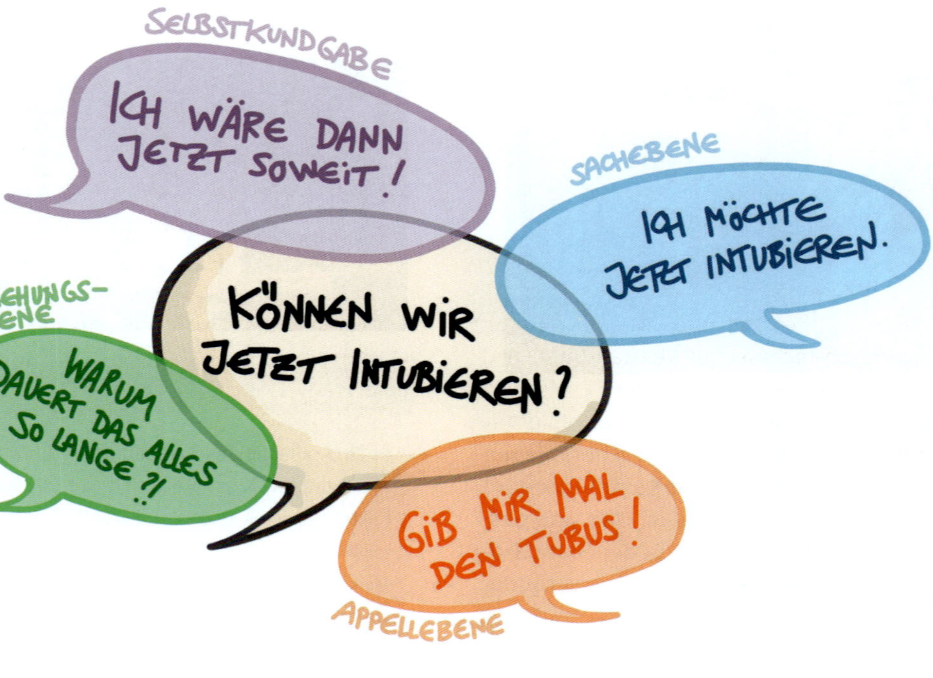
SELBSTKUNDGABE
ICH WÄRE DANN JETZT SOWEIT!
SACHEBENE
ICH MÖCHTE JETZT INTUBIEREN.
KÖNNEN WIR JETZT INTUBIEREN?
BEZIEHUNGS-EBENE
WARUM DAUERT DAS ALLES SO LANGE?!
GIB MIR MAL DEN TUBUS!
APPELLEBENE

sich sowieso nicht besonders versteht, wird vermutlich die Beziehungsbotschaft deutlicher als die Sachebene wahrgenommen – ein Effekt, der in nahezu jeder Beziehung Konflikte auslöst oder verstärkt.
Die Fehldeutung oder Überinterpretation einer Ebene kann erheblichen Einfluss auf die Teamkommunikation haben. Da kritische Ereignisse immer auch emotionale Ereignisse sind, rutschen wir allzu gerne von der Sachebene auf die Beziehungsebene. Hier dient ein verbaler Schlagabtausch auch gerne mal als Überdruckventil, um Adrenalin abzulassen. Trotzdem muss gerade in kritischen Situationen die Regel gelten: Im Zweifelsfall immer sachlich bleiben! Auch wenn der Eindruck entstanden ist, dass der Gesprächspartner gerade besonders persönlich kommuniziert, hilft es, professionell und sachlich zu bleiben. War der „persönliche Unterton" tatsächlich als Verbalattacke gedacht, sollte der Konflikt im Anschluss an die Situation in Ruhe geklärt werden.

4.4 Kommunikationsregeln nach Konrad Lorenz

Kommunikation bestimmt unseren Alltag, unsere Beziehungen und letztendlich auch unsere Performance. Maßgeblich für das Erreichen des Gesamtziels ist also eine möglichst fehlerfreie Kommunikation. Der Verhaltensbiologe Konrad Lorenz hat hierzu einige Regeln formuliert, die sich auf die Probleme unvollständiger Kommunikation beziehen:

- **„Gesagt ist nicht gehört"** – Kann der Empfänger den Sender überhaupt aufnehmen? (Akustisch-technisches Verständnis)
- **„Gehört ist nicht verstanden"** – Kann der Empfänger kognitiv umsetzen, worum ich ihn bitte? (Decodierung)
- **„Verstanden ist nicht einverstanden"** – Hat der Empfänger Einwände oder andere Vorschläge? (Kooperation)
- **„Einverstanden ist nicht angewandt"** – Zustimmung bedeutet nicht zwangsläufig Umsetzung. (Durchführungsbestätigung)

Eine wie wir finden wichtige Ergänzung der Lorenz-Regeln ist allerdings die Aussage **„Gedacht ist nicht gesagt"** – Hat der Sender seine Gedanken tatsächlich verbalisiert oder nur gedacht? Häufig genug gehen wir davon aus, dass unser Gedankenprozess auch bei allen anderen Teammitgliedern gerade genau so stattfindet. Oft vertrauen wir auch darauf, dass alle Teammitglieder immer genau das Gleiche sehen wie wir, weshalb wir uns eine Verbalisierung meist sparen. Das ist natürlich riskant. Interessanterweise beginnt die Rechtfertigung von Zwischenfällen ja meist mit „Ich dachte, du hättest ..." oder „Ich dachte, du wüsstest ..." Daran wird sehr deutlich, dass die rechtzeitige, vollständige und unmissverständliche Kommunikation viele Alltagskatastrophen verhindern kann.

Praxis-Tipp
„Gehört ist nicht verstanden" – Hört euch diesen Satz genau an; versteht ihr, was gesagt wird? Oft kommt es zu dramatischen Kommunikationsfehlern, weil Sender und Empfänger den Inhalt einer Information nicht gleichwertig kodieren bzw. dekodieren können.

4.5 FaktorMensch – Kommunikationsregeln

Für eine effektivere Kommunikation haben wir einige konkrete Vorschläge zusammengetragen. Diese sollen euch helfen, in Hochrisiko-Bereichen und insbesondere in kritischen Phasen die Kommunikation zu verbessern:

Einsatzplanung/Briefing (Vorbesprechung)
Um kritische Ereignisse sicher bewältigen zu können, ist ein gemeinsames mentales Modell sehr wichtig. Um dies zu erreichen, muss sich das Team über die Gesamtsituation vollständig im Klaren sein und alle Informationen teilen („Der Patient wird um 17:30 Uhr mit dem RTH eintreffen und zunächst im Schockraum

versorgt"). Darüber hinaus ist es ratsam, prospektive Strategien abzusprechen, um auf unerwartete Komplikationen besser reagieren zu können („Wenn die Intubation nicht gelingt, versuchen wir es mit einem Larynxtubus ...").

Infobox

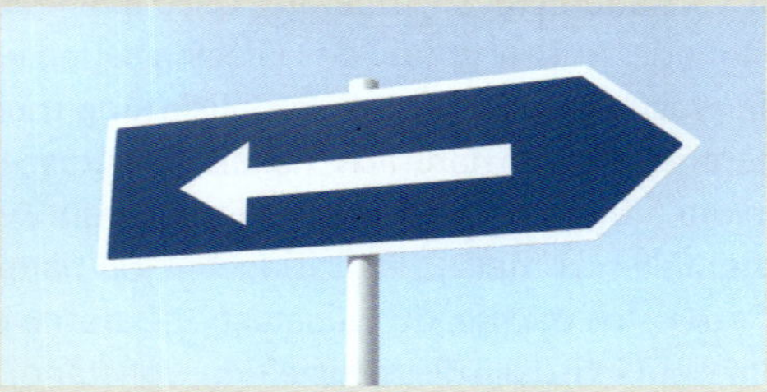

Kennt ihr schon die „5-P-Regel"?
„**P**roper **P**reparation **P**revents **P**oor **P**erformance"
(Eine gute Vorbereitung verhindert eine schlechte Leistung)
Diese Regel ist in der Vorbereitung auf kritische, aber planbare Manöver sinnvoll. (Stichwort „Atemwegsalternativen" bei Kindernarkosen)

Rückmeldung/Feedback
Nicht nur im Rahmen eines Briefings, sondern im gesamten Einsatzverlauf ist es wichtig, dass das Team den Austausch von Informationen pflegt. Jedes Teammitglied hat das Recht und die Pflicht, wesentliche Informationen an das gesamte Team weiterzugeben. Nur so kann das Gesamtpotenzial des Teams ausgeschöpft werden. Bezüglich wichtiger Informationen besteht allerdings nicht nur eine Bringschuld, sondern sie können auch abgerufen werden. Fragt beispielsweise der Notarzt nach Stabilisierung des schwerverletzten Patienten, ob noch jemand Ideen oder Anmerkungen hat, so kann dies zur Folge haben, dass das Team wichtige Impulse liefert, auf die der Notarzt vielleicht gar nicht gekommen wäre.

„Im Einsatz wird nicht diskutiert" – Stimmt, wenn es um persönliche Befindlichkeiten geht (siehe „Beziehungsebene"). Stimmt nicht, wenn es um Bedenken, Vorschläge und Ideen geht, die das Team eventuell voranbringen könnten. Viele Teammitglieder scheuen sich, in Gegenwart eines Patienten zu diskutieren. Dies könnte Unsicherheit oder Unstimmigkeiten innerhalb des Teams offenbaren und dadurch unprofessionell wirken. Vielleicht nimmt der Patient einen Ideen- u. Meinungsaustausch auch ganz anders wahr. Nämlich als aufrichtiges Bemühen, die optimale Versorgung seiner Erkrankung zu erörtern. Das wiederum signalisiert Authentizität und Wertschätzung. **Sage was du tust und tue, was du sagst!** Maßnahmen werden angekündigt, erhobene Werte an alle weitergegeben. Jede Aussage beinhaltet eine gewisse Verbindlichkeit – wer eine Maßnahme ankündigt, ist auch für deren Durchführung verantwortlich (siehe dazu auch das Kapitel „Führung: Veto/Veto-Kompetenz").

Eindeutige/präzise Kommunikation
Bemüht euch um eine geschlossene Kommunikation und gebt eine Empfangsbestätigung zurück an den Sender der Nachricht (Closing Loop). Kommuniziert verständlich und eindeutig. Gerade bei abgekürzter Kommunikation sind Missverständnisse (und daraus resultierende Zwischenfälle) keine Seltenheit.

Beispiel
Der Notarzt landet mit dem Rettungshubschrauber in einem entfernten Landkreis. Während der Patientenversorgung sagt er zu dem fremden Rettungsassistenten: „Zieh mal ´ne Dormicum auf und gib dem Patienten schon mal die Hälfte". Der Notarzt ging bei dieser Aussage von einer Dosierung 5 mg/5 ml aus, was zu einer Applikation von 2,5 mg Dormicum geführt hätte. Der Rettungsassistent kannte aus seinem Landkreis nur die Dosierung 15 mg/3 ml. Obwohl ihm die Gabe von 7,5 mg Dormicum sehr hoch erschien, kam es zu keiner Rückfrage. Die Patientin trübte im Verlauf deutlich ein, so dass eine assistierte Beatmung erforderlich war.

Beachtet die geschlossene Kommunikation zwischen Sender und Empfänger. Dies gelingt unter Stress oder bei hoher Umgebungsdynamik nur mit einer eindeutigen, meist verbalen Rückkopplung („Okay, ich gebe dem Patienten 2,5 mg Dormicum"). Die Anweisung wird dabei in der Bestätigung wiederholt. Diesen Prozess nennt man „Read-back" und ist den meisten bereits vom Sprechfunk geläufig. Je kritischer oder dynamischer eine Situation, umso wichtiger ist das „Read-back". Spaßbezeichnungen oder teaminterne Running-Gags sind in kritischen Situationen natürlich vollkommen unpassend. Wer „Arterienöl" statt „Arterenol" oder „Luftpumpe" statt „Beatmungsgerät" sagt, kann missverstanden werden und damit eine gefährliche Fehlerkette auslösen.

Priorisierte Kommunikation

Weniger ist manchmal mehr. Da unsere Wahrnehmung in kritischen Situationen nur eingeschränkt funktioniert, müssen wir unsere Kommunikation priorisieren. Ziel ist die Konzentration auf wichtige Informationen. Kurze, knappe, aber dafür präzise Formulierungen bilden ein enges Kommunikationsnetz und ermöglichen die Fokussierung auf das Wesentliche. Diese Form der Kommunikation kommt beispielsweise bei Konzepten der strukturierten Traumaversorgung zur Anwendung.

Notfall-Kommunikation: Team-Time-Out!

„Weg vom Patienten – Schock!" oder „Kopf zuerst!" sind Aussagen mit Signalwirkung. Sie informieren das gesamte Team und fordern eine unmittelbare Handlung ein. Hilfreich sind in unübersichtlichen Situationen auch tief im Bewusstsein verankerte Leitsätze, sogenannte „Spikes". Sie fungieren als mentale Haken und können aus der Erinnerung heraus zur Notfallmaxime werden. Beispiele: „Treat first what kills first", „If in doubt, take it out" bzw. das DOPE-Schema (DOPE = Disconnection / Oxygenation / Perfusion / Equipment als potenzielle Ursachen einer Beatmungsproblematik). Innerhalb der Notfallkommunikation können in konkreten Situationen auch sogenannte „Call-Outs" wichtig sein. Hierbei handelt es sich um definierte und trainierte Aussagen, die wesentliche Maßnahmen ankündigen oder verifizieren. „ACHTUNG DEFIBRILLATION" ist ein solcher Call-Out. Aber auch die laute und deutliche Ansage „TEAM -TIME-OUT" leitet die wichtige Phase der (Re)evaluation oder das Prüfen einer Checkliste ein. Ähnliches wäre bei der Überprüfung der korrekten Tubuslage denkbar: „Atemgeräusche beidseits, CO_2 positiv, System dicht" wäre hier ein möglicher Call-Out. Konsequenterweise gilt der Atemweg bis zum genannten Call-Out als nicht gesichert. Auch das Verbalisieren einer vitalen EKG-Veränderung kann in einem Call-Out formuliert werden: „DER PATIENT FLIMMERT". So sind alle Teammitgieder auf dem aktuellen Stand und die weiteren Maßnahmen, die dem Call-Out nun folgen (zum Beispiel die HLW), sollten klar definiert sein. Mehr zum Thema „Time-Out" erfahrt ihr in Kapitel 5.6.

Infobox

Lasst euch nicht vom Audiokommentar dieses Videos beeindrucken: Die Schockraumszene zeigt eindrucksvoll, wie sehr die Qualität unter der Quantität leiden kann. Ungefiltert fließen hier innerhalb von 130 Sekunden über 100 Informationen vom Notarzt zum Trauma-Leader. Eine Priorisierung ist dabei kaum erkennbar und das Team im Hintergrund ist bereits autonom und in der Weiterversorgung tätig (siehe hierzu auch das Kapitel „Situative Wahrnehmung" sowie „Entscheidungsprozesse und Risikomanagement": Initialphase einer kritischen Situation). Fairerweise muss man feststellen, dass es sich hierbei um eine ältere Aufnahme handelt; Einflüsse moderner Konzepte zur strukturierten Traumaversorgung (Stichwort „C-Problem") sind daher noch nicht etabliert.

Risiken der Kommunikation

Dass Kommunikation nicht immer einfach ist, haben wir schon mehrfach gesagt. Die Folge können Missverständnisse und andere Probleme sein, die wir uns nun genauer anschauen wollen. Eine typische Fehlerquelle ist der im Rettungsdienst häufig verwendete „Fachjargon" (Common Code) aus Abkürzungen, Floskeln und mehrdeutigen Formulierungen.

Mit „Lama" ist dann nicht das südamerikanische Kameltier gemeint, sondern eine Larynxmaske, was ein Praktikant aber kaum wissen kann. Rettungsassistenten stellen sich unter einem „Schnorchel" etwas anderes vor als Taucher. Schlimm wird es, wenn Angehörige mithören, dass der Patient im Rettungswagen „abgeschossen" werden soll, auch wenn es dabei in Wahrheit um die Narkoseeinleitung geht. Unterschiedliche mentale Modelle können hier schnell Irritationen verursachen. Besonders die unzähligen Abkürzungen provozieren Missverständnisse mit unvorhersehbaren Folgen: Ist der HWI nun ein Harnwegsinfekt oder ein Herzinfarkt? Das BAA ein *Bauchaortenaneurysma* oder eine *Bradyarrhythmia absoluta*? Noch gefährlicher sind Vermutungen, wenn sie wie bereits feststehende Tatsachen geäußert und deshalb gar nicht mehr in Frage gestellt werden. Der Satz „Ist wohl nur eine Migräne" wird leicht für eine Diagnose gehalten, was den Ausschluss einer Hirnblutung verhindern kann.

Vermeide Kommunikations-Cluster

Gerade in unübersichtlichen Situationen (Schockraum, Intensivstation, Verkehrsunfall) neigen wir dazu, den Informationsaustausch auf Teammitglieder zu beschränken, die in unserer unmittelbaren Nähe stehen. Dadurch entstehen kleine Untergruppen, die meist aus zwei bis drei Personen bestehen. Wir nennen diese Zellen „Kommunikations-Cluster". Innerhalb solcher Cluster wird zwar intensiv miteinander kommuniziert – aber eben nur noch untereinander. So gehen Informationen und eine zielgerichtete Teamdynamik verloren. Das Team arbeitet kaum noch zusammen. Die die linke Hand weiß nicht mehr, was die rechte tut. Chaos und Stress sind die Folge. Die Lösung wäre neben einer strukturierten Kommunikation ein Trauma-Leader oder LNA, der seine Ressourcen nicht mit manuellen Maßnahmen blockiert, sondern seiner Funktion als interdisziplinärer Koordinator nachkommt („Hands-off"-Prinzip). Und auch hier sind regelmäßige Team Time-Outs sowie klar definierte Call-Outs wichtig, um der Patientenversorgung eine eindeutige Kommunikationsstruktur zu geben.

Debriefing nach komplexen Situationen (Nachbesprechung)

Analog zur Vorbesprechung ist es sinnvoll, nach komplexen oder außergewöhnlichen Ereignissen eine Nachbesprechung durchzuführen. Sie hilft den Teammitgliedern, durchgeführte Maßnahmen zu reflektieren und zu evaluieren. Nur so können Zwischenfälle selbstkritisch analysiert werden. Dies verhindert vielleicht eine Wiederholung. Positive Abläufe wiederum stärken den Team-Zusammenhalt und motivieren für zukünftige Situationen.

In einem Debriefing dominieren die Fakten. Was genau ist abgelaufen, welche Maßnahmen wurden durchgeführt, welches Ziel wurde angestrebt, wie war das Ergebnis? Aber auch Emotionen dürfen in einer Nachbesprechung thematisiert werden: Gab es für einzelne Teammitglieder Konfliktsituationen oder kam es zu Spannungen? Gegebenenfalls muss hier ein Mediator einbezogen werden. Auch hier ist gegenseitige Wertschätzung und die Bereitschaft, aus Fehler zu lernen eine Grundvoraussetzung.

Abschließend kann eine Übereinkunft oder Zielvereinbarung getroffen werden. So werden die Erkenntnisse der Nachbesprechung verwertet, um die zukünftige Teamleistung zu verbessern. Dazu muss das Team allerdings lernfähig sein und eine kontinuierliche Verbesserung anstreben. Bei komplexen Zwischenfällen kann es notwendig sein, zur strukturierten Aufarbeitung der Situation einen externen Mediator oder sogar die zuständige Rechtsabteilung einzubeziehen.

Eine übersichtliche Zusammenfassung verschiedener Kommunikationsstrategien findet ihr in unserer FM-ToolBox auf Seite 100.

5 Risikomanagement & Entscheidungsfindung

„The fast and the furious"

Jeden Tag treffen wir unzählige Entscheidungen – die meisten davon mehr oder weniger unbewusst. Für den Normalfall, in dem es nicht um Leben und Tod geht, sind wir also bestens gerüstet. Leider ändert sich das in kritischen Situationen ganz erheblich: Unter Stress greifen wir am liebsten auf vertraute und bewährte Handlungsmuster zurück und ziehen mögliche Alternativen gar nicht erst in Erwägung. Dadurch sparen wir Zeit, bezahlen dafür aber mit dem Verlust unserer Objektivität. Fast immer wäre jedoch eine *richtige* Entscheidung wichtiger als einfach nur eine *schnelle* Entscheidung. Hier wird uns unser archaisches Erbe zum Verhängnis (s. Kapitel 1.1, S. 1)
Wesentliche Störfaktoren im Entscheidungsprozess sind **Dynamik** und **Komplexität**. Während die Dynamik den Verlauf der Ereignisse beschleunigt, führt die Komplexität zu einem Verlust von Überblick und Prioritäten. Im Extremfall können Prozesse so dynamisch werden, dass wir nur noch reagieren und nicht mehr „vor die Lage" kommen. Und wenn die Komplexität einer Situation uns überfordert, blenden wir unbewusst zahlreiche Dinge aus – unabhängig von ihrer situativen Relevanz. Im Kapitel „Stress und Leistung" werden wir uns damit intensiver beschäftigen.

Keine Situation ist frei von Risiko. Diese sehr allgemeine Aussage beinhaltet einen wesentlichen Kern des Risikomanagements: Da auf jede Aktion eine entsprechende Reaktion erfolgt, müssen wir uns im Vorfeld wesentlicher Maßnahmen über deren „Risiken und Nebenwirkungen" im Klaren sein. Beispielsweise kann sich eine elektive Intubation aufgrund von Komplikationen im Extremfall bis zur Not-Koniotomie ausweiten.
Wahrnehmung, kognitive Verarbeitung der Informationen sowie unser Repertoire an Fachwissen und Erfahrung bilden die Grundlage für den Entscheidungsprozess. Kritische Situationen beeinflussen aufgrund des erhöhten Stresspegels unsere kognitiven Fähigkeiten jedoch erheblich. Diese „operative Hektik" hat großen Einfluss auf unsere Wahrnehmung, Kommunikation und unsere Fähigkeit, Entscheidungen zu treffen. Gerade der Entscheidungsprozess spielt aber eine zentrale Rolle bei der Bewältigung von Problemen.

5.1 Nichts ist ohne Risiko

Wenn es um Sicherheits- und Risiko-Management geht, wird als vorbildliches Beispiel gerne die zivile Luftfahrt genannt. Dort gibt es eine regelrechte „Null-Fehler-Kultur", also einen kontinuierlichen Prozess mit dem Ziel, Fehler und Zwischenfälle vollständig zu vermeiden. Nach der Devise „Safety first" werden der Sicherheit alle anderen Kriterien untergeordnet, beispielsweise Pünktlichkeit. Das kostet enorm viel Geld und geht nicht selten zu Lasten der Kundenzufriedenheit. Letztere wird durch ein hohes Maß an Sicherheit langfristig aber auch erhöht.
Die Akutmedizin lässt sich mit der zivilen Luftfahrt jedoch kaum vergleichen. Die Ursachen der Notfälle, mit denen Rettungsdienste hauptsächlich umzugehen haben, liegen außerhalb ihrer Einflussmöglichkeiten. Ihre wesentliche Aufgabe ist also nicht die Prävention, sondern die Therapie der Folgen bereits eingetretener Notfälle, und dabei müssen fast immer Risiken eingegangen werden.

Ein Beispiel: Gegen 18 Uhr kommt eine Patientin in die Notaufnahme und klagt über eine zunehmende Halsenge. Schnell stellt sich heraus, dass sie vermutlich auf Nüsse allergisch regiert hat und deswegen zunehmende Atemnot entwickelt. Der junge Internist muss nun entscheiden, wie er auf diese Situation reagiert. Entscheidet er sich für konservative Maßnahmen, kann die Schwellung weiter zunehmen und die Patientin ist letztendlich nicht mehr endotracheal intubierbar. Entschließt er sich zu einer sofortigen Intubation, können dabei zahlreiche Komplikationen auftreten. Kurzum: Die Situation kann sich zu einer Katastrophe entwickeln, egal wie sich der junge Assistenzarzt entscheidet. Keine seiner Optionen ist dabei frei von Risiken. Es geht also primär darum, unter Berücksichtigung der wahrscheinlichen Vor- und Nachteile eine verhältnismäßige Entscheidung zu treffen. Gleichzeitig muss er jederzeit in der Lage sein, die Situation zu reevaluieren und seine Entscheidung entsprechend anzupassen. Dies kann in letztendlicher Konsequenz sogar bedeuten, die getroffene Entscheidung zu revidieren und einen anderen Weg einzuschlagen. In dieser Hinsicht ist die Akutmedizin unter den Aspekten CRM und Human-Factors eher mit der militärischen Luftfahrt vergleichbar. Auch hier hat sich natürlich ein hoher Sicherheitsstandard entwickelt, allerdings sind die Crews von Militärflugzeugen viel häufiger mit vorbestehenden, externen Risiken konfrontiert, die sie gegeneinander abwägen müssen. Oder anders ausgedrückt: Das Missionsziel definiert das Risikoprofil. Der Alltag in westlichen Industrienationen ist in den vergangenen Jahrzehnten immer sicherer geworden. Inzwischen gibt es für alle erdenklichen Szenarien „Standard Operation Procedures" (SOP), Algorithmen, Gesetzesvorgaben und Regulierungen. Zuständigkeiten sind scheinbar klar geregelt, ein Qualitätsmanagement (QM) definiert für jeden Ablauf einen „Prozessverantwortlichen". Diese Strukturen vermitteln ein Gefühl absoluter Sicherheit, denn scheinbar ist jede Eventualität planbar oder zumindest mit einem durchdachten Konzept zu bewältigen.

Leider steckt das Leben voller Unwägbarkeiten und Gefahren, die uns erst dann bewusst werden, wenn es zu einem schweren Zwischenfall oder Unfall kommt. Unsere Welt ist nicht zuletzt auch durch zahlreiche Vorgaben und SOPs sehr komplex geworden, und die betriebswirtschaftlichen Aspekte unseres Handelns addieren die entsprechende Dynamik hinzu: Alles muss schneller und effizienter funktionieren, um am Ende noch mehr „wertschöpfen" zu können. Inmitten dieser ganzen Vorgaben und Regularien steht letztendlich der Mensch, der oft plötzlich und unerwartet mit einer Situation konfrontiert ist, die ihm eine Entscheidung abverlangt. Häufig entwickeln sich derartige Entscheidungen und Handlungen unter hohem Druck und unter Inkaufnahme von Risiken. Dabei ist es selten möglich, alle Optionen und Risiken objektiv zu evaluieren, bevor eine Entscheidung getroffen wird. Im schlimmsten Fall fällt eine Entscheidung sogar spontan, intuitiv, also emotional. Ob diese Entscheidung richtig oder falsch war, kann man meist erst rückblickend, also im Rahmen eines Debriefings feststellen. Leider haben wir den Eindruck, dass eine abschließende Analyse der zur Entscheidung führenden Faktoren kaum noch praktiziert wird.
Im Gegenteil: Die im Gesundheitssystem Arbeitenden haben zunehmend Angst, etwas „falsch" zu machen oder pragmatische Entscheidungen zu treffen. „Falsch" bedeutet in diesem Kontext allerdings der Verstoß gegen SOPs. Auch die Sorge, mitunter sogar Angst, eine Situation abseits bestehender SOPs lösen zu müssen, verursacht gerade in autoritären Hierarchien eine regelrechte Lähmung. (s. Kapitel 3.7.1, S. 29)

Grundlage eines Entscheidungsprozesses ist in aller Regel eine Priorisierung, gelegentlich eine Güterabwägung – und manchmal gehört auch eine Portion Mut dazu. Aber einen Schaden in Kauf zu nehmen, weil man sich nicht sicher war oder nicht zuständig fühlte, ist inakzeptabel. (Siehe dazu auch „Moralische Verantwortung" im Kapitel „Führen & Folgen".)
Besonders fatal wird es, wenn die betriebswirtschaftlichen Zielvorgaben eine höhere Priorität genießen als die Patientensicherheit.

Gerade in der Anästhesie lässt sich in den vergangenen Jahren beobachten, dass Sicherheitsebenen häufig zugunsten einer (oft nur virtuellen) Zeitersparnis vernachlässigt werden. In manchen Kliniken gilt also nicht mehr „Safety first", sondern „Zeiteffizienz first".

Der Handlungsimpuls

Um von einem wahrgenommenen Reiz zu einer Handlung zu gelangen, sind drei Zwischenschritte notwendig:
- die Bewertung der Wahrnehmung,
- ein daraus resultierender Entscheidungsprozess sowie
- der unmittelbare Handlungsimpuls.

Dieser Impuls ist entscheidend, um aktiv zu werden. Mit der Auslösung des Handlungsimpulses verlassen wir die Rolle des Beobachters, beenden die Analyse und greifen in das Geschehen ein. Fehlt der Handlungsimpuls, verbleiben wir in einer eher externen Position und lassen die Ereignisse an uns „vorbeiziehen". Im Extremfall kann dies bedeuten, vollkommen zu erstarren. Wenn wir unsere Komfortzone zu weit verlassen und/oder unsere kognitiven Ressourcen („grüne Kügelchen") unter eine kritische Grenze fallen, kommt es zur Entkopplung von Beobachtung und Handlung. Dieses Phänomen lässt sich häufig in Situationen beobachten, in denen Zivilcourage gefragt ist. Beispiel: In der Straßenbahn kommt es gegenüber einem dunkelhäutigen Menschen zunächst zu einer Diskriminierung, dann zu verbalen Attacken und schließlich zu einem tätlichen Angriff. Die Mitreisenden beobachten zunächst die Situation, analysieren (unbewusst) die Risiken und warten auf den Impuls, der zum Eingreifen notwendig ist. Dieser Impuls kann beispielsweise durch einen Angstschrei des Opfers ausgelöst werden. Gefährlich wird es immer dann, wenn dieser Handlungsimpuls und somit ein Eingreifen ausbleibt. Im Nachhinein ist den Beteiligten ihre eigene Passivität meist sehr unangenehm. Sie können sich nicht erklären, warum sie nicht eingeschritten sind.

Handlungsimpulse können unter anderem durch eine ungünstige Teamstruktur deaktiviert werden. Ein sehr steiler Autoritätsgradient führt am unteren Ende oft zu einem reduzierten Verantwortungsgefühl: Man fühlt sich „nicht zuständig", obwohl man wahrnimmt, dass die Situation einen falschen Verlauf nimmt. Also wartet man auf einen Impuls bzw. die Freigabe durch den Vorgesetzten und verbleibt so lange in der passiven Rolle des Beobachters (s. Kapitel 3.7.1, S. 29).

Güterabwägung und § 34 StGB

Die Güterabwägung ist eine Methode des Rechts und der Ethik. Sie kommt immer dort zur Anwendung, wo zwei oder mehr gleichrangige Güter nicht gleichzeitig verwirklicht werden können und somit eine Kollision vorliegt. Ein ganz klassischer Konflikt ist die Durchführung invasiver Maßnahmen zur Lebensrettung durch nicht-ärztliches Personal. Eng verbunden mit der Güterabwägung ist dabei immer die sogenannte „Verhältnismäßigkeit der Mittel". Grundsätzlich steht die Abwendung einer unmittelbar vitalen Gefährdung eines Patienten immer über einer (möglicherweise gegensätzlichen) Handlungsanweisung oder Gesetzeslage. Noch deutlicher formuliert es der Paragraph 34 des StGB (Rechtfertigender Notstand):

„Wer in einer gegenwärtigen, nicht anders abwendbaren Gefahr für Leben, Leib, Freiheit, Ehre, Eigentum oder ein anderes Rechtsgut eine Tat begeht, um die Gefahr von sich oder einem anderen abzuwenden, handelt nicht rechtswidrig, wenn bei Abwägung der widerstreitenden Interessen, namentlich der betroffenen Rechtsgüter und des Grades der ihnen drohenden Gefahren, das geschützte Interesse das beeinträchtigte wesentlich überwiegt. Dies gilt jedoch nur, soweit die Tat ein angemessenes Mittel ist, die Gefahr abzuwenden."

Ein typisches Beispiel aus der präklinischen Praxis ist die Türöffnung durch den Rettungsdienst. Einerseits begehen die Kolleginnen und Kollegen einen Einbruch, oft auch mit Sachbeschädigung. Andererseits handeln sie im mutmaßlichen Patientenwillen, da dieser vielleicht gar nicht mehr in der Lage ist, selbstständig die Tür zu öffnen, z. B. bei einer Unterzuckerung oder infolge eines Schlaganfalles.

Diskutieren Sie:
Im Oktober 2015 kommt es zu einer Transportverweigerung durch eine Rettungswagen-Besatzung. Diese hatte sich – unter Hinweis auf ein mögliches Übernahmeverschulden – geweigert, einen Intensivpatienten in ihrem Rettungswagen zu transportieren. Das Problem: Der Inten sivpatient lag auf der Trage eines Intensivtransporthubschraubers (ITH) und diese wiederum ließ sich nicht ausreichend unfallsicher auf der Trage des Rettungswagens fixieren. Die Notärztin des ITH verweigerte eine Umlagerung mit Verweis auf den kritischen Zustand des Patienten, der Fahrzeugführer des RTW wiederum verweigerte den Transport aufgrund der potenziellen Unfallgefahr. Diskutieren Sie mit Kolleginnen und Kollegen, welche Faktoren hier eine Rolle gespielt haben könnten. Zu welcher Lösung kommt man unter Berücksichtigung der Güterabwägung oder des § 34 StGB? Gibt es alternative Lösungswege?

5.2 Anatomie der kritischen Situation

Kritische Situationen laufen nahezu immer nach einem identischen Muster ab:
Die **Initialphase** ist durch ein Missverhältnis von Dynamik, Komplexität und Information geprägt. Mit unserem Eintreffen haben wir einen oft nur geringen Informationsstand. Ein Einsatzstichwort auf dem Funkempfänger, ein knappes Telefonat, schlimmstenfalls sogar überhaupt keine Informationen. Gleichzeitig ist die Situation von einer hohen Dynamik und Komplexität geprägt: Menschen laufen durcheinander, optische und akustische Reize überfluten die Szene. Für die Teammitglieder besteht nun die Gefahr, von der noch ungezielten Dynamik erfasst zu werden und in einer kreisenden Erregung ihre Handlungsstabilität zu verlieren. Oder um im Ressourcen-Modell nach Richter zu sprechen: Die grünen Kügelchen werden in kürzester Zeit verbraucht. Das Risiko, jetzt in unser archaisches Kampf- oder Fluchtmuster zu verfallen und emotionale Impulshandlungen zu begehen, ist sehr hoch! In der Initialphase kritischer Situationen muss gelten: Mehr Information, weniger Dynamik!

In der **Orientierungsphase** versuchen wir, aus der Vielzahl an Eindrücken ein stimmiges Bild zu entwickeln. Um handlungsfähig zu bleiben, ist es wichtig, dass dieses Bild plausibel ist. Nur so können wir auf gespeicherte Reaktionsmuster zurückgreifen und aktiv werden. Erste – meist heuristische – Entscheidungen werden getroffen. Die Gefahr lauert in der nach wie vor hohen Dynamik. Wir lassen uns nämlich allzu leicht von der Ablaufgeschwindigkeit der Ereignisse beeindrucken und werden daher leicht zum Opfer unserer Emotionen. Statt alle Verletzten einer großen Unfallstelle zu sichten, lassen wir uns von einem Polizisten zu einem Patienten mit einer harmlosen Knieverletzung abziehen.

Wenn wir die ersten Minuten der Orientierung überstanden haben, beginnt die **Kontrollphase**. Wir haben nun genügend Informationen, um die Situation beeinflussen zu können. Die Geschwindigkeit der Ereignisse nimmt in dieser Phase deutlich ab und wir verfügen zunehmend über freie Ressourcen. Dadurch kommunizieren wir besser und sind in der Lage, Alternativen zu entwickeln.

Hat sich eine kritische Situation entspannt, haben wir die **Stabilisierungsphase** erreicht. Die Dynamik ist weitgehend verschwunden, die Lage dafür überschaubar und vorhersehbar. Alle Teammitglieder verfügen über ein Maximum an Informationen. Re-Evaluation und Antizipation sind problemlos möglich.

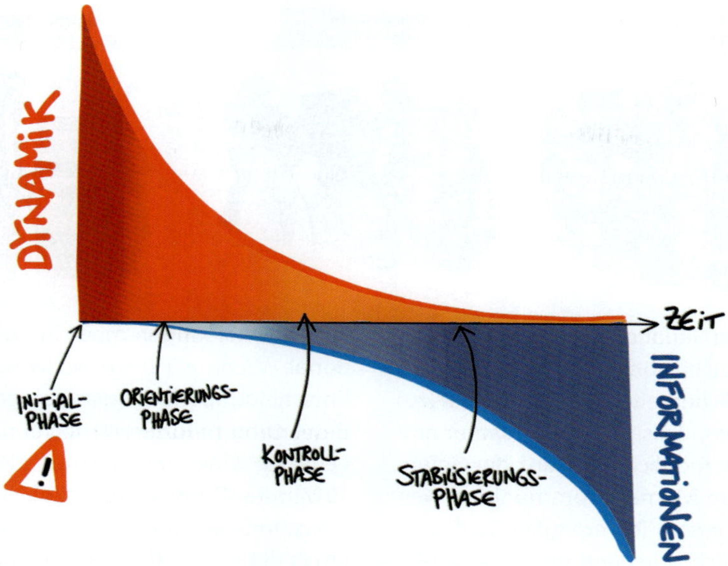

Beispiel Schockraum

Das Traumazentrum erhält um 15 Uhr von der Rettungsleitstelle die Information, dass in 10 Minuten ein Rettungshubschrauber mit einer schwerverletzten Person nach Verkehrsunfall landen wird. Der Patient ist intubiert und beatmet. Das Schockraumteam wird alarmiert und bereitet sich auf die Versorgung eines Polytraumas vor.

Um 15:15 Uhr trifft der Patient im Schockraum des Traumazentrums ein. Die Initialphase beginnt, optische und akustische Reize überfordern die Aufnahmekapazitäten des Schockraumteams deutlich. Nach Übergabe und Rückzug des Rettungsdienstes beginnt um 15:20 Uhr die Orientierungsphase. Diagnostische Maßnahmen verbessern die Informationsqualität, aber der Patient ist weiterhin kritisch. Erste Therapiemaßnahmen beginnen. Beim Verdacht auf schwere innere Blutungen will der chirurgische Oberarzt sofort in den OP. Diese Entscheidung ist hochemotional und mögliche Alternativen werden ausgeblendet. Es ist inzwischen 15:30 Uhr. In der Kontrollphase machen sich erste Therapieerfolge bemerkbar. Der Patient hat unter der Volumentherapie einen ausreichenden Blutdruck, die Beatmung ist unauffällig und der Hb stabil. Nach kurzer Absprache innerhalb des Teams wird nun entschieden, zunächst ein Ganzkörper-CT (Traumaspirale) durchzuführen. Hier beginnt die Stabilisierungsphase um 15:40 Uhr. Der Patient ist weniger kritisch als initial angenommen, und die CT-Diagnostik führt zu zahlreichen Informationen. Die Gesamtsituation hat sich deutlich beruhigt und der Patient wird im weiteren Verlauf in den OP gefahren.

Natürlich gibt es auch andere Verlaufsformen kritischer Situationen. Auch wenn die Lage zunächst völlig harmlos erscheint, kann sich eine Dynamik im weiteren Therapieverlauf entwickeln. Wir sprechen dann von einer verzögerten Dynamik. Hier besteht die Gefahr, dass die Verlaufsentwicklung unterschiedlich wahrgenommen wird und Teile des Teams gar nicht bemerken, dass die Dynamik zunimmt. Auch bereits ermittelte Informationen können wieder verworfen werden oder verloren gehen.

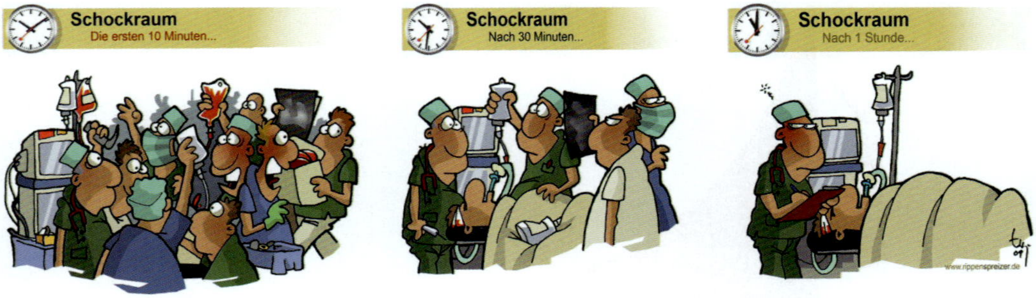

Gerade in solchen Situationen kann die Kompetenz- oder Kontrollillusion dazu führen, dass wir uns in falscher Sicherheit wähnen und erst (zu) spät wahrnehmen, dass uns die Situation entgleitet. Daher gilt: mögliche Risiken oder Gefahren sollten in dem Moment kommuniziert werden, in dem sie einem Teammitglied auffallen. Es besteht nämlich durchaus die Möglichkeit, dass der Teamleader die Situation unvollständig oder sogar falsch wahrgenommen hat. Überautorität oder blindes Vertrauen in den Teamleader kann hier gefährliche Folgen haben!

5.3 Problem Solving Strategies (PSS)

Kritische Situationen treten in der Regel in Kombination mit Problemen auf. Das kann ein schwieriger Venenstatus oder eine allergische Reaktion sein, ein laut schreiendes Kind nach Verbrühung oder eine eingeklemmte Person in einem brennenden Fahrzeug. Die Herausforderung besteht darin, diese Probleme nicht nur schnellstmöglich, sondern auch so effektiv wie möglich zu lösen, um Folgeschäden abzuwenden. Basierend auf unserer Ersteinschätzung (also relativ wenig Informationen) und unserer Vorerfahrung (individuell sehr unterschiedlich) muss die getroffene Entscheidung sinnvoll sein. Immerhin ist sie der erste Schritt zur Problemlösung.

5.4 10 Sekunden für 10 Minuten

Anhand zahlreicher Beispiele haben wir versucht zu verdeutlichen, dass wir in kritischen Situationen dazu neigen, Dinge schnell statt gründlich zu entscheiden. Dabei sind die schnellen Entscheidungen meist impulsiv, d. h. emotional. Wenn wir die Geschwindigkeit unserer Entscheidungen zugunsten einer gründlicheren Bewertung reduzieren möchten, brauchen wir Leitsätze. Einer davon lautet: „10 Sekunden für 10 Minuten!" Im Kern empfiehlt diese Regel, lieber zehn Sekunden zu überlegen als zehn Minuten in die falsche Richtung zu laufen. Es ist eine Strategie der Entschleunigung mit dem Ziel, die Dynamik der Situation zu unterbrechen. Das gibt uns Zeit, die Ereignisse von verschiedenen Seiten zu betrachten und Alternativen zu entwickeln. Murphy hat das sehr treffend formuliert: „If things go wrong – don't go with them!". Im Prinzip ist das Time-Out dem „10-für-10" sehr ähnlich. Es geht in beiden Fällen darum, einem strukturierten Entscheidungsprozess die Zeit zu geben, die er benötigt.

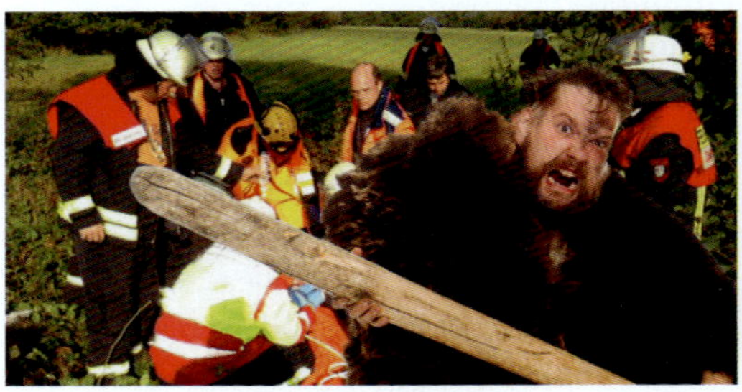

5.5 Vom langsamen und schnellen Denken

Wenn es darum geht, Entscheidungen zu treffen, haben wir mehrere Möglichkeiten. Diese möchten wir im Folgenden kurz vorstellen: Da wäre – wie bereits an einigen Stellen erwähnt – der **impulsive/intuitive Ansatz**. Unsere Standardvariante, wenn wir einem hohen Entscheidungsdruck ausgesetzt sind (z. B. ein Säugling, der nach Aspiration eines Kleinteils die Atemwege vollständig verlegt hat). Die wesentlichsten Antriebskräfte dieser Impulsentscheidungen sind meist archaischer Natur: Angst oder Verdrängung, aber auch Kampfeswille (siehe „Stress/Stressverhalten"). In der Steinzeit mag diese Form der Entscheidungsfindung aufgrund ihrer Schnelligkeit vorteilhaft gewesen sein. Auch die Panik als Steigerungsform der natürlichen Angstreaktion ist uns sicherlich bekannt. Verdrängung geschieht immer dann, wenn wir einer Situation entkommen wollen und erst mal etwas völlig Unnötiges machen („Ich hol schon mal die Trage" in der Sichtungsphase einer Großschadenslage). Die Kampfreaktion äußert sich oft in aggressiven Manövern oder übertriebenen Therapiemaßnahmen („Der Patient muss sofort in den OP!"). Bitte bedenkt: Hektik und Eile sind zwei sehr unterschiedliche Dinge. Während Hektik eine ungezielte Dynamik verursacht, ist Eile meist noch beherrschbar und zielgerichtet. Dies wird gerade bei der praktischen Umsetzung innerklinischer Prozessanweisungen verwechselt.

Ebenfalls tief in unseren basalen Hirnstrukturen verankert ist der **heuristische Ansatz**. Dabei werden situative Eindrücke blitzschnell mit ähnlichen Mustern in unserer Erinnerung abgeglichen. Daraus wird eine Entscheidung abgeleitet, die vor allem sehr schnell verfügbar ist. Diese Form der Entscheidung kommt vor allem dann zum Einsatz, wenn wir nicht innerhalb von wenigen Sekunden reagieren müssen, aber auch nicht allzu viel Zeit dafür haben (z. B. bei einer schwierige Venenpunktion). Man kann sich das wie eine Art „mentale Schublade" vorstellen, in der wir im Laufe der Jahre fein säuberlich das Know-how und die Techniken zur Bewältigung von Standardproblemen verstaut haben. So gibt es beispielsweise eine „Trauma-Schublade", eine Schublade für den schwierigen Atemweg oder eine „Herzinfarkt-Schublade". Dummerweise fällt es uns sehr schwer, in mehreren Schubladen gleichzeitig zu suchen. Wenn wir uns also bereits aus der „Asthma-Schublade" bedienen, ist es schwierig, auch noch die Schublade zur Diagnostik und Bewältigung eines kardialen Lungenödems aufzumachen. Daher fällt es uns schwer, mitten im Therapieverlauf zu erkennen, dass wir offenbar in der falschen Schublade (z. B. Unterzuckerung) nachgesehen hatten. Diese wieder zu schließen und stattdessen eine andere Schublade (z. B.

Entscheidungsqualität

Eine Frage der Zeit

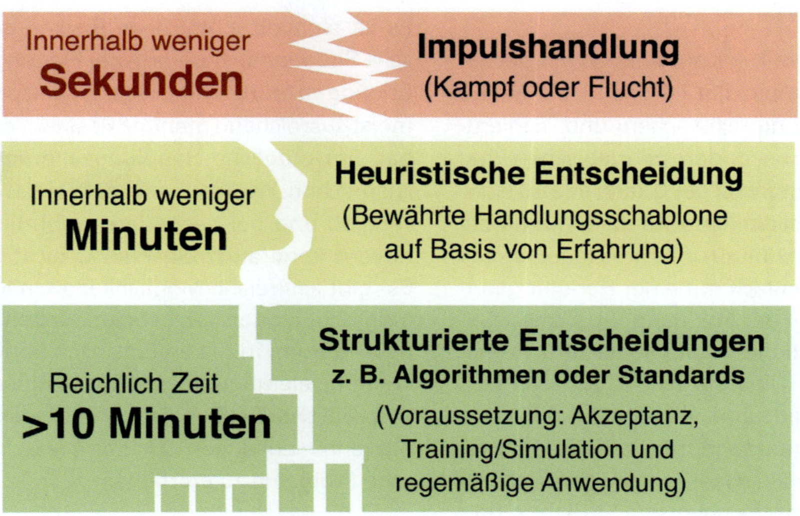

Schlaganfall) zu öffnen, gibt uns das Gefühl von Unsicherheit bis hin zur Hilflosigkeit: Unser Kompetenzgefühl gerät ins Wanken!

Eine dritte Variante ist der **algorithmusbasierte Entscheidungsprozess**. Hier findet eine gründliche Abwägung aller Vor- und Nachteile statt. Ähnlich einem Computer betrachten wir das Problem rational und von allen Seiten. Am Ende entwickeln wir daraus eine optimale Lösung. Diese Form der Entscheidungsfindung erfordert natürlich neben reichlich mentalen Ressourcen auch vergleichsweise viel Zeit. Im Rahmen einer klinischen Visite kommt dieser Entscheidungsprozess allerdings häufig zur Anwendung, da es in der Regel keinen großen Zeitdruck gibt. Idealerweise gelingt es, algorithmusbasierte Entscheidungsmuster als Handlungsschablone kognitiv zu verankern; also quasi in die entsprechende Schublade zu stecken. Dazu ist allerdings weit mehr nötig, als nur einen Algorithmus auf Hochglanzkarten oder Poster zu veröffentlichen. Ohne eine fundamentale Akzeptanz, dem intensiven Training und einer kontinuierlichen Wiederholung wird ein Algorithmus immer nur eine Modelllösung bleiben und in der Praxis kaum oder nur in Bruchstücken zur Anwendung kommen (Siehe dazu auch s. Kapitel 5.9, S. 50).

5.6 Time-Out

Eine hohe Dynamik in Kombination mit der zunehmender Komplexität ist das ideale Milieu für Wahrnehmungsschwächen und Fehlentscheidungen. In besonders neuralgischen Phasen der Patientenversorgung kann es also sinnvoll sein, sowohl die herrschende Dynamik als auch die Komplexität zu unterbrechen. Ersteres gelingt relativ einfach mit einer Handlungsunterbrechung. Mit der Ankündigung „Time-Out" unterbrechen alle Teammitglieder ihre aktuellen Tätigkeiten (Dies gilt NICHT für Teammitglieder, die gerade eine vitale Maßnahme wie eine Herzdruckmassage oder eine Beatmung durchführen!). Die Handlungsunterbrechung wird genutzt, um eine bewusste Strukturierung der Abläufe und der weiteren Handlungsschritte vorzunehmen. Das Time-Out dient somit als wichtige Sicherheitsebene, z. B. vor Hautschnitt im OP. Idealerweise in Kombination mit einer Checkliste, kann so gemeinsam vor Beginn einer Operation die Identität des Patienten, der Abgleich des geplanten Eingriffs bzw. Seite des Eingriffs überprüft werden. Die WHO empfiehlt bereits seit 2009 die Anwendung eines präoperativen Team-Time-Out unter Nutzung einer Checkliste. Studien zeigen, dass sich die intraoperative Sterblichkeit dadurch um bis zu 50 % reduzieren lässt! *(Haynes, Weiser, Barry et al. 2009 „A surgical safety checklist to reduce morbidity and mortality in a global population" NEJOM 360 S.491-499).* Das Time-Out ist aber auch außerhalb des OP ein sinnvolles Hilfsmittel, um die Handlungsstabilität im Team aufrecht zu erhalten. So kann mit dem Ausruf „Time-Out" eine Reevaluation eingeleitet oder ein kurzes Meinungsvotum vor invasiven bzw. vitalen Maßnahmen eingeholt werden. Wichtig ist, dass alle Teammitglieder am Time-Out teilnehmen, um damit aktiv das zugrunde liegende Sicherheitsprinzip umzusetzen. Ein Time-Out lässt sich übrigens hervorragend in der Simulation trainieren (siehe „Checklisten").

5.7 Den „Worst case" gedanklich vorbereiten

Es ist sinnvoll, potenzielle Risiken oder kritische Situationen bereits in der Planung oder im Briefing zu erörtern. In dieser Einsatzphase sind meist ausreichend mentale Ressourcen verfügbar, um mögliche Handlungsalternativen abzusprechen. Wir legen uns also einen „Plan B" zurecht, und bei besonders gefährlichen Manövern kann auch ein Plan C nicht schaden. Es gibt zahlreiche Möglichkeiten, neue Handlungsschablonen herzustellen. Neben der eigene Erfahrung in realen Einsätzen können auch Trainingselemente wie die Simulation oder das theoretische Fallbeispiel genutzt werden, um präventiv Lösungen für komplexe medizinische Probleme zu erarbeiten.

Praxis-Tipp
Stellt euch bei der nächsten Autobahnfahrt vor, wie ihr euch im Falle eines schweren Verkehrsunfalls als Ersthelfer verhalten würdet. Auch für Mitarbeiter des Rettungsdienstes ist die Gefahr groß, impulsiv zu handeln – und dabei z. B. die Absicherung der Unfallstelle zu vergessen (Das Warndreieck ist im üblichen Handlungsablauf gar nicht vorhanden).
Was wäre unsere Strategie bei einem Säugling, dem ein verschluckter Legostein die Atemwege unterhalb der Epiglottis versperrt? Impulshandlungen sind hier kaum hilfreich, und schon die theoretische Beschäftigung mit derartigen Situationen kann sich im Ernstfall als brauchbare Handlungsschablone erweisen (siehe auch „Simulationstraining").

Infobox

F-O-R-D-E-C: Diese Abkürzung steht für eine mentale Stütze, die in der Luftfahrt und beim Militär Verwendung findet (siehe „mentaler Spike"). Sie beschreibt kurz und prägnant den rationalen Entscheidungsweg. Dadurch erinnern wir uns auch unter hohem Stress, dass es Handlungsalternativen gibt!

- **F**acts (Fakten) – Welche Fakten/Informationen liegen vor?
- **O**ptions (Optionen) – Welche Alternativen stehen zur Verfügung?
- **R**isks (Risiken) – Vernünftige Risikoeinschätzung. Welche Vor- und Nachteile hat jede Alternative?
- **D**ecision (Entscheidung) – Nun kann eine bestmögliche Entscheidung getroffen werden.
- **E**xecution (Durchführung) – Die Entscheidung wird kommuniziert/durchgeführt.
- **C**heck (Kontrolle) – Wurde die Entscheidung durchgeführt und wie ist das Ergebnis? Re-Evaluation.

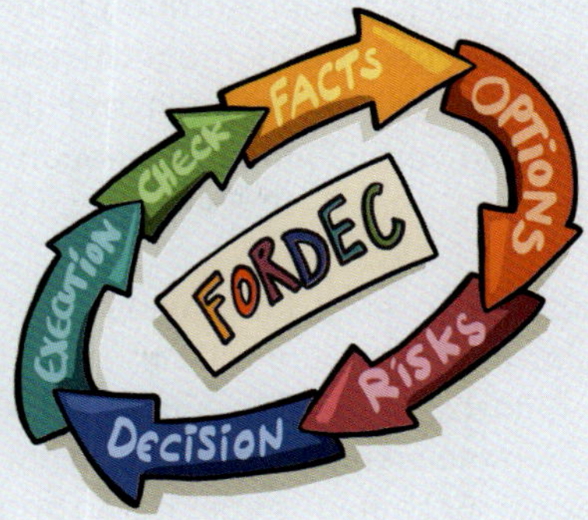

Beispiel Heroin-Intoxikation
Ein Notarzt und ein Rettungswagen werden zu einer bewusstlosen Person hinter dem Bahnhof gerufen. Bei Eintreffen findet das Team einen ca. 30-jährigen Mann und ein Fixerbesteck vor. Der Patient ist tief bewusstlos und atmet weniger als fünf Mal pro Minute. Die Pupillen sind sehr eng. Fakten: bewusstlos, Bradypnoe/Zyanose, Fixerbesteck = vermutlich Heroinintoxikation. Das Rettungsteam hat nun verschiedene Möglichkeiten zur Auswahl: Eine Maskenbeatmung ist schnell und effektiv, führt aber eventuell zu Erbrechen und Aspiration. Die Intubation sichert die Atemwege, ist aber sehr invasiv und vielleicht gar nicht nötig. Eine Antagonisierung mit Naloxon wird die Atemdepression beheben, andererseits aber zur Eskalation der Situation beitragen, da der Patient mit 1,95 m und ca. 120 kg alles andere als friedlich aussieht (Optionen und Risiken). Der Notarzt entschließt sich zu einer assistierten Maskenbeatmung, da sich anamnestisch keine Hinweise auf einen vollen Magen ergeben (Decision/Entscheidung). Die Maskenbeatmung wird unter Zufuhr von Sauerstoff solange durchgeführt, bis der Patient wieder über eine ausreichende Spontanatmung verfügt (Execution/Durchführung). Im Verlauf steigt die Sauerstoffsättigung über 97 % und der Patient wird deutlich wacher (Check/Kontrolle).

Wäre unter der Maskenbeatmung keine ausreichende Oxygenierung möglich gewesen, wäre das Team wieder bei Position F (Fakten) und hätte die verbleibenden Optionen erwägen müssen ...

Wir müssen unseren Entscheidungsprozess gar nicht umstrukturieren. Denn beim Lesen dieses Einsatzablaufs fällt auf, dass wir bereits in den meisten Fällen nach diesem Muster handeln. Er kann uns aber daran erinnern, dass wir auch in zeitkritischen Situationen nicht Risiken und mögliche Alternativen aus den Augen verlieren sollten.

5.8 Leitlinien, Algorithmen und SOPs

Eine weitere Hilfe bieten Leitlinien, Algorithmen und Standard Operating Procedures (SOPs). Wichtig beim Einsatz vorgefertigter Musterlösungen und Handlungsalgorithmen ist die schnelle Verfügbarkeit – als laminierte Karte in der Hosentasche oder in Form eines kleinen Handbuchs. Auch die Nutzung einer App auf dem Smartphone kann hier eine sinnvolle Ergänzung sein.

Andererseits müssen Checklisten nicht in allen Fällen schriftlich vorliegen. Die sogenannte „mentale Checkliste“ kann im Rahmen einer heuristischen Entscheidung zur Handlungsschablone werden, sofern sie zuvor intensiv erlernt und ihre Ausführung trainiert wurde. Das ist bei der Anwendung der ERC-Richtlinien zur kardiopulmonalen Reanimation ebenso gängige Praxis wie bei der strukturierten Traumaversorgung, beispielsweise dem ITLS®. Daraus lassen sich drei wichtige Dinge ableiten:

1. Algorithmen und Checklisten müssen vom Anwender in Sinn und Zweck verstanden sein. Ohne Akzeptanz entsteht keine ausreichende Motivation, Checklisten anzuwenden oder Handlungsabläufe zu trainieren.
2. Algorithmen und Checklisten müssen intensiv und regelmäßig trainiert werden. Nur so wird aus einem theoretischen Konzept ein Handlungsschema, dass auch bei stark reduzierten mentalen Ressourcen schnell und sicher abrufbar ist.
3. Algorithmen und Checklisten müssen zum festen Bestandteil der alltäglichen Handlungsroutine werden. Durch ständige Anwendung verfestigt sich so ein guter Handlungsablauf.

Wenig zielführend hingegen ist die exponentielle Entwicklung zum Teil riesiger SOP-Sammlungen und Dienstanweisungen. Es ist ein Irrglaube, anzunehmen, dass bereits die Existenz einer SOP in irgendeinem Ordner oder Intranet dazu führt, dass Mitarbeiter diese SOP entsprechend umsetzen. Oftmals sind diese Anweisungen gar nicht bekannt oder haben aufgrund ihrer praxisfernen Inhalte keinerlei Akzeptanz im Team. SOPs und Algorithmen ersetzen weder Ausbildung noch selbstständiges Denken. Sie müssen im Alltag umsetzbar und prozessfördernd und in ihrer Funktion für die Mitarbeiter plausibel sein. Nur so entstehen die Akzeptanz und die Umsetzung von SOPs.

5.9 Checklisten

Eine Checkliste kann sowohl im Routinebetrieb als auch in ungewöhnlichen oder zeitkritischen Situationen eine einfache und strukturierte Hilfestellung bieten. Gerade in komplexen, unübersichtlichen oder dynamischen Arbeitsbereichen kommt die menschliche Wahrnehmung und Leistungsfähigkeit schnell an ihre Grenzen. Diese kognitiven Schwächen, die durch Stress, aber auch in Routine entstehen, können mit Hilfe einer Checkliste durch klare Anweisungen kompensiert werden. Während Stress häufig zu emotionalen Bauchentscheidungen führt, droht im Routineablauf eher die Bagatellisierung und der Disziplinverlust. Beide menschlichen Schwächen sind durch Checklisten reduzierbar. Ein weiteres Problem ist das menschliche Risikobewusstsein. Risiken und Prioritäten werden außerhalb unserer Leistungsgrenzen nicht mehr objektiv wahrgenommen, und eine vorausschauende Planung (Antizipation) ist kaum noch möglich. Hier hilft uns die Checkliste, in dem sie Aspekte berücksichtigt, die außerhalb unserer Wahrnehmung liegen. Neben strukturierten Handlungsanweisungen beinhalten Checklisten oft auch Arbeitsschritte, die zur Problemerkennung und Problemlösung beitragen können (siehe auch „Time-Out").

Checklisten haben eine lange Tradition: Erstmals effektiv eingesetzt wurden sie in den dreißiger Jahren von den Piloten, die sich die einzelnen Arbeitsschritte der damals neuen (und komplizierten) Flugzeugtypen aufschrieben, um keinen wichtigen Teil zu vergessen.

Inzwischen sind Checklisten in der Luftfahrt fester Bestandteil des Alltags. Vor Standard-Flugmanövern wie Start und Landung ebenso wie bei Zwischenfällen helfen sie sicherzustellen, dass alle Einstellungen korrekt sind und nichts vergessen wurde. Durch ihre konsequente Anwendung hat sich die Flugsicherheit signifikant erhöht. Das heißt auch, dass der Entwicklung von Checklisten oftmals tragische Fehler vorausgingen. Durch eine umfassende Analyse jedes Zwischenfalls trug dieser dann zur weiteren Verbesserung bei. Anders gesagt: Die meisten Checklisten sind mit Blut geschrieben. Ein Grund mehr, sie konsequent zu nutzen.

Wir unterscheiden drei Arten von Checklisten:

Checklisten zur Material- und Gerätekontrolle (Prüfliste)

Diese Art der Checkliste ist im Rettungsdienst bereits seit vielen Jahren wohlbekannt. Die Notfallkoffer, heute zunehmend in Form von Rucksäcken, wurden anhand einer Bestückungsliste auf Vollständigkeit überprüft. Ähnliches hat sich in der Klinik für die Überprüfung von Geräten wie beispielsweise den Narkosekreisteilen etabliert. Oftmals sind solche Checklisten bereits in der Geräte-EDV verankert und unterstützen den Anwender bei der Durchführung dieser Funktionskontrolle. Wenn man die Idee einer Checkliste konsequent weiterdenkt, wird man die bisherigen Anwendungsbereiche zwangsläufig ausdehnen müssen. So macht es beispielsweise Sinn, die unmittelbare Vorbereitung kritischer Maßnahmen ebenfalls mit Hilfe einer Checkliste umzusetzen. Die Durchführung einer präklinischen Intubation oder einer Säuglingsnarkose rechtfertigt sicherlich eine strukturierte Vorbereitung und kann somit als gutes Beispiel für entsprechende Checklisten dienen. Hier gelten die 5 Ps: Proper Preparation Prevents Poor Performance.

Checklisten zur Umsetzung von Behandlungs-Leitlinien/SOPs/Algorithmen

Ende der 1990er Jahre haben in der Patientenversorgung Begriffe wie „Algorithmen" oder „SOP's" Einzug gehalten. Dahinter verbergen sich strukturierte Handlungsempfehlungen in der (notfall)medizinischen Therapie. Zahlreiche dieser Algorithmen oder Leitlinien lassen sich in Checklisten übersetzen, so z. B. die Maßnahmen zur Diagnostik und Therapie der akuten Sepsis anhand der Bundle-Leitlinien. Auch der ABCDE-Ablauf im Rahmen der strukturierten Traumaversorgung ist im Prinzip nichts anderes als eine Checkliste. Natürlich ist nicht für jede Eventualität eine Checkliste sinnvoll; dennoch ist es nur konsequent, die zunehmenden Behandlungsalgorithmen durch einfache Checklisten zu ergänzen.

Checklisten für Notverfahren (kritische Situationen wie Airway/massive Blutung o. ä.)

Der Spruch „Hours of boredom, minutes of thrill, seconds of terror" beschreibt das anästhesiologische Fachgebiet (und zunehmend auch den Rettungsdienst) ganz gut. Leider bereiten wir uns auf diese „seconds of terror" nicht immer ausreichend vor, sondern verlassen uns allzu oft auf unsere Erfahrung. Diese Strategie scheitert spätestens dann, wenn zum Zeitpunkt der lebensbedrohlichen Situation ein junger und unerfahrener Kollege Dienst hat. In solchen Momenten bietet die „Checkliste für Notverfahren" mit nur wenigen, kurzen und dafür umso präziseren Anweisungen wahrscheinlich eine wichtige Hilfestellung. So kann sich jedes Teammitglied Punkt für Punkt durch die kritische Situation arbeiten, ohne wesentliche Aspekte zu vergessen. Der erste Punkt auf jeder Notfall-Checkliste sollte beispielsweise immer lauten: Hol Dir Hilfe!

Zusammengefasst erfüllt die Checkliste also fünf wichtige Funktionen:
- Checklisten stellen sicher, dass das zwingend Notwendige getan wird.
- Checklisten kompensieren kognitive Schwächen des Anwenders.
- Checklisten erziehen zur Disziplin.
- Checklisten reduzieren Fehler.
- Checklisten sparen Zeit, Energie und Geld.

Ergänzung: Dabei darf eine Checkliste nicht zu komplex oder umfangreich sein. Niemand hat im heutigen Gesundheitswesen die Zeit, eine dreiseitige Checkliste zur Dekubitus-Prophylaxe abzuarbeiten. Und wir dürfen natürlich auch nicht vergessen, dass Checklisten oftmals in kritischen Situationen zur Anwendung kommen. Wir empfehlen daher, Checklisten auf maximal 10 Punkte zu beschränken, Checklisten für Notverfahren sollten sogar nur 6-8 Punkte beinhalten. (Notverfahren: Kritischer Atemweg, kritische Blutung, z. B. die atone Uterusblutung oder Ersteintreffend beim Massenanfall von Verletzten).

5.10 Teamtraining / Simulationstraining

Im Gegensatz zu medizinischen Arbeitsbereichen ist die regelmäßige Simulation normaler, außergewöhnlicher und kritischer Notverfahren in der Luftfahrt eine unerlässliche Voraussetzung, um die sogenannte Befähigungsprüfung zu bestehen (siehe JAR-OPS 3.965 b)1.(i) – Wiederkehrende Schulung und Überprüfung). Dabei bieten sich sowohl für Rettungsdienste als auch Kliniken derartige Trainingsverfahren ebenso sehr an: Medizinisch außergewöhnliche Situationen oder Notverfahren (z. B. Not-Koniotomie oder Perikardpunktion) können realitätsnah simuliert werden. Dadurch füllen sich eure „kritischen Schubladen" mit brauchbaren Handlungsschablonen.

Im Simulationstraining liegt der Fokus nicht nur auf dem medizinischen Fachwissen und den handwerklichen Skills, sondern auch auf der Interaktion der Teammitglieder. Kommunikation, Führungsverhalten, situative Wahrnehmung, Entscheidungsprozesse oder das Risiko- und Fehlermanagement können auf Basis einer Videoanalyse ausgewertet werden. In einem anschließenden Debriefing bekommen alle Teilnehmer eine objektive Rückmeldung. Jeder, der bereits an einem solchen Training teilgenommen hat, wird bestätigen, dass die Lernkurve auch bei langjähriger Berufserfahrung noch deutlich ansteigen kann.

Natürlich muss dafür eine grundsätzliche Bereitschaft zur Fremdkritik gegeben sein. Die Videoaufzeichnung und anschließende Analyse der Maßnahmen kann persönliche Schwächen oder ein Fehlverhalten aufzeigen. Dass dies nicht immer angenehm ist, kann sich wohl jeder vorstellen. Hier ist der Simulationstrainer gefordert, jeden Teilnehmer angemessen in eine Simulation hineinzuführen und ihn im Anschluss auch vorwurfsfrei aus der Simulation zu entlassen. Simulationstraining soll ganz bewusst in Grenzbereiche unserer Komfortzone führen und einen langfristigen Prozess der Selbstreflexion einleiten. Allen Beteiligten muss klar sein: Ein Fehler in der Simulation ist immer eine Chance, wohingegen ein Fehler im echten Leben schnell zur Katastrophe werden kann! Am Ende dieses Skripts findest du den „Simulations-Guide" mit mehr Informationen zu diesem Thema.

Praxis-Tipp
Warum trainieren wir die Reanimation eines Säuglings nicht im Rettungswagen? Alternativ könnten wir ein Polytrauma am Fuße einer engen Kellertreppe versorgen oder den Asthmaanfall auf einem Baugerüst. Die Kliniken könnten die regelmäßigen Reanimationskurse vom Seminarraum in die Radiologie verlegen, denn auf einer CT-Liege reanimiert es sich an-

ders als auf dem Fußboden eines Ausbildungsraums. Warum schicken wir das Team der Notaufnahme nicht zu einer aus dem Fenster gestürzten Person vor die Notaufnahme? All diese Szenarien sind wesentlich näher an der Realität als es uns lieb ist. Auf dem Fußboden eines Seminarraums hingegen müssen wir in den seltensten Fällen echte Notfälle versorgen ...

Wir halten das praktische Training zur Verbesserung menschlicher Leistung für essenziell. Simulationstraining ist daher eine von sechs Elementen unserer FM-ToolBox auf Seite 100.

6 Stress & Performance

„Intelligenz ist nur das Potenzial, Leistung hingegen ist real“

Seit den Anfängen der Menschheitsgeschichte ist Stress ein physiologischer Zustand, den wir als unangenehm empfinden und nach Möglichkeit vermeiden wollen. Auf der Jagd nach dem Mammut oder während der Flucht vor dem Säbelzahntiger ist es zwar hilfreich, wenn die dafür wichtigen Körperfunktionen bis zum Anschlag hochgefahren werden. Im Grunde würden wir aber viel lieber im „Verdauungsmodus“ vor unserer Höhle liegen. Neben der Flucht im engeren Sinne verfügen wir deshalb über ein umfangreiches Repertoire an Vermeidungsstrategien, um uns kritischen Situationen zu entziehen. Anstatt buchstäblich wegzurennen, greifen wir beispielsweise zum Narkose- oder Notarztprotokoll. Wie sehr unsere kognitiven Fähigkeiten unter der unmittelbaren Einwirkung von Stress leiden, wird wohl jeder schon selbst erlebt haben. Dabei bräuchten wir gerade zur Bewältigung kritischer Ereignisse sowohl unsere physischen als auch unsere mentalen Ressourcen. Zusammengenommen bezeichnen wir den Umfang, in dem wir sie in einem bestimmten Moment abrufen können, als Performance und definieren diese als Maßstab unserer Handlungsqualität. Performance ist also nicht dasselbe wie Fachkompetenz (sie

Menschliche Grenzen

...von grünen Kügelchen

Modell der "Kognitiven Ressourcen" nach A. Richter

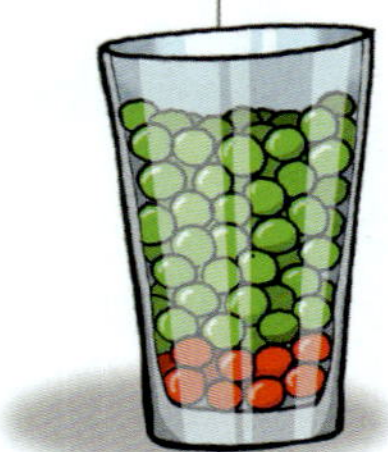

Freie (kognitive) **Ressourcen:**
- Hohe Konzentration, Multitasking
- Optimale Wahrnehmung
- Objektives Risikobewusstsein
- Rationale Entscheidungen

Blockierte Ressourcen:
- Physische Belastungen (z. B. Hunger, Schmerzen)
- Psychische Belastungen (z. B. Stress, Angst)

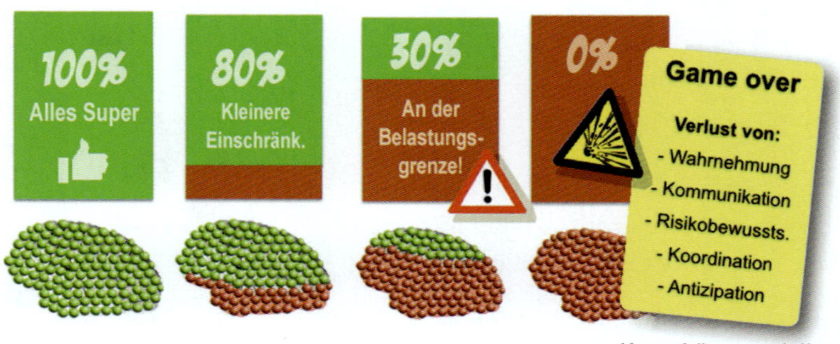

„Kapazitätenmodell nach Richter“

haben weniger miteinander zu tun, als gemeinhin angenommen wird), sondern eher die individuelle und situative Leistungsfähigkeit. Das Thema „Menschliche Leistung" haben wir bereits zu Beginn des Skriptes kurz angeschnitten. Im Folgenden möchten wir uns mit dem menschlichen Verhalten unter Stress etwas genauer befassen. In Ergänzung zu diesem Thema findet ihr am Ende des Skriptes außerdem unser CESAR-Konzept.

Ein Beispiel: Zur morgendlichen Routine gehören ganz selbstverständlich die Kontrolle der Tankanzeige des Rettungswagens, des Ladezustands der EKG-Akkus oder des Restdrucks auf den Sauerstoffflaschen. Unbeachtet bleibt hingegen viel zu oft die eigene Tagesform. Ist mein Akku vollständig aufgeladen, oder starte ich nur mit 60 Prozent in den Tag? Es gibt nicht einmal eine Einheit, um unsere Tagesform mit nur wenigen Worten beschreiben zu können. Diese Einheit wollen wir deshalb zunächst anhand eines Modells herleiten.

6.1 Die Sache mit den grünen Kügelchen ...

Luftfahrtpsychologe Andreas Richter beschreibt die menschliche Leistungsfähigkeit oder auch die freien Kapazitäten, die wir zur Abarbeitung neuer Anforderungen zur Verfügung haben, als „grüne Kugeln". Verfüge ich also über zahlreiche grüne Kügelchen, komme ich mit den Aufgaben und Anforderungen prima zurecht. Im nahezu unerreichbaren Idealfall verfügen wir über eine Kapazität von 100 % grünen Kügelchen, sind also ausgeglichen, entspannt und in der Lage, die an uns gestellten Anforderungen problemlos zu bewältigen.
Leider gibt es aber Umstände, die unsere grünen Kügelchen reduzieren. Das können z. B. körperliche Faktoren wie Schlafmangel oder Krankheiten sein. Auch psychische Faktoren sorgen eventuell dafür, dass unsere Kapazität eingeschränkt wird: Der Streit mit dem Partner, eine Auseinandersetzung mit dem Vorgesetzten, finanzielle Sorgen ... Kommen nun körperliche und mentale Negativfaktoren zusammen, können nicht mehr 100 %, sondern vielleicht nur noch 40 % der mentalen Ressourcen abgerufen werden. Für Routine-Aufgaben ist das immer noch ausreichend. Werden wir aber nun mit einer anspruchsvollen Situation, zum Beispiel einer Reanimation konfrontiert, verpuffen die verbliebenen grünen Kügelchen. Wir verfügen über keinerlei Reserven, und im Nu wird jede Anforderung zur unlösbaren Herausforderung. Das Gehirn stellt auf Notbetrieb!

Infobox

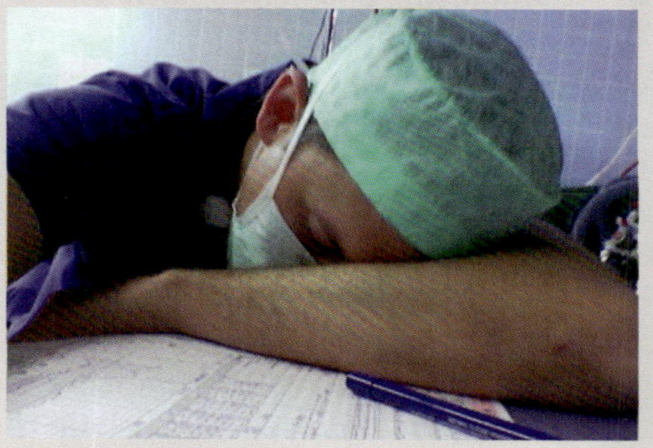

Hätte man das gedacht?
Übermüdung hat ähnliche Effekte auf unsere Leistungsfähigkeit wie Alkohol. 24 Stunden ohne Schlaf entsprechen etwa 1 Promille. Auch eine Woche mit im Schnitt nur ca. fünf Stunden Schlaf wirkt sich auf die Leistungsfähigkeit wie 1 Promille aus. Was passiert eigentlich, wenn wir von Montag bis Freitag nur wenig Schlaf bekommen und am Wochenende eine 24-Stunden-Schicht ansteht?
Zur Erinnerung: Mit 1,1 Promille ist man juristisch gesehen fahruntüchtig.

Glücklicherweise sind grüne Kügelchen austauschbar. Bemerken wir im Einsatzablauf, dass einzelne Teammitglieder nur noch eingeschränkte Ressourcen zur Verfügung haben, können wir eigene Kapazitäten anbieten. Zum Beispiel mit der sehr allgemeinen Frage: „Brauchst du Hilfe?" oder aber mit konkreten Vorschläge wie: „Soll ich das Gespräch ab hier übernehmen, während du den Transport vorbereitest?". Die Aufgabenverteilung im Team soll-

te sich an den verfügbaren Ressourcen der einzelnen Teammitglieder orientieren; daher ist es bei aller Situationsdynamik immer wichtig, aufeinander zu achten und im Bedarfsfall die Aufgabenverteilung anzupassen. Dieser Aspekt ist ein wesentlicher Bestandteil des „Team Resource Management" (TRM).
Im Tagesverlauf können wir unsere grünen Kügelchen natürlich auch wieder auffüllen. Eine Kaffeepause, der kurze Mittagsschlaf oder ein besonders positiver Einsatzverlauf kann unseren Bestand an Ressourcen wieder auffüllen.

6.2 Kompetenz und Performance

Als „Kompetenz" wird unser Fachwissen sowie manuelle Fertigkeiten bezeichnet: die Handlungsqualität (Performance) hingegen beschreibt, was wir daraus machen. Hohe Kompetenz ist also keinesfalls ein Synonym für eine gute Performance, gleichzeitig resultiert eine geringe Fachkompetenz nicht automatisch in einer schlechten Performance. Ein unfallchirurgischer Chefarzt mag bei der Therapie komplexer Frakturen über eine hohe Fachkompetenz verfügen. Das allein garantiert aber nicht zwangsläufig eine hohe Performance während einer Polytraumaversorgung im Rettungswagen. Ein Sanitätshelfer besitzt aufgrund seiner medizinischen Grundausbildung vielleicht keine hohe Fachkompetenz, kann aber durch effektive Umsetzung seines Wissens den Einsatz maßgeblich weiterentwickeln.

Beispiel „Ich stehe auf dem Schlauch"
Die Rettungskräfte werden gegen 23 Uhr in eine Großraumdisko alarmiert. Bei der laut Einsatzmeldung „bewusstlosen Person" handelt es sich um einen 19-jährigen Patienten mit Kreislaufstillstand. Zwei Mitglieder einer freiwilligen Feuerwehr, die privat vor Ort waren, hatten bereits mit den Basismaßnahmen begonnen. Aufgrund der effektiven Herzdruckmassage wurde der Ersthelfer gebeten, diese Maßnahme zunächst fortzusetzen. Beim Versuch der Intubation stellte die Notärztin fest, dass der Atemweg durch Erbrochenes verlegt war. Das Absauggerät konnte allerdings nicht genug Sog aufbauen, um die Sichtverhältnisse im Rachen zu verbessern, sodass die Notärztin in Panik geriet und nach einem anderen Absauggerät verlangte. In diesem Moment fiel dem Ersthelfer auf, dass die Notärztin mit ihrem Knie den Schlauch der Absaugung unbemerkt zudrückte. Er wies die Notärztin auf das Problem hin. Diese korrigierte ihre Knieposition und das Absauggerät konnte nun die volle Leistung entfalten. Im weiteren Verlauf war die Intubation problemlos möglich.

6.3 Was lernen wir aus dieser Kasuistik?

Die medizinische Kompetenz der Notärztin ist sicherlich umfangreicher als die des freiwilligen Feuerwehrmannes. In einer kritischen Phase des Einsatzes verfügte der Ersthelfer aber über eine bessere Wahrnehmung, und er trug mit seinem Hinweis deutlich zur Versorgungsqualität des Patienten bei. Die bessere situative Aufmerksamkeit des Ersthelfers überwiegt in diesem Fall die medizinische Kompetenz der Notärztin.
Gleichwohl ist es alles andere als selbstverständlich, dass ein Ersthelfer einer Notärztin Ratschläge erteilt oder auf ein mögliches Fehlverhalten hinweist!

6.4 Anatomie des Stresses

Wie bereits zu Beginn des Kapitels erwähnt wurde, ist Stress entwicklungsgeschichtlich eines der ältesten Programme, das unseren Körper in einen erhöhten Alarmzustand versetzt.

Physiologisch passiert dabei folgendes: Jede Sinneswahrnehmung (akustisch, optisch, olfaktorisch oder sensorisch) wird in Bruchteilen einer Sekunde verarbeitet und bewertet. Dies geschieht hauptsächlich in unseren entwicklungsgeschichtlich ältesten Hirnregionen, dem limbischen System und der Amygdala. Kommt unser internes Bewertungsraster zu dem Schluss, dass der Sinneseindruck (Stressor) auf eine unmittelbare Gefahr hinweist, wird die Nebenniere angewiesen, körpereigene Katecholamine auszuschütten, um alle notwendigen Körpersysteme in Alarmbereitschaft zu versetzen. Die Muskeln sind angespannt und gut durchblutet, das Herz schlägt schneller, wir atmen schneller und die Pupillen erweitern sich. Leider wird zugunsten einer höheren Muskeldurchblutung die Hirnperfusion reduziert, in der Peripherie wird die Haut ebenfalls weniger durchblutet und erscheint dadurch blass und kühl. Der Mund wird trocken, gleichzeitig schwitzen wir. Sogar die Feinmotorik kann von der Stressreaktion betroffen sein. Wegen der hohen Muskelspannung zittern die Hände.

Der Körper ist in der Lage, eine hohe körperliche Leistung zu erbringen. Im steinzeitlichen Kontext war dies sinnvoll, um beispielsweise vor einem Raubtier zu fliehen. Für die komplexen Tätigkeiten in Schockraum oder Rettungswagen hat dieser Modus leider erhebliche Nachteile. Mental reagieren wir in Stresssituationen nämlich ebenfalls archaisch. Die Spannweite möglicher Reaktionen erstreckt sich von Fight über Flight bis Freeze. Das bedeutet, dass wir – abhängig von der Bewertung unseres Hypothalamus – entweder kämpfen, flüchten oder im ungünstigsten Falle einfach erstarren. Jede dieser Reaktionen hat Vor- und Nachteile. Der Kampf ermöglicht zwar ein hohes Aktivitätsniveau, blendet aber zahlreiche Sinneseindrücke aus (Tunnelblick). Zusammenhänge werden kaum noch erfasst. Die Fluchtreaktion setzt das Bedürfnis nach eigener Unversehrtheit über die zu bewältigende Aufgabe. Dadurch können wir Prioritäten nicht mehr objektiv einschätzen. Denkbar schlecht für alle Beteiligten ist die Freeze-Reaktion. Hierbei erstarren wir, es kommt zum mentalen „Blackout" oder zur Panik. Alle Wahrnehmungs- und Entscheidungsprozesse werden auf ein Minimum reduziert – wir sind handlungsunfähig. Ohne die Hilfe anderer Teammitglieder ist eine sinnvolle Fortsetzung der Arbeit kaum möglich. Wir stellen

Was ist Stress und warum macht er uns manchmal das Leben schwer?

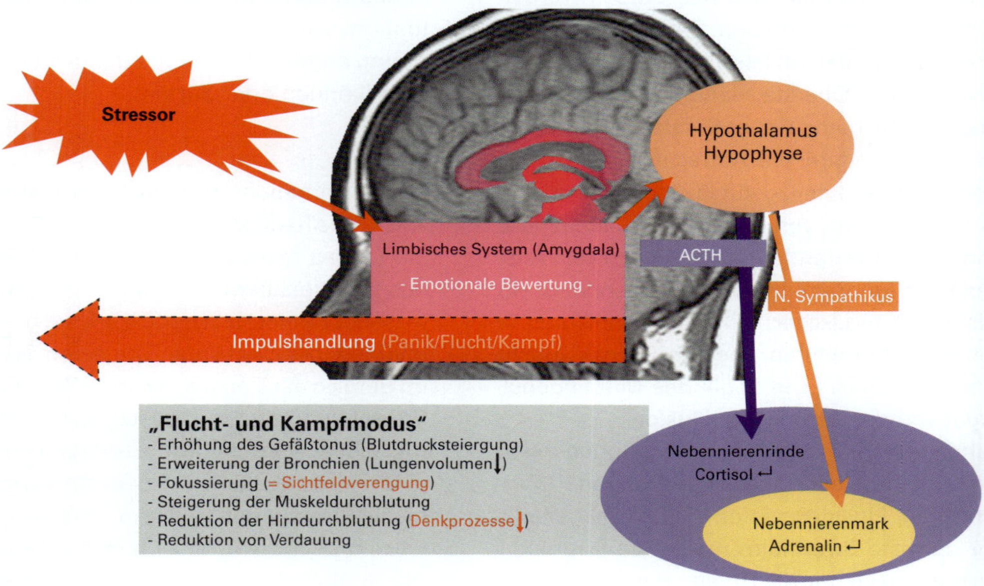

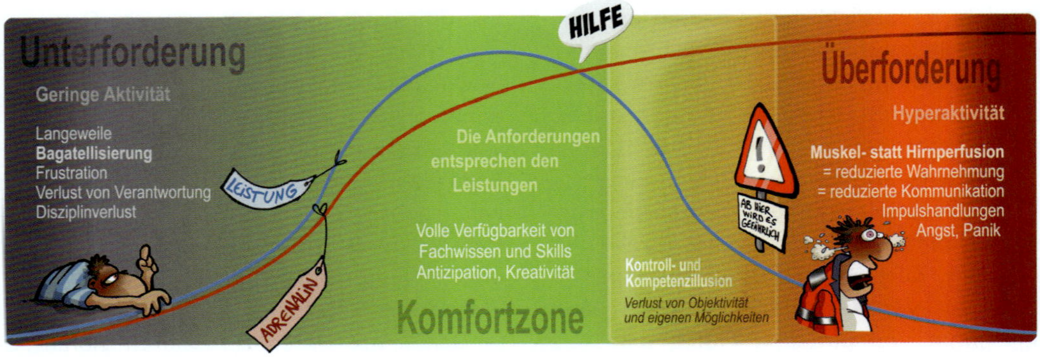
HILFE
Unterforderung
Geringe Aktivität
Langeweile
Bagatellisierung
Frustration
Verlust von Verantwortung
Disziplinverlust
LEISTUNG
ADRENALIN
Die Anforderungen entsprechen den Leistungen
Volle Verfügbarkeit von Fachwissen und Skills
Antizipation, Kreativität
Komfortzone
Kontroll- und Kompetenzillusion
Verlust von Objektivität und eigenen Möglichkeiten
AB HIER WIRD ES GEFÄHRLICH
Überforderung
Hyperaktivität
Muskel- statt Hirnperfusion
= reduzierte Wahrnehmung
= reduzierte Kommunikation
Impulshandlungen
Angst, Panik

fest: Die Evolution hat uns leider kaum auf das Management kritischer Ereignisse in komplexer Arbeitsumgebung vorbereitet. Tief in unserem Inneren liegt uns die Jagd auf das Raubtier nach wie vor mehr als die strukturierte Versorgung eines schwer verletzten Unfallopfers.

6.5 Die Aufrechterhaltung des eigenen Kompetenzgefühls

Hoher Stress kann also zahlreiche mentale Notfallreaktionen auslösen. Die Aufnahme- und Bearbeitungskapazität unseres Gehirns wird deutlich heruntergefahren. Die Anzahl der verfügbaren grünen Kügelchen sinkt schlagartig, und die letzten mentalen Ressourcen werden mit allen Mitteln verteidigt. Dadurch setzen wir unsere Prioritäten oft falsch, und der Fokus verschiebt sich. Oberste Handlungsmaxime ist längst nicht mehr die optimale Patientenversorgung, sondern die Aufrechterhaltung des eigenen Kompetenzgefühls. Unbewusst versuchen wir, den Verlust von Kompetenz und Kontrolle zu verhindern. Dies ist also kein Ausdruck von Ignoranz oder Arroganz, sondern ein (bisweilen tückischer) Schutzmechanismus in kritischen Momenten. Dietrich Dörner spricht in seinem Buch „Die Logik des Misslingens" sogar von der **Kompetenz-Illusion**.

Daher neigen wir in solchen Situationen zu sogenannten „Übersprungshandlungen" (ähnlich einer Flucht-Reaktion). Plötzlich genießt der dünnste Strohhalm maximale Priorität – auch wenn es nur die Anlage eines Wundverbands wegen einer harmlosen Kopfplatzwunde ist. Unsere Maßnahmen sind nicht mehr rational (also denkend, analysierend), sondern impulsiv, sprunghaft, „aus dem Bauch heraus". Gleichzeitig blenden wir mögliche Zweifel an der eigenen Handlungsweise aus und ignorieren Informationen, die nicht mehr zum eigenen Erleben des Einsatzes passen (siehe auch: situative Wahrnehmung).

Ein sehr ähnlicher Begriff ist die sogenannte „Fixierung" oder der „Fixierungsfehler". Unsere Aufmerksamkeit klebt an einem meist eher zufällig gewählten Objekt oder Zustand. In der festen Überzeugung, das Richtige zu tun, kreisen unsere Bemühungen ausschließlich um diesen Punkt, wir verlieren das Gefühl von Raum und Zeit. Eine äußerst gefährliche Situation, vor allem wenn es den Teamleader trifft und andere Teammitglieder nicht intervenieren (können oder dürfen).

Beispiel

Das Reanimationsteam der Intensivstation wird in die Radiologie alarmiert. Im CT wird ein junges Mädchen von Mitarbei rinnen des Funktionsbereichs reanimiert. Ein anwesender Kinderarzt hatte das Kind bereits intubiert, berichtete aber von einem Tumor im Bereich der Trachea, der eine Beatmung faktisch unmöglich machte. Konfrontiert mit dieser vermeintlich ausweglosen Situation setzte das Team der Intensivstation die Basismaßnahmen zunächst fort. Zu diesem Zeitpunkt war es offenbar keinem Teammitglied möglich, die insuffiziente

Beatmung und das pralle Abdomen miteinander in Verbindung zu bringen. Es verging daher wertvolle Zeit, bevor ein nachgeforderter Oberarzt die Tubuslage kontrollierte und korrigierte. Das Kind starb im Verlauf. Im Rückblick war allen Beteiligten klar, dass die Ursache des Kreislaufstillstandes in einer Fehlintubation begründet war. In der Situation allerdings wurde weder die Möglichkeit einer Fehlintubation in Erwägung gezogen, noch die Aussage „Trachealtumor" hinterfragt. Vermutlich aufgrund der tragischen Ausweglosigkeit beschäftigte sich das Team stattdessen über mehrere Minuten mit der Anlage einer Magensonde.
Der initial geäußerte Verdacht eines Trachealtumors entpuppte sich rückblickend als reine Vermutung. Der Kinderarzt stand ebenfalls unter erheblichem Stress. Er verfügte also über sehr eingeschränkte mentale Ressourcen. Nur so ist es zu erklären, dass ihm ein Trachealtumor als Ursache wahrscheinlicher erschien als eine mögliche Fehlintubation seinerseits (Eigenschutz von Kompetenz und Kontrolle).

Die Aufrechterhaltung des persönlichen Kompetenz- und Kontrollgefühls ist ein sehr starker Mechanismus. Bevor wir also eine selbst durchgeführte Maßnahme (z. B. eine Intubation) in Frage stellen, suggeriert uns das Unterbewusstsein zahlreiche Alternativursachen. Diese können völlig irrational oder abwegig sein, erscheinen uns aber plausibler als das Vorliegen eigener Fehler. Hinter dem Spruch „Kann der Bauer nicht schwimmen, ist die Badehose schuld" steckt also mehr Wahres als wir dachten. Ein gut trainierter Algorithmus oder eine Checkliste können hier eine brauchbare Rückfallebene darstellen. Und nie vergessen: Diese Mechanismen funktionieren nicht aufgrund einer bösen Absicht. Der Verursacher des Fehlers wird hier quasi Opfer eines Schutzverhaltens, auf das er nur sehr wenig Einfluss hat.

6.6 Die Komfortzone

Die an uns gestellten Ansprüche sind ebenso unterschiedlich wie unsere individuellen Belastungsgrenzen. Wir haben daher das gesamte Einsatzspektrum in drei Segmente aufgeteilt: Unterforderung, Idealbereich (Komfortzone) und Überforderung.

Im Segment der **Unterforderung** dominiert die Langeweile und Disziplinverlust. Es besteht eine Diskrepanz zwischen der Leistungsanforderung und unserem tatsächlich möglichen Leistungsangebot.

Ein Rettungswagen wird um 0:45 Uhr an den Hauptbahnhof gerufen. Dort befindet sich ein offensichtlich angetrunkener Patient mit einer kleinen Kopfplatzwunde, der das Team mit wüsten Beschimpfungen und einer Mitfahrverweigerung begrüßt.

Wir neigen in derartigen Situationen zu Unachtsamkeit und Leichtsinn. Symptome des Patienten werden schnell bagatellisiert, die Versorgungsqualität sinkt möglicherweise bis in den Bereich der Fahrlässigkeit hinein (Patient bekommt weder Wundversorgung noch werden Vitalwerte erhoben). Standards (SOPs) und Algorithmen werden unvollständig oder gar nicht umgesetzt. Gerade in Kombination mit negativen Einstellungen (berufliche Resignation, Selbstgefälligkeit etc.) entstehen in solchen Situationen erhebliche Probleme!

Der **Idealbereich** beschreibt eine Situation, in der wir eine gute Balance zwischen Anforderung und eigener Performance vorfinden. Der Stress wirkt positiv auf unsere Wahrnehmung und wir verspüren eine hohe Zufriedenheit. Oft empfindet das gesamte Team eine hohe intrinsische Motivation, die Situation bestmöglich zu bewältigen.

Ein Rettungswagen wird um 0:45 Uhr an den Hauptbahnhof gerufen. Dort befindet sich ein bewusstloser Patient mit einer großen Kopfplatzwunde. Es besteht eine Anisikorie, daher wird ein NEF mit der Verdachtsdiagnose eines offenen Schädelhirntraumas nachgefordert. Im weiteren Verlauf wird der Patient intubiert und in eine Neurochirurgie transportiert.

Steigen die Anforderungen weiter an, überschreiten sie ab einem gewissen Punkt die Leistungsfähigkeit des Teams und führen zur **Überforderung**. Die Dynamik gewinnt an Fahrt, der Stressanteil blockiert zunehmend unsere mentalen Ressourcen. Wir sind nur noch eingeschränkt handlungsfähig, und im schlimmsten Fall kommt es zu irrationalen Panikreaktionen.

Ein Rettungswagen wird um 0:45 Uhr an den Hauptbahnhof gerufen. Dort befindet sich ein bewusstloser Patient mit einer großen Kopfplatzwunde. Es besteht eine Anisokorie. Bei genauerer Untersuchung fällt auf, dass es sich bei der Verletzung um eine Eintrittswunde eines Projektils handelt. In diesem Moment fallen in der unmittelbaren Umgebung erneut Schüsse ...

Besonders gefährlich ist der Übergang von der Komfortzone in die Überforderung, da wir diesen oftmals gar nicht bemerken. Der Mensch hat in der Regel keine objektive Wahrnehmung für den Verlust seiner eigenen Handlungsfähigeit. Ein „ungutes Gefühl" oder die Zunahme von Dynamik können Indikatoren für eine Eskalation der Situation sein, für einen kurzen Zeitraum suggeriert uns unsere Kompetenz- und Kontrollillusion aber weiterhin eine trügerische Sicherheit. Wir sind davon überzeugt, weiterhin „Herr der Lage" zu sein und an der Lösung des Problems zu arbeiten. Andere Teammitglieder haben vielleicht schon früher erkannt, dass andere Maßnahmen zielführender wären oder weitere Ressourcen benötigt werden. Hier können ein steiler Autoritätsgradient und eine falsch verstandene Loyalität fatale Auswirkungen haben!

6.7 Stress & Leistung

Die beiden amerikanischen Psychologen Yerkes und Dudson haben bereits 1908 den Einfluss von Stress auf die Leistungsfähigkeit (Performance) analysiert. Dabei verglichen sie die Wechselwirkung in verschiedenen Anforderungsbereichen. Diese sind vergleichbar mit unseren oben aufgeführten Segmenten. Ist die Aufgabenstellung eher banal, reicht die Ausschüttung von Stresshormonen kaum aus, um die Leistungsbereitschaft zu aktivieren (Unterforderung). Entsprechen die Anforderungen unseren Erwartungen, sind wir auf dem Höhepunkt unserer Leistungsfähigkeit. Gleichzeitig hat der Anteil an Stresshormonen einen Spiegel erreicht, der es uns ermöglicht, aufmerksam, schnell und aktiv zu agieren (Idealzustand=Komfortzone). Auf diesem Aktivitätsniveau sprechen wir auch von „Eustress". Nehmen jetzt die Anforderungen an uns weiter zu, steigt auch die Katecholaminausschüttung an, bis schließlich die negativen Aspekte des Stresses überwiegen. Gleichzeitig sinkt unsere Leistungsfähigkeit wieder auf ein niedrigeres Niveau (Überforderung).

Es ist also eine Selbsttäuschung zu glauben, dass sowohl unser Stress-Level als auch unsere Performance kontinuierlich mit den Ansprüchen wachsen. Ab einem bestimmten Punkt ist in Wahrheit genau das Gegenteil der Fall: Je höher die Anforderungen, desto geringer die Performance. Natürlich lassen sich die drei Bereiche „Unterforderung", „Idealbereich" und „Überforderung" durch Erfahrung und Training erheblich verändern. Ein Praktikant besitzt nur einen kleinen Unterforderungsbereich. Dafür ist er schnell überfordert. Ein erfahrener Oberarzt hingegen kann sich wegen seines großen Unterforderungsbereichs vielleicht nur schwer aktivieren, bietet dafür aber im Grenzbereich zur Überforderung immer noch ausreichende Handlungskapazitäten. Im Simulator wird daher im Übergang von Komfort- zur Überforderungszone der höchste Lerneffekt erzielt. Trainingsteilnehmer möchten weder unter- noch überfordert werden, wünschen sich aber Handlungsstrategien im individuellen Grenzbereich. Genau hier sollten Simulationsszenarien ansetzen.

6.8 Stressoren

Auslöser von Stressreaktionen werden als „Stressoren" bezeichnet. Diese umfassen alle Eindrücke und Dinge, die von uns als fordernd, bedrohlich oder schädlich wahrgenommen werden. Sie können verschiedenste Formen annehmen und aus unterschiedlichsten Bereichen kommen. Stressoren können akut auftreten oder sich chronisch über Jahre entwickeln. Unsere Umwelt beeinflusst uns oftmals durch Lärm, Staub, unangenehme Temperaturen oder starke Sonneneinstrahlung, Regen, Nebel etc. Daneben wirken berufliche Stressoren wie Leistungsdruck, Bürokratie oder auch die Abhängigkeit bzw. der fehlende Rückhalt von Vorgesetzten. Aber auch hierarchische Fehlbesetzungen oder eine falsch zugewiesene Teamrolle ist ein potenzieller Stressfaktor, der das gesamte Team beeinflussen kann (s. Kapitel 2.12, S. 18).

Meist kommen psychosoziale bzw. private Faktoren hinzu: familiäre Konflikte wie beispielsweise eine problematische Partnerschaft, finanzielle Sorgen oder eine pflegebedürftige Großmutter. Akut wird der Einsatz durch weitere Stressoren erschwert. Hunger, Müdigkeit und Erschöpfung (Fatigue) wirken sich negativ auf unsere freien Ressourcen aus (siehe auch „grüne Kügelchen"). Gesundheitliche Einschränkungen wie Kopf- oder Rückenschmerzen sind natürlich ebenfalls Stressoren. Dazu kommen komplexe Aufgaben und ein hoher Grad an Verantwortung gegenüber den Patienten. Betriebswirtschaftliche Zeitvorgaben und eine permanente Geräuschkulisse aus Warn- und Alarmtönen bringen das Fass dann schnell zum Überlaufen! Irgendwann reichen die eigenen „grünen Kügelchen" einfach nicht mehr aus und ohne es zu merken wird man zur Gefahr für sich und andere.

Infobox

IMSAFE-Konzept zur Selbsteinschätzung
Dabei werden folgende Aspekte berücksichtigt: Krankheitsgefühl (Illness), Medikamenteneinfluss (Medication), Stressoren (Stress), Einflüsse von (Rest-)Drogen und Alkohol (Alcohol), Erschöpfung (Fatigue), Hungergefühl (Eating).
In einer Studie antworteten 70 % der befragten Ärzte den folgenden Satz mit „Ja": Auch übermüdet bin ich in der Lage, in Notfallsituationen effektiv zu handeln. Bei den Piloten stimmten nur 26 % dieser Aussage zu.

Quelle: Helmreich, R.L., & Merritt, A.C. (1998). Culture at work in aviation and medicine: National, organizational, and professional influences. Brookfield, VT: Ashgate

Menschliche Grenzen
Selbsteinschätzung

I´M-Safe-Konzept zur Erfassung leistungslimitierender Faktoren

I´ Illness [Krankheit und Schmerzen]
M Medication [Medikamenteneinfluss]

S Stress [Chronischer/akuter Stress]
A Alcohol [Alkohol- und Drogeneinfluss]
F Fatigue [Müdigkeit & Erschöpfung]
E Emotions / Eating [Gefühle / Hunger]

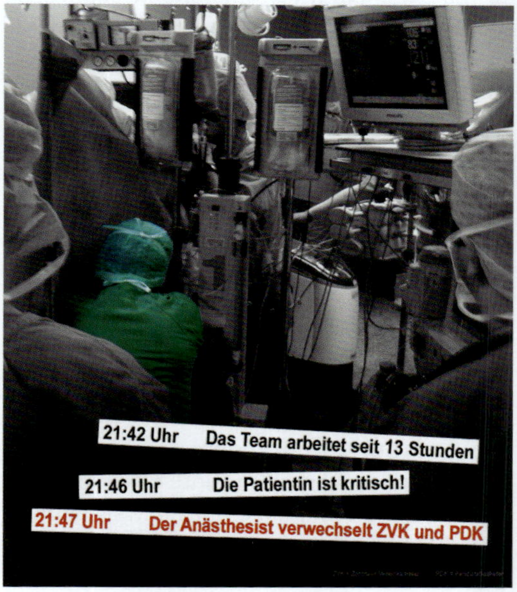

Chronische Stressoren sind ein ständiger Begleiter. Der aufgrund jahrelanger Schichtarbeit gestörte Tag-Nacht-Rhythmus, oft kombiniert mit einem Schlafmangel, und die ständige Konfrontation mit menschlichem Leid führen langfristig (und nicht selten unbemerkt) zu körperlichen und psychischen Veränderungen. Die Reaktion auf Umweltreize ist bei allen Menschen ähnlich. Lärm, große Hitze oder Kälte werden allgemein als unangenehm empfunden. Ebenso arbeiten wir lieber im Rettungswagen als im Regen. Psychosoziale Stressoren hingegen werden eher individuell wahrgenommen, daher ist ihr Einfluss sehr subjektiv. Was der eine locker wegsteckt, führt den anderen in eine schwere Lebenskrise. Ausschlaggebend sind hierbei die Persönlichkeitsstruktur, die Lebenserfahrung und nicht zuletzt das Umfeld. Problematisch wird es vor allem dann, wenn die persönliche Belastungsgrenze zwar erreicht, das aber nicht eingestanden wird. Eine gesunde Selbstreflektion kann dazu beitragen, schwere Verlaufsformen wie Depression oder ein Burn-out zu verhindern. Siehe auch „Persönliche Resilienz" in Kapitel 2.6 Seite 12.

6.9 Stress ist nicht gleich Stress

Es mag der Eindruck entstanden sein, dass Stress etwas Schlechtes ist. Hier müssen wir etwas differenzieren. Die durch Stressoren ausgelösten Körperreaktionen können nämlich auch zur Folge haben, dass wir wacher, flexibler, kreativer und aktiver sind. Dieser Effekt wird als „Eustress", also „guter Stress" bezeichnet. Übersteigt die Anspannung aber ein gewisses Maß, überwiegen die negativen Effekte. Aus dem Eustress wird dann der sogenannte „Distress".

Mögliche kurz- wie langfristige Effekte sind:

- Abwehrmechanismen („Ich war das nicht" oder Schuldzuweisungen)
- irrationales Verhalten und Übersprungshandlungen (banale/einfache Maßnahmen ersetzen komplexe Aufgaben)
- Affektinkontinenz (extreme, unkontrollierbare Stimmungsschwankungen, der berühmte „Ausraster")
- Einschränkung der Wahrnehmung (Tunnelblick)
- abnehmende Flexibilität bis hin zur körperlichen und geistigen Starrheit
- Missbrauch anderer, um den eigenen Stress abzubauen (z. B. Gefängnispersonal, Krisen- und Kriegsgebiete)
- Resignation („innere Kündigung")
- Aufbau von Scheinrealitäten (z. B. Rückzug in Online-Welten)
- Anfälligkeit für Krankheiten (als Folge chronischer Ausschüttung von Stresshormonen)
- psychosomatische Erkrankungen (z. B. Magenbeschwerden, Rückenschmerzen, Tinnitus...)
- Depressionen/Burn-out

6.10 Den Stress kontrollieren

Kurzfristig wie auch langfristig kann man glücklicherweise einiges tun, um den negativen Auswirkungen von Stress entgegenzuwirken. Dazu ist es in einem ersten Schritt aber notwendig, dass Stress als solcher erkannt und eingestanden wird. Dies ist die vermutlich größte Hürde.
Ist uns bewusst geworden, dass wir einen Stress-Level erreicht haben, der sich bereits negativ auf unsere Fähigkeiten auszuwirken beginnt, müssen wir handeln! Nachdem wir uns in den vorangegangenen Kapiteln bereits mit den Einflüssen von Stress auf unser Denken und Handeln beschäftigt haben, ist es jetzt an der Zeit, konkrete Maßnahmen zu ergreifen:
Feststellung: Stresswahrnehmung und Stresseingeständnis (Ja, ich habe Stress und Stress ist gefährlich!)
Die Folge: Kognitive Fähigkeiten sind reduziert (Wahrnehmung, Kommunikation, Führungsstärke, Risikobewusstsein, Entscheidungsprozesse), die Fehlerwahrscheinlichkeit steigt deutlich!
Daher: Hilfe und Unterstützung ist zwingend erforderlich (Ressourcen der Teammitglieder nutzen)

Wahrung des Gesamtüberblicks
- „Step back" oder gezielter Positionswechsel (kurze Auszeit, Reset)
- Checklisten, Versorgungsstandards (Algorithmen wie ITLS® o. ä.), regelmäßige Re-Evaluation
- „Vier-Augen-Prinzip", Kontrolle durch Teamkollegen

Kommunikation
- „Kritische Phase" (Ist allen Teammitgliedern die Brisanz der Situation bewusst?)
- engmaschiger Informationsaustausch (alles verbalisieren, Closing Loop)
- Mentale Spikes (Merk- und Leitsätze wie z. B. „If in doubt, take it out")
- Verzicht auf missverständliche Aussagen oder Phrasen
- Sage, was du tust und tue, was du sagst! (Verbalisierung und Verbindlichkeit)
- gegenseitige Bestärkung und Motivation („Wir schaffen das"/„Wir bekommen das hin")
- Wenn möglich: Offener Umgang mit dem Gefühl der Blockade („Ich stehe gerade auf dem Schlauch", „Kann mal bitte gerade jemand übernehmen?").

Führung
- eindeutige und erfüllbare Aufträge (maximal zwei Anweisungen pro Person)
- verstärkte Konzentration (für den Teamleader heißt das auch mal „Hands-off")
- aktiv Rückmeldung/Feedback einfordern („Können wir noch etwas machen?"/„Fällt euch noch etwas ein?")
- Gesamtziel im Auge behalten. Fokus auf das Wesentliche. Es geht primär um die bestmögliche Patientenversorgung!
- rechtzeitig weitere Ressourcen wahrnehmen und nutzen (Ersthelfer, Polizei, Feuerwehr, Seelsorger ...)
- Wenn möglich bzw. im Notfall: Übertragung der Führungsverantwortung auf ein geeignetes Teammitglied

Entscheidungsprozesse
- Antizipation (Wo stehen wir in 10 Minuten?)
- Time-Out: (Re)evaluation der Lage, Informationen bündeln und gemeinsame Entscheidungen treffen.
- 10 Sekunden für 10 Minuten (Lieber 10 Sekunden nachdenken, statt 10 Minuten in die falsche Richtung laufen)
- keine „Bauchentscheidungen", stattdessen Optionen und Alternativen im Team überdenken (FORDEC)
- Reduktion von Komplexität durch Vereinfachung: Keep it simple & stupid (KISS)
- Eingeständnis: „Ich kann gerade keine Entscheidung treffen."

Chronischer Stress lässt sich aktiv vermeiden oder ggf. ausgleichen. Dazu kann es notwendig sein, das eigene Verhalten kritisch zu hinterfragen. Regelmäßige Mahlzeiten, ausreichend Schlaf oder der Verzicht auf Nikotin sind erste Schritte, aber auch Sport, gesunde Ernährung und Entspannungsübungen sorgen für Ausgleich. Dazu muss der innere Schweinehund mitunter an die kurze Leine genommen werden! Auch das soziale Umfeld, die Familie oder Freunde sind wichtige Stabilisatoren. Ziel ist eine gute „Work-Life-Balance".

Durch Fortbildungen, Simulations- und Teamtraining können wir unseren beruflichen Idealbereich erweitern. Die so gewonnene Sicherheit hilft uns, im Ernstfall etwas sparsamer mit mentalen Ressourcen (grünen Kügelchen) umzugehen. Bei dauerhafter Belastung ist es wichtig, psychische Veränderungen bei sich und anderen rechtzeitig wahrzunehmen, bevor der Dauerstress in eine Depression führt. Hier gibt es inzwischen zahlreiche Beratungs- und Betreuungsangebote (Notfallbegleitung, PSU-Teams etc.). Die Schwelle zur Inanspruchnahme ist individuell, sollte aber tendenziell niedrig angesetzt werden.

An dieser Stelle möchten wir auf unsere FM-ToolBox und dort insbesondere auf den Abschnitt „Persönliche Optimierung" verweisen.

6.11 Komplexität und Dynamik

Die Arbeitsbedingungen im Gesundheitswesen haben sich in den vergangenen Jahrzehnten radikal verändert. Neben politischen und betriebswirtschaftlichen Aspekten hat auch die Medizintechnik eine große Entwicklung erfahren. Dazu kommen wachsende Anforderungen an die Mitarbeiter, die wiederum einen veränderten Selbstanspruch haben. Der demografische Wandel und eine Globalisierung auch auf dem Arbeitsmarkt wirken sich ebenfalls auf das Gesundheitssystem aus.

Die Folge ist eine deutliche Zunahme von Komplexität und Dynamik. Betriebswirtschaftlich steht der Kurs einer Klinik klar auf Gewinnmaximierung, was natürlich natürlich meist über mehr Einnahmen und weniger Ausgaben gesteuert wird. Das DRG-System fordert eine hohe Zeiteffizienz, gleichzeitig soll durch Prozessoptimierung die Versorgungsqualität gewährleistet sein. Das Qualitätsmanagement (QM) wacht über diese Prozesse und versucht den schwierigen Spagat zwischen Gewinnsteigerung und Versorgungsqualität.

Dieser Spagat hat durchaus seinen Preis: Mitarbeiter im Gesundheitswesen müssen extrem flexibel sein und ihr Einsatz- und Aufgabensprektrum ändert sich manchmal täglich (Personal-Pool). Auch Patienten werden flexibel aufgenommen („Pool-Betten") und so kann es vorkommen, dass onkologische Patienten auf einer unfallchirurgischen Station liegen oder kardiologische Patienten in der HNO-Abteilung „gepoolt" werden. Vom Prinzip her übrigens ganz ähnlich zur sogenannten „dynamisch gesteuerten Lagerplatzvergabe" bei großen Logistikanbietern wie Amazon.

Patienten und Personal werden also unabhängig von Erkrankung und Qualifikation/Erfahrung durchmischt. In vielen Kliniken ist es inzwischen durchaus üblich, dass Pflegepersonal von Normalstationen in der Intensivpflege aushelfen oder das Personal kurzfristig an verschiedene Klinikstandorte verteilt wird. Dies führt natürlich langfristig zu hoher Frustration bei den Mitarbeitern. Ein hoher Krankenstand und personelle Fluktuation sind die Folgen und nicht selten führt diese Entwicklung zu einer Verschärfung der Probleme.
Ohne entsprechende Sicherheitsebenen sowie eine konsequente Standadisierung von Arbeitsprozessen entsteht schnell eine Arbeitsumgebung, die zahlreiche latente Fehler beinhaltet. Und oft führt eine kleine Wahrnehmungsschwäche zu einem aktiven, vielleicht sogar fatalen Fehler. Wenn beispielsweise die Kollegin kurzfristig in der Zweigstelle aushelfen muss, dort aber Medikamente grundsätzlich in „anderer" Dosierung aufgezogen werden als auf der Intensivstation im Zentralgebäude, ist die Katastrophe nur eine Frage der Zeit. Hier kumulieren verschiedene Risiken: hohe Dienstbelastung, geringe Wertschätzung im Team, Selbstüberschätzung, (betriebswirtschaftlicher) Zeitdruck etc. Wenn wir akutmedizinische Einrichtungen als High-Reliability-Organisation (HRO) einstufen, muss man diese Entwicklung sehr kritisch betrachten.

Schnittstelle Mensch/Maschine
In den letzten Jahrzehnten ist der Anteil an Medizintechnik deutlich gestiegen. Neben diagnostischen und therapeutischen Geräten haben sich auch Computer, Tablets und Telefone in alle Bereiche der Gesundheitsversorgung ausgebreitet. Ob in der Notaufnahme, dem Kreißsaal, in Operationssälen oder auf der Intensivstation - überall fordern Geräte und Maschinen unsere Aufmerksamkeit. Und nur selten sprechen wir dabei von einem einheitlichen Gerätepark. Es ist durchaus üblich, drei- oder vier verschiedene Beatmungsgeräte oder Monitorsysteme innerhalb einer Klinik vorzuhalten. Wohlgemerkt alle mit ganz individuellen Steuerungsmenüs, Monitoranzeige oder Alarmstruktur. Zum Teil unterscheiden sie sich sogar in den gemessenen Einheiten (Dräger Primus: Beatmungsdruck in mbar, Puritan Bennett 840, Beatmungsdruck in cmH_2O). Viele Geräte verfügen glücklicherweise über technische

Zwangsfunktionen, die eine gefährliche Fehlbedienung ausschließen. Wir dürfen aber nicht vergessen, das die meisten dieser Zwangsfunktionen erst aufgrund fataler, mitunter tödlicher Bedienungsfehler entstanden sind. Mehr zu diesem Thema erfährst du im Kapitel „Sicherheits- und Fehlerkultur", Kapitel 8.8, S. 85.
Im Intensivtransport begegnen uns Geräteinnovationen in immer kürzeren Abständen (und auf engstem Raum!). Dabei handelt es sich häufig um vitale Maschinen wie Impella, Cardiohelp oder Livebridge, auf die zwar formell nach MPG eingewiesen werden kann, eine Anwendersicherheit aber nur durch den regelmäßigen Umgang entsteht. Spätestens hier wird man wohl nachvollziehen können, dass es sinnvoller ist, hochspezialisierte Teams einzusetzen, statt sich aus einem flexiblen, aber auch bunten Personalpool zu bedienen.

Teamtraining
Da wir an zahlreichen Stellen auf die Relevanz von Teamtrainings hinweisen, möchten wir an dieser Stelle nur der Vollständigkeit halber erwähnen, dass in komplexen und dynamischen Arbeitsbereichen ein regelmäßiges Teamtraining zwingende Voraussetzung für eine hohe Versorgungsqualität ist. Ohne gut trainierte Notverfahren und Prozesssimulationen ist die Bewältigung außergewöhnlicher oder kritischer Ereignisse häufig dem Zufall überlassen. Ein Risiko, dass wir beim Betreten eines Flugzeugs sicher nicht akzeptieren würden, welches im Gesundheitswesen aber immer noch häufig verdrängt wird.

Folgende Aspekte halten wir daher auch hinsichtlich der Patientensicherheit für sehr wichtig:
- **Strukturierte und intuitive Arbeitsumgebung** (Übersichtlichkeit und Ordnung)
- **Einheitliche Standards und Arbeitsabläufe** (Einheiten/Dosierungen, Lagerung/Kennzeichnung)
- **Einheitliche Vorhaltung von Materialien** (Administration, Verbrauchsgüter, Medikamente, Medizintechnik)

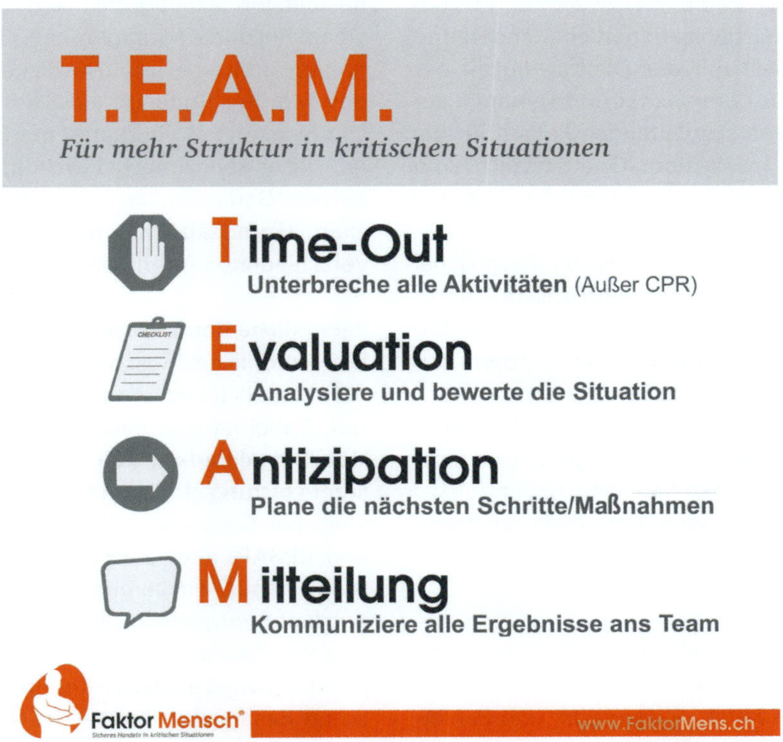

- **Vereinfachung von Dokumentation und eine klare Priorisierung:** erst der Patient, dann die Dokumentation!
- **Implementierung von Team-Time-Outs, Checklisten** und ausreichend Zeit, diese auch anzuwenden
- **Etablierung einer Kultur des Briefings** (Vorbesprechung/Planung) **und Debriefings** (Nachbesprechung)
- **Regelmäßiges Team-Training** (Skills, Simulation, Notverfahren)

Dynaxity

Der Kunstbegriff Dynaxity beschreibt die Kombination aus Dynamik und Komplexität und wurde im Jahr 1991 erstmals von Rieckmann verwendet und veröffentlicht. [Heijo Rieckmann: Dynaxibility – oder wie „systemisches" Management in der Praxis funktionieren kann ... In: Klaus Henning, Bertram Harendt: Methodik und Praxis der Komplexitätsbewältigung. Duncker & Humblot, Berlin 1992.]

Der Begriff ist aus den Praxiserfahrungen beim Managen komplexer Systeme in Unternehmen und Organisationen entstanden und beschäftigt sich mit der Gleichzeitigkeit der Zunahme von Komplexität und Dynamik sowie den daraus abzuleitenden Folgen für die menschliche Interaktion. Grundsätzlich sind dabei vier Zonen zu unterscheiden, die den Grad der Dynaxity beschreiben:

- **Statisch:** Es gelten einfache, feste Regeln bei gleichbleibender Unternehmensstruktur
- **Dynamisch:** Flexible Anpassung auf Anforderungen ist mit entsprechendem Planungsaufwand möglich
- **Turbulent:** Hohe Eigendynamik, Rückkopplungsprozesse und Redundanz sind notwendig
- **Chaotisch:** Strategie und Ziele wechseln kurzfristig, eine Steuerbarkeit ist kaum noch möglich

Hier kann jeder für sich beurteilen, wie hoch der Grad der Dynaxity in seinem Unternehmen ist. Im Kapitel „Sicherheits- und Fehlerkultur" gehen wir auf die genannten Aspekte erneut ein. Eine Zusammenfassung findest du außerdem in der FM-ToolBox.

Die Durchbrechung hoher Dynamik bei gleichzeitiger Komplexität ist ein wesentlicher Ansatz zur strukturierten Patientenversorgung in kritischen Situationen. Ob „10 Sekunden für 10 Minuten" oder „FORDEC" - die Herausforderung ist immer die gleiche: Handlungssicherheit durch Struktur. Dabei gilt es, die Wahrnehmung auf die Prioritäten zu lenken und Maßnahmen immer zu Gunsten des Gesamtziels zu optimieren. Kommunikation ist dabei essenziell.

Wir haben daher T.E.A.M. entwickelt. Und auch, wenn wir alle keine Akronyme mehr sehen können, so kann es doch helfen, dem Time-Out oder den „10 Sekunden für 10 Minuten" etwas mehr Inhalt zu geben.

6.12 Ressourcenmanagement

„Kenne Deine Ressourcen"

Zur Kompensation menschlicher Schwächen haben wir bereits zahlreiche Strategien vorgestellt. Ein Schwerpunkt liegt dabei auf dem „Team Resource Management" (TRM). Die Definition und eine grundsätzliche Erläuterung des Begriffes findet ihr auf Seite 19.

Um Ressourcen überhaupt managen zu können, ist es aber zunächst wichtig, dass wir uns ein paar Gedanken über diese Ressourcen machen. Grundsätzlich unterscheiden wir vier verschiedenen Arten von Ressourcen:

Persönliche Ressourcen

Die persönlichen Ressourcen definieren unsere Fähigkeit, innerhalb einer Situation zu agieren. Dabei ist sowohl unsere grundsätzliche Handlungsfähigkeit, aber auch die Qualität unserer Leistung stark von den verfügbaren persönlichen Ressourcen abhängig. Mit **I'M SAFE** und **CESAR**, aber auch den „Grünen Kügelchen" haben wir bereits einige Modelle und Konzepte vorgestellt, die den wichtigen Prozess der Selbstreflektion unterstützen sollen. Eine halbwegs objektive Kenntnis der persönlichen Ressourcen ist die Grundlage für das weitere Ressourcen-Management.

Team-Ressourcen
Fast immer sind wir Teil eines Teams, wobei die Konstellationen sehr unterschiedlich sein können. Innerhalb des Teams existieren möglicherweise formelle und informelle Strukturen und jedes einzelne Teammitglied hat wiederum mal mehr, mal weniger persönliche Ressourcen zur Verfügung. Wir unterscheiden im Management unserer Ressourcen ein **primäres Team** vom **sekundären Team**. Das Primär-Team beschreibt die Mitarbeiter in meiner unmittelbaren Arbeitsumgebung. Der Partner auf dem Rettungswagen, der Anästhesist in der Narkoseeinleitung etc. Das Sekundäre Team sind Teammitglieder im erweiterten Umfeld, also die Besatzung des Notarztwagens oder der Oberarzt im Hintergrund.

Materielle Ressourcen
Natürlich haben wir zur Ausübung unserer Tätigkeit verschiedene Materialien zur Verfügung. Da wäre im präklinischen Arbeitsumfeld die **persönliche Schutzausrüstung** (PSA). Aber auch Arbeitsutensilien wie Formulare, **Medikamente**, Verbandmaterial oder **medizinische Geräte** stellen materielle Ressourcen dar. Da bei der Anwendung medizinischer Geräte eine Anwenderkompetenz wichtig ist, wird diese im Medizinproduktegesetz auch explizit gefordert. Gleiches sollte aber auch für alle anderen Arbeitsmaterialien gelten!

Strukturelle Ressourcen
Sowohl in der Präklinik als auch innerklinisch arbeiten wir nie isoliert. Wir sind eingebunden in ein System umfangreicher Strukturen und eine gute Kenntnis dieser Strukturen ist für ein vorausschauendes Management essenziell. Da wäre zum einen unsere unmittelbare **Arbeitsumgebung**, also der Rettungswagen, die Anästhesieeinleitung/der OP oder die Intensivstation. Darüber hinaus stehen aber natürlich weitere Rettungsmittel (NEF, ITW, Rüstwagen zur technischen Rettung etc.) zur Verfügung. Innerklinisch gibt es weitere Fachabteilungen mit der Möglichkeit einer erweiterten Diag-

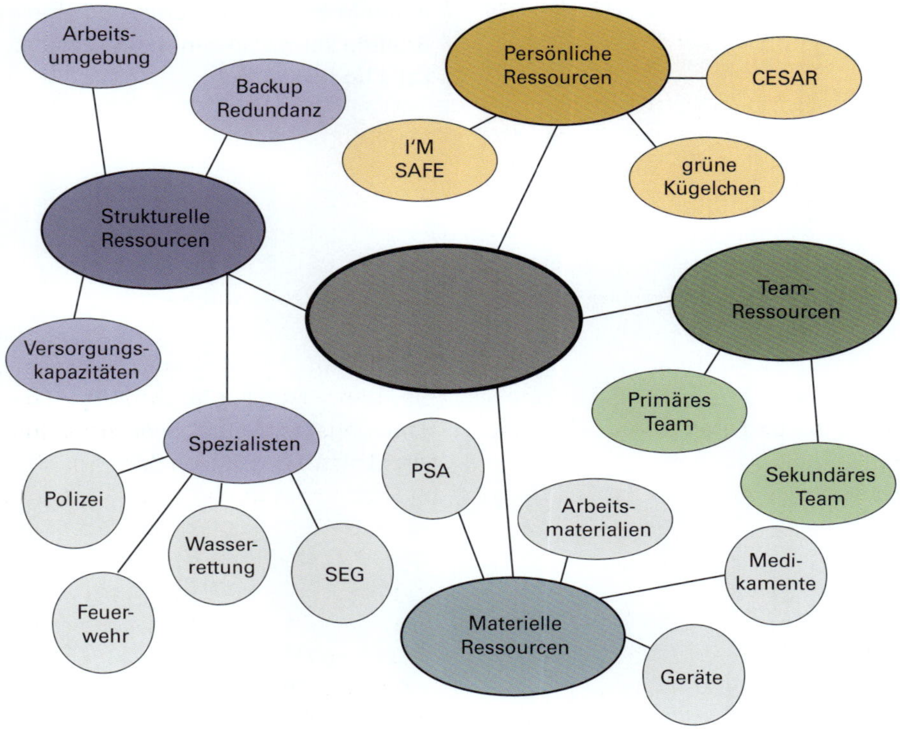

nostik und Behandlung (CT, Kardiologie mit der Möglichkeit zur PCI, Stroke-Unit, Kinderklinik etc.). Hier sprechen wir von den **Versorgungskapazitäten**. Darüber hinaus existieren natürlich noch **spezielle Ressourcen**, die nur selten benötigt werden, deren grundsätzliche Kenntnis aber trotzdem sehr wichtig ist (LNA/SEG bei Massenanfall von Verletzten oder Verbrennungskliniken etc.).

Um ein effektives Ressourcenmanagement (TRM) ausüben zu können, ist es unserer Ansicht nach sehr wichtig, die genannten Ressourcen inklusive ihre Verfügbarkeit gut zu kennen. Nur so sind diese im Ernstfall präsent und abrufbar. In kritischen Situationen befinden wir uns ohnehin im Ausnahmezustand, Denkprozesse finden verlangsamt statt und wir verlieren oftmals die Fähigkeit, vorausschauend zu agieren (Antizipation). Innerhalb einer kritischen Situation auch noch die verfügbare Ressourcen abzuklären, kostet viel Zeit und wird nur unzureichend gelingen.

Wir empfehlen daher eine strukturierte Bestandsaufnahme der verfügbaren Ressouren. Dies wird zum Teil schon beim morgendlichen Material- und Gerätecheck durchgeführt, darf unserer Ansicht nach aber auch gerne auf persönliche und strukturelle Ressourcen ausgedehnt werden: Bestehen persönliche Einschränkungen oder gibt es Unklarheiten bzw. Differenzen im Team? Sind Probleme oder Defizite in der Versorgungskapazität zu erwarten? Hier einige Beispiele: „Ist die Stroke-Unit im Marienhospital abgemeldet?", „Funktioniert das CT nach der Wartung wieder?", „Ist das Bronchoskop noch bei den Anästhesisten?" oder „Fliegt bei dem Wetter der RTH überhaupt?".

In der Praxis zeigen sich immer wieder Probleme in der Patientenversorgung, weil Ressourcen unbekannt oder zum notwendigen Zeitpunkt - aus welchen Gründen auch immer - gerade nicht verfügbar waren. Wie so häufig ist hier Kommunikation und eine vorausschauende Planung wunderbar dazu geeignet, Missverständnisse und Frustration zu minimieren. Ein etabliertes und regelmäßiges Briefing kann also sehr hilfreich sein.

Let´s do it!

7 Wahrnehmung

„Wir glauben, was wir sehen und sehen, was wir glauben"

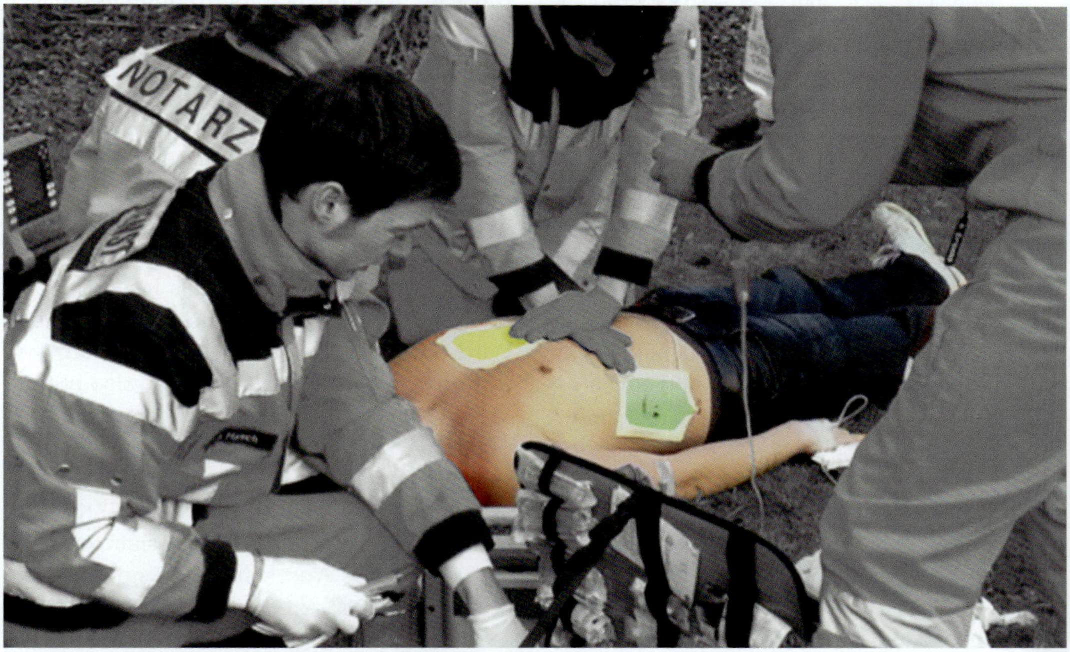

Praxis-Tipp

Versuche bitte dir diese Nummer zu merken: 824712952
Präge dir die Ziffernfolge etwa 15 Sekunden ein und holen dir danach einen Kaffee (oder Tee). Schreibe danach die Nummer auf ein Blatt Papier. Und - hast du es geschafft?

Warum wir uns nicht mal eben eine Handynummer merken können? Weil diese meist aus neun Ziffern bestehen. Unser Ultrakurzzeitgedächtnis kann aber nur ca. sieben Neuinformationen gleichzeitig erfassen (Miller´sche Zahl) und ca. alle 15 Sekunden wird dieses Ultrakurzzeitgedächtnis mit neuen Informationen überschrieben. Und da haben wir auch schon das Dilemma: In komplexen Situationen wie der Polytraumaversorgung im Rettungswagen oder einem kritischen Atemweg auf der Intensivstation konkurrieren hunderte von optischen, akustischen und leider auch olfaktorischen Informationen um unsere Wahrnehmung. Unser Gehirn setzt daher Prioritäten und blendet vermeintlich unwichtige Reize zum Teil vollständig aus. Im Extremfall kann diese Ausblendung zum gefürchteten „Tunnelblick" führen und unsere Wahrnehmung wird auf einen zufällig ausgewählten Fokus reduziert.

Um den Gesamtüberblick zu behalten, ist es daher wichtig, die Wahrnehmung so offen wie möglich zu halten. Dabei können uns trainierte Verhaltensmuster oder strukturierte Versorgungsalgorithmen wie das ATLS® oder ITLS® helfen, die Prioritäten immer wieder anzupassen (siehe auch „Entscheidungsprozess").

Infobox

Der Kurzfilm „Whodunnit“ zeigt eindrucksvoll, was passiert, wenn wir mit einer großen Anzahl von Neuinformationen konfrontiert werden.

Situative Wahrnehmung bedeutet zunächst einmal, Sinneseindrücke der Umgebung aufzunehmen. Dabei ist die Fülle an Eindrücken aus unserer Umwelt gewaltig. Um eine ungefähre Vorstellung der zu verarbeitenden Mengen zu erhalten, nutzen wir die Informationseinheit bit. Dabei entspricht ein Buchstabe ca. 5 bit, eine Seite Text hat 1000 bit, und ein Fernsehbild bringt eine Million bit pro Sekunde. Auf der Empfängerseite, also auf der Seite unseres Körpers, können wir über die Augen etwa 10.000.000 bit pro Sekunde aufnehmen, über die Ohren knapp 1.500.000 bit pro Sekunde, und über den Tastsinn ca. 200.000 bit pro Sekunde. Das wohlgemerkt alles im Optimalzustand. Dazu müssen wir nicht nur ausgeruht und aufmerksam sein, sondern auch genügend Motivation besitzen, diese Informationsmenge aufnehmen zu wollen.

Diese so gewonnenen Informationen müssen in einem zweiten Schritt ausgewertet und gefiltert werden. Um die richtigen Entscheidungen und Maßnahmen treffen zu können, ist noch ein dritter Schritt notwendig: die Verknüpfung der Eindrücke untereinander sowie der Abgleich mit bereits gespeicherten Erinnerungen und Assoziationen. Neue Informationen werden auf ihren Wiedererkennungswert hin abgeklopft: Passt das irgendwo hin, gab es bereits eine vergleichbare Situation? Wird ein bekanntes Muster identifiziert, entstehen schnell „Mental Circuits“, also mentale Kurzschlüsse. Wir können dadurch zügiger reagieren. Manchmal führen diese Abkürzungen aber auch zu voreiligen Schlüssen: Was bedeutet eigentlich „Brathering“? Nur weil das Wort irgendwie Englisch aussieht, muss es kein englisches Wort sein. Lies es erneut „auf

Infobox

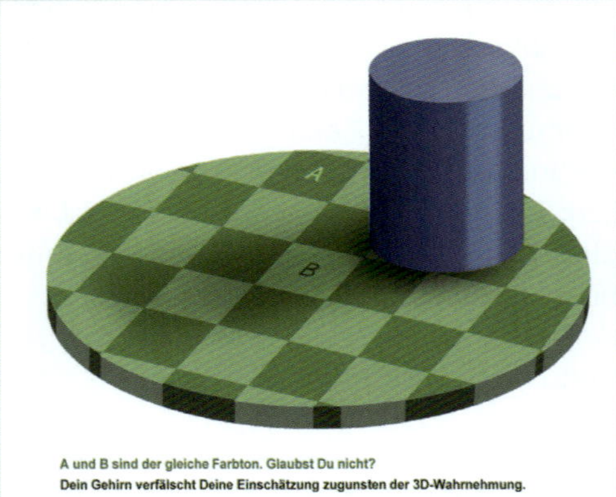
A
B
A und B sind der gleiche Farbton. Glaubst Du nicht?
Dein Gehirn verfälscht Deine Einschätzung zugunsten der 3D-Wahrnehmung.

Feld A und Feld B ist der gleiche Grünton

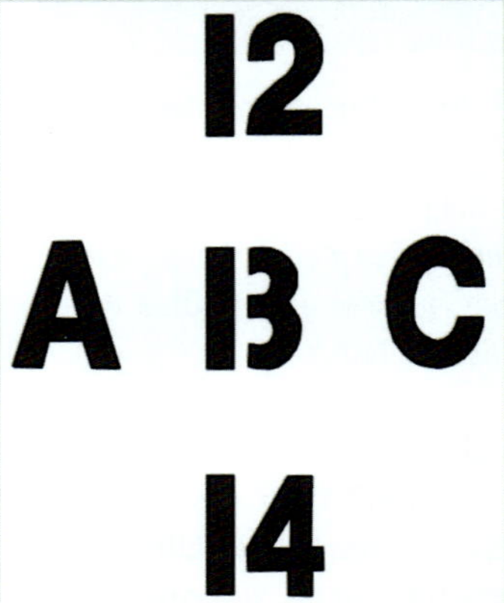

B oder 13?

Wenn wir also nicht mal mehr unseren Augen trauen können, wem denn dann?!
Neben optischen Täuschungen lassen sich natürlich auch das Gehör und selbst unser Tastsinn täuschen: Einer von zehn Smartphone-Besitzern spürt regelmäßig sogenannte Phantomvibrationen in seiner Hosentasche (B. J. Fogg vom „Persuasive Technology Lab“ der Universität Stanford)

Deutsch" durch. Unsere Wahrnehmung funktioniert also ein bisschen nach dem Prinzip: Was nicht passt, wird passend gemacht. Leider können wir kaum unterscheiden, welche Eindrücke real sind und welche Eindrücke durch unsere subjektiven Filter derart verzerrt wurden, dass es nur noch so scheint, als ob. Und das kann im Alltag zu erheblichen Missverständnissen führen.

Ist kein konkretes Handlungsschema verfügbar, bedienen wir uns der Heuristik. Bei einem heuristischen Verhaltensmuster nutzen wir unsere Intuition. Verlassen wir beispielsweise in einer fremden Stadt die U-Bahn, folgen wir meistens der Masse („Herdentrieb"), um den Ausgang zu finden (siehe auch „Entscheidungsprozesse").

All dies passiert in Bruchteilen von Sekunden und meist ohne dass wir es überhaupt bemerken. Der wesentliche Anteil dieser kognitiven Meisterleistung geschieht abseits unseres Bewusstseins. Das kann in kritischen Situationen zuweilen unschöne Folgen haben.

Warum ist diese situative Wahrnehmung überhaupt wichtig? Weil sie die Grundlage all unserer Entscheidungen und Maßnahmen ist und daher maßgeblich den Einsatzverlauf mitbestimmt. Wir wollen wissen, was gerade passiert (Verständnis), welche Anteile des Ereignisses wichtig sind (Priorität) und wohin sich alles entwickelt (Antizipation). Um eine komplexe Situation möglichst vollständig zu erfassen, kann der Einsatz aller Sinnesorgane erforderlich sein.

Das dominierende Sinnesorgan des Menschen ist das Auge. Wir glauben, was wir sehen und sehen, was wir glauben. Dabei lassen wir uns erstaunlich leicht hinters Licht führen, denn kein anderes Sinnesorgan lässt sich so einfach manipulieren wie unser Auge.

Die situative Wahrnehmung ist abhängig von den mentalen Ressourcen. Anders gesagt: Sind unsere kognitiven Kapazitäten (oder „Grüne Kügelchen") reduziert, wird auch die Aufnahmebereitschaft der Sinnesorgane eingeschränkt – ähnlich wie bei einem Computer, dessen Grafikkarte unter maximaler Auslastung des Zentralprozessors ins Stocken gerät. Anders als bei einem Computer versucht unser Gehirn diese Schwäche zumindest kurzzeitig durch Illusionen zu ersetzen. Statt also einen Absturz zu erleiden, wird unserem Bewusstsein eine Wahrnehmung vorgegaukelt, die eventuell gar nicht existiert. Wem dies zu abstrakt erscheint, dem empfehlen wir den Besuch einer Zaubershow, wo ganz bewusst mit der „Distraktion", also der Ablenkung gearbeitet wird. Damit erfüllt unser Gehirn auch eine Art Schutzfunktion: Ist eine Situation zu komplex, kommt es unbewusst zu einer Vereinfachung der Umgebung. Wir stützen uns beispielsweise auf den allerersten Eindruck (**Ankereffekt**), nehmen die Dinge nur noch so wahr, dass sie zum Ersteindruck passen (**Augenscheinvalidität**) und verdrängen Sinneseindrücke, die im Widerspruch zu unserem Ersteindruck stehen (**Bestätigungsfehler**). Das Fatale daran: Wir bemerken es meist gar nicht!

7.1 Illusionen

Wahrnehmung ist alles andere als objektiv. Es ist sogar zu befürchten, dass wir unsere Umgebung überwiegend verzerrt wahrnehmen. Neben dem unbewussten Ausblenden von Sinnesreizen werden wir auch allzu häufig Opfer verschiedener Illusionen:

- **Aufmerksamkeits-Illusion:** Bei starker Ablenkung (Distraktion) werden wir sehr unaufmerksam.
- **Erinnerungs-Illusion:** Erinnerungen werden oft emotional und damit hochsubjektiv abgespeichert.
- **Kompetenz- und Kontroll-Illusion:** Wir überschätzen unser Knowhow und unsere Fähigkeiten.
- **Illusion von Ursache und Wirkung:** Oft verknüpfen wir Ursache und Wirkung rein nach Empfinden.

Dadurch ergeben sich „gefühlte" Wahrheiten, die aus tiefster Überzeugung verkündet und verteidigt werden. Vermutungen werden zu Tatsachen und Tatsachen werden geglaubt. Auch hinter dieser Wahrnehmungs- und Interpretationsschwäche verbirgt sich keine Boshaftigkeit sondern ein Steinzeit-Mechanismus, der uns vor langer Zeit das Überleben erleichtert hat. Im politischen Kontext können diese Formen der Illusion gefährliche Meinungsbilder verursachen. Subjektiv stark gefilterte Eindrücke verfestigen sich zu Überzeugungen und können durch Fakten oft nicht mehr revidiert werden. Dies führt zu Begriffen wie „Postfaktisch" oder „Alternative Fakten", die oftmals eine Folge kognitiver Verzerrungen sind und dann auch vehement gegen Kritik verteidigt werden.

Mustererkennung
Statt alle Informationen eines Gegenstandes bewusst wahrzunehmen, gibt sich unser Gehirn schon mit ein paar wenigen markanten Eindrücken zufrieden und gleicht sie in Bruchteilen einer Sekunde mit gespeicherten Erinnerungen ab. Je dynamischer oder komplexer eine Situation oder je reduzierter unsere kognitiven Ressourcen sind, umso voreiliger treffen wir eine Entscheidung. Das ist einer der Gründe, warum wir ab einer bestimmten Prozessgeschwindigkeit Schrift oder Dosierungen nicht mehr eindeutig identifizieren. Man spricht dann nur noch von „Sehen", aber nicht mehr von „Wahrnehmen". Gefährlich wird dies bei sogenannten „Look-alikes" und „Sound-alikes".

Look-alikes und Sound-alikes
Die Mustererkennung war im evolutionsbiologischen Sinne sicherlich vorteilhaft, hat sie uns doch in der Steppe eine schnelle „Freund/Feind" Erkennung ermöglicht. In der heutigen, eher komplexen Arbeitsumgebung wird diese Mustererkennung aber schnell zur großen Gefahr, vor allem, wenn Gegenstände ähnliche Formen, Farben und Namen haben. So kann ein einheitliches Design von Medikamentenverpackungen oder Ampullen zu Verwechselungen führen. Auch ähnliche Namen wie „Insulin"/„Inzolen" oder „Nabelhernie"/„Narbenhernie" können das erste Glied einer Verkettung unglücklicher Umstände sein. Bei der Gestaltung von Arbeitsplätzen in ohnehin komplexen und dynamischen Bereichen ist es also extrem wichtig, auf Ähnlicheiten zu verzichten bzw. klare Unterscheidungsmerkmale zu definieren. Dies reduziert die Verwechselungsgefahr erheblich. Denke immer daran: Verwechselungen passieren nicht in böser Absicht oder aus Dummheit, sondern weil sich viele Dinge schlichtweg unserer bewussten Wahrnehmung entziehen. Dem können wir nur durch eine Arbeitsplatzgestaltung entgegenwirken, die den menschlichen Faktor mitberücksichtigt (siehe auch „Sicherheits- und Fehlerkultur" sowie die FM-Toolbox).

Target Fixation
Wahrnehmung funktioniert häufig unwillkürlich. Das bedeutet, dass mitunter der Zufall entscheidet, was wir bewusst wahrnehmen. Sind wir mit einem Problem konfrontiert, gelingt uns oft gar keine rationale, nach Priorität strukturierte Wahrnehmung. Wir entscheiden stattdessen intuitiv, wo die Lösung unseres Problems liegen könnte. Fixieren wir dann unsere Aufmerksamkeit auf genau diese Stelle, spricht man von Target Fixation. Wir blenden alle Eindrücke außerhalb dieses vermeintlichen Ziels aus. Gelingt es uns nicht, das Problem innerhalb des fixierten Bereichs zu lösen, werden wir unsicher und empfinden Stress. Gleichzeitig schaffen wir es aber nicht, uns selbstständig von dieser Fixierung zu lösen. Auch hier können Techniken wie „Time-Out", „Step-back" oder eine Checkliste helfen, den Fixpunkt zu lösen und das Augenmerk auf relevantere Dinge zu lenken. Schaut euch noch mal das Bild zu Beginn dieses Kapitels an. Euch ist vermutlich nicht aufgefallen, dass die Defibrillations-Pads auf der falschen Körperseite kleben. Dem Rettungsteam leider auch nicht ... (Eine wahre Geschichte!)

7.2 Mentale Stabilität und Orientierungssicherheit

Natürlich gibt es einen Grund für diese Mechanismen. In der Entwicklung der Menschheit war es unter bestimmten Umständen notwendig, anhand weniger Informationen schnelle Entscheidungen zu treffen. Dabei war es für das Überleben gar nicht wichtig, ob eine Situation vollkommen oder nur teilweise erfasst wurde. Wichtiger war es, dass Dinge schnell einen Sinn ergaben, in einen Kontext passten. Das können wir auch heute noch beim Lesen dieses Textes feststellen:

Praxis-Tipp

„Luat enier Sidtue an eienr elgnhcsien Uvrsnäiett ist es eagl, in wcheler Rhnfgeeloie die Bstuchbaen in eniem Wrot snid. Das eniizg Whictgie ist, dsas der etrse und der lztete Bstuchbae am rtigeichn Paltz snid. Der Rset knan tatol deiuranchnedr sien und man knan es ienrmomch onhe Porbelme lseen. Das legit daarn, dsas wir nhcit jeedn Btuchbaen aeilln lseen, srednon das Wrot als gzanes."

Infobox

D1353 M1TT31LUNG Z31GT D1R, ZU W3LCH3N GR0554RT1G3N L315TUNG3N UN53R G3H1RN F43H1G 15T! 4M 4ANF4NG W4R 35 51CH3R NOCH 5CHW3R, D45 ZU L353N, 483R M1TTL3RW31L3 K4NN5T DU D45 W4HR5CH31NL1CH 5CHON G4NZ GUT L353N, OHN3 D455 35 D1CH W1RKL1CH 4N5TR3NGT.
D45 L315T3T D31N G3H1RN M1T 531N3R 3NORM3N L3RNF43H1GKEIT. 8331NDRUCK3ND, OD3R?
DU D4RF5T D45 G3RNE KOP13R3N, W3NN DU 4UCH 4ND3R3 D4MIT 83G315T3RN W1LL5T :-)

Die mentale Stabilität scheint entwicklungsbiologisch einen so hohen Stellenwert zu genießen, dass wir lieber einer Illusion verfallen als irritiert „einzufrieren". Diesen nur schwer zu beeinflussenden Mechanismus müssen wir berücksichtigen, wenn wir in kritischen Situationen den Überblick verlieren!
Wie macht unser Gehirn das eigentlich? Indem es weitgehend autonom über Fokussierung oder Ausblendung von Sinneseindrücken entscheidet. Besonders fatal daran ist die Tatsache, dass diese Entscheidungen weder objektiv noch zwingend sinnvoll, sondern eher zufällig sind (siehe „Target Fixation").
Die Ausblendung von Informationen kennen wir auch beim „Tunnelblick" oder der „Fixierung". Ziemlich willkürlich starren wir auf einen kleinen Einsatzabschnitt und sind für andere Reize kaum erreichbar. Einer der Gründe, warum Alarmfarben meist grellrot und Warntöne eher laut und eindringlich sind.
Das Vereinfachen oder ein unbewusstes Ausblenden von Informationen birgt zahlreiche Gefahren. Da Lesen in kritischen Situationen keinen evolutionsbiologischen Vorteil hatte, ignorieren wir ab einer gewissen Stressintensität die Beschriftungen von Spritzen oder Perfusoren. Das passiert besonders häufig, wenn die Umgebung sehr komplex und die Abläufe hochdynamisch sind. Unser Gehirn setzt nun auf bekannte Muster, zum Beispiel auf die Farbe des Medikamentes. Problematisch wird es, wenn alles farblos ist: Eine Blockerspritze, die zur Kennzeichnung mit einer weißen Mullkompresse gefüllt ist, wird immer wieder gerne mit der Propofolspritze verwechselt. Diese Mustererkennung verschärft sich dramatisch bei der Verwendung von ähnlichen Ampullen oder Medikamentenaufklebern (siehe auch Kapitel „Sicherheits- und Fehlerkultur").

Beispiel i.v.-Zugang

Als der Notarzt an der Einsatzstelle eintrifft, sind bereits zwei Rettungsassistenten am Patienten. Nach einem schweren Verkehrsunfall war ein ca. 35-jähriger Mann schwerverletzt in seinem Fahrzeug eingeklemmt. Aufgrund einer offenen Oberschenkelfraktur war der Patient bereits im Volumenmangelschock, sodass die Assistenten begonnen hatten, einen Venenzugang zu legen. Da sich diese Maßnahme als schwierig herausstellte, wurde der Notarzt bei seinem Eintreffen um Hilfe gebeten. In den nun folgenden fünf Minuten bemühten sich sowohl der Notarzt als auch drei Rettungsassistenten um einen großlumigen Venenzugang. Gleichzeitig wurde der Patient apnoeisch und entwickelte eine deutliche Zyanose. Obwohl sich vier Profis an den Extremitäten um eine Venenpunktion bemühten, fiel niemandem das blau-graue Hautkolorit auf. Wie konnte das passieren? Die sich entwickelnde Zyanose wurde ausgeblendet und somit dem Bewusstsein vorenthalten. Daher waren weder Notarzt noch Rettungsassistenten in der Lage, die Prioritäten neu zu definieren. Der Patient verstarb noch an der Einsatzstelle aufgrund einer banalen Atemwegsverlegung.

Beispiel Airway

Ein sehr ähnlicher Fall geschah vor einigen Jahren in Großbritannien. Eine junge Frau wurde zur routinemäßigen Tonsillektomie von einem erfahrenen Anästhesisten narkotisiert. Nach dem erwartungsgemäßen Verlust der Spontanatmung ergaben sich allerdings Probleme bei der Anlage einer Larynxmaske. Die SpO_2-Sättigung fiel dramatisch und das Anästhesieteam war über mehrere Minuten nicht in der Lage, den Atemweg zu sichern oder die Patientin ausreichend zu beatmen. Mit Unterstützung eines weiteren Anästhesisten und eines sehr erfahrenen HNO-Arztes wurden in den folgenden 20 Minuten zahlreiche Intubationsversuche unternommen. Das gesamte Team war so auf die technischen Aspekte der Beatmung konzentriert, dass sie ihr Zeitgefühl vollständig verloren. Die Fixierung auf eine Sicherung der oberen Atemwege verhinderte jede weitere Überlegung. Wichtige Impulse wie beispielsweise das bereitliegende Notkoniotomie-Set wurden somit gar nicht wahrgenommen. Selbst nach einer dokumentierten Hypoxiephase von über 30 Minuten war den Beteiligten die Dramatik der Situation nicht bewusst. Nur so ist es zu erklären, dass die Patientin zunächst in den Aufwachraum verlegt wurde. Sie verstarb wenige Tage nach dem Ereignis.

Um das kritische Problem eines schwierigen Atemweges auch unter hohem Stress bewältigen zu können, helfen gut trainierte Algorithmen und Leitsätze wie z. B. DOPE oder „If in doubt, take it out". Entscheidend ist aber - und da sind wir wieder beim Thema Simulation - , dass solche Situationen regelmäßig trainiert und im Realfall konstruktiv nachbesprochen werden.

Infobox

Dieser QR-Code führt euch zum Film „Just a routine operation". Der Familienvater und Pilot Martin Bromiley berichtet in sehr persönlicher Art über die Ereignisse, die zum Tod seiner Frau Elaine führten. Gleichzeitig beschreibt er eindrucksvoll den Einfluss menschlicher Faktoren auf die Situation. Du möchtest Martin Bromiley auf Twitter folgen? @ MartinBromiley

Natürlich können wir die situative Wahrnehmung erhalten, sie sogar zurückgewinnen. Dazu muss uns allerdings bewusst geworden sein, dass sie bedroht oder bereits verschwunden war. Ein Verlust der situativen Wahrnehmung kündigt sich in den meisten Fällen an. So haben wir Gelegenheit, schnell zu reagieren:

7.3 Anzeichen eines drohenden Wahrnehmungsverlusts

- Die Situation ist ungewohnt, es existieren keine abrufbaren Handlungsmuster (Unsicherheit außerhalb der Routine).
- Die Situation entwickelt sich schneller, als dir lieb ist. Du kannst kaum noch folgen, bestenfalls reagieren.
- Informationen ergeben keinen Sinn, kön-

nen nicht in einen Kontext einsortiert werden (Irritation).
- Instinktiv hast du das Gefühl, dass „irgendetwas“ nicht stimmt – das ungute „Bauchgefühl“.
- Deine Gedanken verlangsamen sich, Entscheidungen kommen nur zögerlich, die Kommunikation wird reduziert.
- Die Reizschwelle ist reduziert, der kleinste Auslöser verursacht erhebliche Emotionen (Wut, Angst, Trauer ...).
- Du suchst nach Ablenkung oder einfachen Beschäftigungen (Protokoll, Laborwerte kontrollieren ...).
- Du beschäftigst dich länger als sonst mit einfachen Maßnahmen (Zugang fixieren, Notfallkoffer packen ...).

7.4 Rückgewinnung der situativen Wahrnehmung

- Objektivierung von Eindrücken durch Evaluation sicherer Fakten: „Okay, was haben wir?“ oder: „Ich fasse kurz zusammen, was wir sicher wissen“)
- Team Time-Out, Reevaluation der Gesamtsituation und Konzeption (Planung)
- Geh ein paar Schritte zurück oder zur Seite. Wechsle die Perspektive („Step-back“, kurze Auszeit, Reset).
- Wenn die Personalressource es hergibt: Definiert einen Supervisor. Dieser soll den Gesamtüberblick und das Gesamtziel im Auge behalten und bei drohendem Verlust der Objektivität intervenieren.
- Regelmäßige Re-Evaluationen sind notwendig, um ggf. die Prioritäten neu zu setzen.
- Nutze Leitsätze/mentale Spikes („If in doubt, take it out“ oder „Treat first what kills first“).
- Verlasse dich nicht ausschließlich auf deine Sinne. Gerade das Auge ist leicht zu täuschen!
- Ungereimtheiten/Widersprüche sofort abklären!
- Enge Kommunikation, Mitteilung aller Veränderungen, Meinungen aktiv einholen: „Wie ist eure Meinung/Einschätzung?“
- „Vier-Augen-Prinzip“, Kontrolle durch Teamkollegen

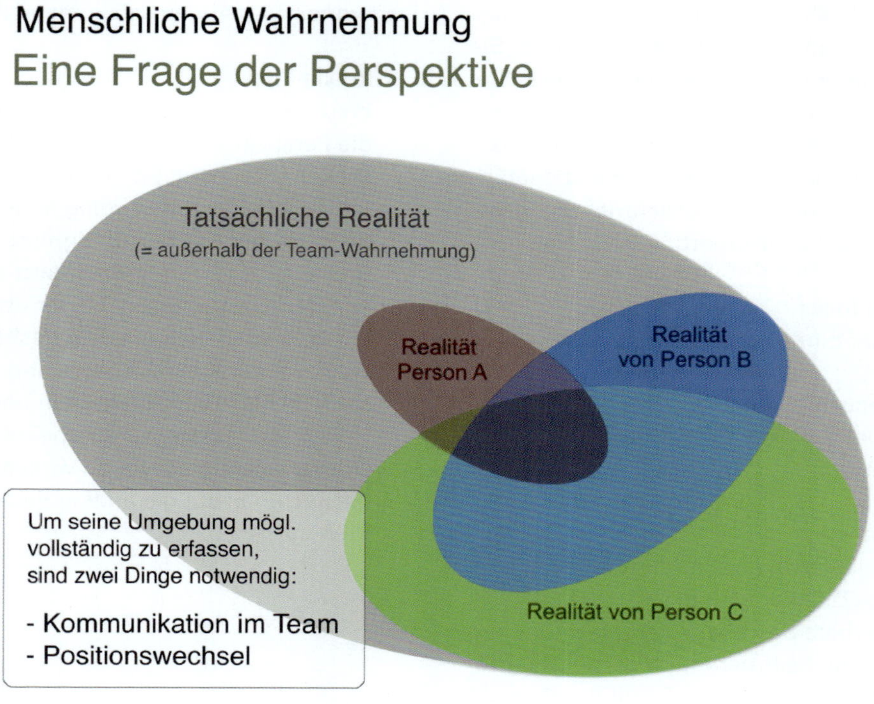

7.5 Die Chance des Zweiteindrucks

Häufig machen wir die Erfahrung, dass ein nachrückendes Team die Situation völlig anders bewertet: Das nachgeforderte NEF bemerkt die ausgeschaltete Heim-Sauerstoffversorgung des COPD-Patienten. Der Oberarzt sieht beim Ablösen im OP, dass alle Infusionen durchgelaufen sind. Das Potenzial des Zweiteindrucks kann in kritischen Situationen entscheidend sein. Statt sich also von der Dynamik mitreißen zu lassen, kommt es der Gesamtsituation oft zugute, wenn das nachfolgende Team möglichst objektiv die Einsatzstelle betritt. Mit einem „Step back" oder einer kurzen Auszeit können wir dieses Potenzial auch ohne zweites Team nutzen.

7.6 Realitätsverlust?

Da wir zunächst einmal alles glauben, was wir sehen, müssen wir mindestens zwei Realitäten unterscheiden: die wahrgenommene (subjektive) und die tatsächliche (objektive) Realität. Die wahrgenommene Realität generieren wir zum Teil unbewusst, zum Teil auch bewusst anhand der eingehenden Informationen. Sie ist also immer eine Konstruktion unseres Gehirns und unseres Bewusstseins. Die objektive Realität findet teilweise außerhalb unserer Wahrnehmung statt, da sie meist deutlich komplexer ist und unsere Wahrnehmungskapazität schnell überfordert.

Individual focus:
Bereich der Einzelwahrnehmung

Shared focus:
Bereich der kollektiven Wahrnehmung (Ziel: Vergrößerung)

Blind zone:
Bereich außerhalb der Einzel- und Teamwahrnehmung (Ziel: Reduktion)
Auch innerhalb des Teams verursacht die unterschiedliche Wahrnehmung erhebliche Probleme. Unsere subjektive Realität entspricht nämlich nie genau der Realität unserer Teampartner. Schon aufgrund verschiedener Standorte und Perspektiven unterscheiden sich die Realitäten aller Teammitglieder zum Teil gravierend! Eine Führungsperson, die nicht unmittelbar mit manuellen Maßnahmen der Patientenversorgung blockiert ist („Hands-off"), könnte durch den regelmäßigen Positionswechsel einen guten Eindruck von der tatsächlichen Realität bekommen. Neue Teammitglieder, die „frisch" in das Szenario einsteigen, können wertvolle Impulse geben (Zweiteindruck). Deshalb ist es wichtig, neue Informationen an das gesamte Team zu geben und bestehende Informationen regelmäßig im Team abzugleichen (Re-Evaluation). Auch dieser Abgleich gelingt im Rahmen eines Time-Out häufig sehr gut. Der Einzelspieler hingegen läuft immer Gefahr, seine subjektive Realität mit der tatsächlichen Realität zu verwechseln.

Berücksichtigt man den Informationsaustausch und wechselt man gelegentlich die Position, lässt sich der gemeinsame Bildausschnitt erheblich vergrößern. Hier gilt der bewährte Teamvorteil: Vier Augen sehen mehr als zwei.

Praxis-Tipp
Wechselt in komplexen Situationen die Perspektive, sofern ihr die Möglichkeit dazu habt. So erhaltet ihr unter Umständen einen völlig neuen Blickwinkel auf die Ereignisse und eure Wahrnehmung erfasst einen deutlich größeren Teil der objekti ven Realität. Schon allein deshalb ist es während einer Reanimation ratsam, die Position zu tauschen und die Herzdruckmassage zu übernehmen. Oder bei einem schweren Verkehrsunfall auch mal auf die andere Seite des PKW zu gehen.

8 Sicherheits- & Fehlerkultur

„Fehler sind dazu da, um aus ihnen zu lernen. Nicht sie zu wiederholen."

Wer das Wort „Sicherheitskultur" in seine beiden Bestandteile trennt, erkennt im zweiten Teil des Begriffs ein wesentliches Problem, welches in Unternehmen häufig auftaucht, wenn es um das Thema Sicherheit geht: Eine Kultur beschreibt immer eine vom Menschen ausgehende Schöpfung und Weiterentwicklung. Sie ist fest im Kollektiv des Teams verankert und wird meist intensiv gepflegt. Daher ist es nachvollziehbar, dass Dienstanweisungen und Auflagen kaum geeignet sind, Sicherheit „von oben nach unten" zu bewirken. Sicherheitsmaßnahmen sind oft aufwändig und zeitraubend. Umso wichtiger ist es daher, diese Sicherheitsroutinen plausibel und nachvollziehbar zu gestalten und auch ausreichend Zeit einzuplanen, diese Routinen anzuwenden. In einer gesunden Sicherheits- und Fehlerkultur geht es also maßgeblich darum, das Verantwortungsbewusstsein jedes Einzelnen zu wecken. Ein Unternehmen, welches einerseits Sicherheitsmaßnahmen einfordert, den Mitarbeitern aber andererseits nicht den zeitlichen Rahmen zur Durchführung dieser Maßnahmen einräumt, macht sich nachhaltig unglaubwürdig. So ensteht schnell der Eindruck, dass Patientensicherheit auf Leitungsebene nur für das nächste Audit oder die geplante Rezertifizierung relevant ist.

Fehler dienen dazu, aus ihnen zu lernen, anstatt sie zu wiederholen. Dazu sind allerdings eine ganze Reihe von Voraussetzungen notwendig. Zunächst muss ein Fehler überhaupt als ein solcher erkannt werden. Darüber hinaus muss ein Fehler kommuniziert und in einem nächsten Schritt analysiert werden: Handelte es sich um einen Denkfehler oder einen bewussten Regelverstoss? War es ein Irrtum oder eine kleine Nachlässigkeit in der Alltagsroutine? Ist die Fehlerursache ein Individualversagen oder Ausdruck eines Systemfehlers? Welche Rolle spielten latente Fehler und welcher aktive Fehler führte zur Komplikation? Und letztendlich die alles entscheidende Frage: Wie können wir diesen Fehler zukünftig verhindern? Eine solche Fehlerkultur setzt allerdings voraus, dass der offene Umgang mit Fehlern gefördert wird und somit eine deutlich höhere Priorität genießt als die Ermittlung und Bestrafung des Verursachers. Auch hier haben die meisten Einrichtungen des Gesundheitswesens einen deutlichen Nachholbedarf. Vordergründig suggeriert die Existenz eines Fehlermeldesystems (CIRS) eine gesunde Sicherheitskultur. Schaut man aber hinter die Kulissen, wird man schnell feststellen, dass der Umgang mit Fehlern in Kliniken und Rettungsdiensten alles andere als gesund ist und weiterhin eine „Culture of blame" gelebt wird.

8.1 Fehlerdefinition

Allgemein gesprochen ist ein Fehler „eine Handlung oder Unterlassung, die zu einem unerwünschten Resultat oder einer signifikant erhöhten Möglichkeit eines solchen führt" (www.medi-learn.de/fehlerdefinition).

Wir möchten uns in diesem Kapitel ausführlich mit der Fehlerentstehung, den verschiedenen Fehlerarten und deren Folgen sowie dem Umgang mit Fehlern beschäftigen. Denn menschliche Fehler sind häufig nur ein Symptom für eine tieferliegende Problematik des Systems, in dem sie auftreten.

Zur Klarstellung der Nomenklatur ist es an dieser Stelle wichtig, latente und aktive Fehler zu trennen, auch wenn in der Gesamtsumme einer Fehleranalyse in aller Regel beide Fehlertypen auftreten. Grundlage dieser Begriffe ist das Schweizer-Käsemodell von James Reason (Siehe auch Abschnitt 8.6).

- **Latente Fehler**; auch latentes Versagen oder Systemfehler: Hierzu zählen strukturelle Schwächen auf Führungs- und Organisationsebene, die im Bereich von Vorbedingungen, Aufsicht und Steuerung bereits vor dem Unfall existierten. Ein klassischer latenter Fehler wäre beispielsweise die geplante Vorhaltung unterschiedlicher, aber äußerlich ähnlicher Infusionslösungen (sogenannte Look-alikes).
- **Aktive Fehler**; auch aktives Versagen oder Personenfehler: Ein aktiver Fehler beschreibt die unmittelbare fehlerhafte Handlung einer oder mehrerer Personen. Um das oben genannte Beispiel fortzuführen, wäre die Verwechselung der ähnlichen Infusionslösungen durch den Anästhesiepfleger der aktive Fehler.

Bei der Analyse von Fehlern geht es also nicht nur darum, menschliches Einzelversagen zu betrachten. Vielmehr gilt es herauszufinden, wie die Einschätzungen und Handlungen von Menschen in der gegebenen Situation überhaupt zustande kamen. Dazu ist es notwendig, sich etwas mit der Anatomie und der Physiologie des Fehlers zu beschäftigen...

Praxis-Tipp
Wie viele latente bzw. systematische Fehler fallen Ihnen auf, wenn Sie an Ihr Arbeitsumfeld denken? Schreiben Sie diese in eine Liste und diskutieren Sie das potenzielle Risiko- und Schadenspotenzial, wenn ein aktiver Fehler hinzukommt.

8.2 Fehlerursachen

Bei der Untersuchung von menschlichen Fehlern fallen häufig Co-Faktoren auf, die eine Fehlerwahrscheinlichkeit deutlich erhöhen. Neben konkreten Faktoren wie Müdigkeit und Konzentrationsschwäche führen auch eine hohe Arbeitsbelastung, unphysiologische Arbeitszeiten oder körperliche Beschwerden wie beispielsweise Hunger oder Schmerzen zu deutlicher Reduktion unserer Leistung (siehe hierzu auch „Stressoren“ und das I'M SAFE-Konzept). Daneben wirken sich auch emotionale Faktoren oder negative Einstellungen wie Resignation, Selbstüberschätzung oder sogar Angst oft negativ auf unser Urteilsvermögen und Performance aus. Sie reduzieren unser Risikobewusstsein und verleiten zu Fehlverhalten (siehe auch Kapitel: „Persönlichkeit & Interaktion“).

8.3 Fehler ist nicht gleich Fehler

Wenn wir uns an eigene „Missgeschicke“ erinnern, fällt uns bald auf, dass es viele unterschiedliche Arten von Fehlern gibt. Manchmal übersehen wir etwas, vergessen vielleicht einen Zwischenschritt. Hin und wieder schleichen sich Denkfehler ein oder wir werden Opfer eines Missverständnisses. Hier wird die Schnittstelle zur Kommunikation deutlich. Und dann haben wir noch die Regelverstöße. Diese können unabsichtlich oder vorsätzlich begangen werden. Die Folgen dieser Fehler können ebenfalls sehr unterschiedlich sein: kleine Ereignisse, die kaum Schaden anrichten, Zwischenfälle mit erheblichen Komplikationen (Beinahe-Katastrophen) oder ein richtiger Unfall mit langfristigen, schlimmstenfalls tödlichen Folgen. Am Anfang einer solchen Katastrophe stehen oftmals sogenannte **„unsichere Handlungen“**. Typische unsichere Handlungen sind beispielsweise unbeschriftete Spritzen oder eine präoperativ falsch markierte Extremität. Aber auch die unleserliche Handschrift des Oberarztes oder zum Verwechseln ähnlich aussehende Ampullen. Unsichere Handlungen lassen sich also in latente oder aktive Fehler einordnen. Kommen zu einer unsicheren Handlung weitere Co-Faktoren wie Müdigkeit oder Disziplinverlust hinzu, kann das Unglück seinen Lauf nehmen.
Bei der Analyse von Fehlern (Ereignisse, Zwischenfälle oder Unfälle) ergeben sich häufig Mischformen. Oftmals liegt eine sukzessive Abweichung von Sicherheitsmaßnahmen zugrunde, dann wird bewusst gegen eine Regel verstoßen und in Kombination mit einem Denkfehler kommt es schließlich zur Katastrophe.

Fehlerursachen

Unsichere Handlungen (Unsafe acts)

Eine Spritze wird aufgezogen und **unleserlich** beschriftet.

Ursachen: Fehlendes Risiko-Bewusstsein, Gleichgültigkeit

Irrtümer (Mistakes)

Eine Spritze wird aufgezogen und **falsch** beschriftet.

- **Denkfehler**
  Fehler durch Schlussfolgerung innerhalb eines Denkprozesses
  Ursachen: Inkompetenz, mangelhafte Erfahrung und Information, Missverständnisse
- **Ausrutscher (Slips)**
  Auch „Autopilot-Fehler“: Fehler durch Nachlässigkeit innerhalb einer Routinehandlung
  Ursachen: Nachlässigkeit, Gleichgültigkeit, Überheblichkeit, aber auch Hektik/Stress

Zuwiderhandlungen (Violations)

Eine Spritze wird aufgezogen und **gar nicht** beschriftet.

- **H1** Bewusste/Fahrlässige Regelverletzung
  Beispiel: Eine rote Ampel wurde bewusst ignoriert.
  - **Poka Yokes (Dumme Fehler)**
    Bewusste Umgehung von Schutzvorrichtungen, Missachtung von Warnungen (z. B. Fixierung des Sicherheitsschalters am Rasenmäher)
- **H2** Unbewusste/Unbeabsichtigte Regelverletzung
  Beispiel: Eine rote Ampel wird übersehen/nicht wahrgenommen (auch „Slip“).
- **H3** Intendierte Regelverletzung
  Beispiel: Die rote Ampel wurde aufgrund einer Güterabwägung ignoriert (Einsatzfahrzeug).
- **H4** Regelverletzung durch Unwissenheit/Unsicherheit
  Beispiel: Was bedeutet eine rote Ampel? (auch „Denkfehler“)

Sukzessive Abweichung (Normalization of deviance)

Eine Spritze wird **unregelmäßig** und irgendwann gar nicht mehr beschriftet.

Beispiel Injektion
Der Medizinstudent Markus verbringt sein praktisches Jahr in einer Kinderklinik. Nach acht Wochen ist er auf der Intensivstation eingeteilt und fest ins ärztliche Team integriert. Neben klassischen Routinearbeiten führt er auch Maßnahmen durch, die normalerweise nicht von Studenten durchgeführt werden. So verabreicht Markus den Kindern Infusionen und Medikamente. Formal ist das zwar nicht gestattet, aber im Alltag existiert seit Jahren eine sukzessive Abweichung von dieser Regel. Die Gabe von intravenösen Antibiotika durch PJ-Studenten ist in diesem Team daher üblich. Am Montagmorgen bereitet Schwester Andrea die Medikamente für ihre kleinen Patienten vor. Maria, ein 14 Monate altes Kleinkind, bekommt aufgrund einer Darmoperation drei Mal täglich eine intravenöse Anti-

biose über einen zentralvenösen Katheter. Zusätzlich erhält sie über ihre Magensonde ein Mal täglich eine orale Antibiose. Um die Antibiotika über die Sonde geben zu können, muss Schwester Andrea die Tablette zerkleinern und mit Wasser zu einem Brei vermischen. Gerade als sie diesen Brei in einer Spritze aufgezogen hat, klingelt das Stationstelefon. Mit den Worten „Hier ist schon mal das Antibiotikum" legt Andrea die Spritze neben das Bett und läuft zum Telefon. Da Markus gerade damit beschäftigt ist, der Patientin etwas Blut aus dem ZVK abzunehmen, kommt es zu einer fatalen Schlussfolgerung: In der Annahme, es handle sich bei der (unbeschrifteten) Spritze um das verordnete i.v.-Antibiotikum, injiziert Markus den Inhalt über den ZVK. Kurz darauf erleidet die kleine Maria schwerste Komplikationen und verstirbt zwei Tage später.

In dieser tragischen Kasuistik sehen wir zahlreiche Fehler mit unterschiedlicher Ursache, die zu einem furchtbaren Unfall geführt haben. Neben der **sukzessiven Abweichung** bestehender Sicherheitsregeln (ein Ausdruck mangelhaften Sicherheitsbewusstseins oder Gleichgültigkeit im gesamten Team) kam es bei der Zubereitung der Medikamente zu einer **unsicheren Handlung**: Der für die orale Gabe zubereitete Brei hätte niemals in eine i.v.-Spritze aufgezogen werden dürfen. Der Telefonanruf, welcher zu einer Handlungsunterbrechung führte, muss als schicksalhaft gewertet werden. Die Aussage „Hier ist schon mal das Antibiotikum" war sicherlich sehr missverständlich. Als der Student die Spritze auf den ZVK setzte, unterlag er einem fatalen **Irrtum**. Gleichzeitig beging er mit der bewussten Regelverletzung „Keine Medikamentengabe durch Studenten" einen H1-Fehler. Ursache dieses tödlichen Fehlers war also eine Kombination aus einem Systemfehler (sukzessive Abweichung), einer **unsicheren Handlung**, einer missverständlichen Äußerung, ein **Irrtum** (Denkfehler) UND einem **bewussten Regelverstoß**. Wer möchte hier Richter sein?

Allein die Unterscheidung verschiedener Fehlerursachen hilft uns bei einer gründlichen Fehleranalyse aber nicht weiter. Die Sache ist nämlich viel komplizierter als gedacht. Eine weitere Differenzierung ergibt sich bei der Frage, ob ein Fehler unvermeidbar/schicksalhaft oder vermeidbar war. Eben das ist der Unterschied zwischen einem unerwünschten Ereignis (UE) und einem vermeidbaren unerwünschten Ereignis (VUE). Eine plötzliche gastrointestinale Blutung nach therapeutischer Antikoagulation kann sicherlich auftreten und gehört zu den klassischen Risiken einer Gerinnungshemmung. Vermeidbar hingegen wäre die gastrointestinale Blutung nach einer versehentlichen Kombination verschiedener Gerinnungshemmer (z. B. eine irrtümlich angesetzte Vollheparinisierung in Unkenntnis einer fortgeführten Marcumartherapie).

8.4 Der Regelverstoß (Violation)

Machen wir uns nichts vor: Jeder hat bereits Regeln missachtet und wird es auch künftig tun. Die Motive, welche zum Regelverstoß führen, sind meist ein Mangel an Disziplin oder schlicht Faulheit. Alltägliches Beispiele sind der Parkschein-Automat, der am anderen Ende der Straße steht ... und man möchte doch sowieso „nur mal kurz" in die Stadt gehen ... oder die rote Fußgängerampel um 3 Uhr morgens in einem kleinen Dorf. Wenn der Sinn von Regeln nicht erkennbar ist, häufen sich die Fälle von Missachtung bis zur „sukzessiven Abweichung", einem weithin akzeptierten Regelverstoß. Verbote werden aus diesem Grund gerne direkt mit einer Strafandrohung verbunden: „Widerrechtlich parkende Autos werden kostenpflichtig entfernt!" Nicht selten missachten wir Regeln trotzdem ganz bewusst, auch wenn ihre Befolgung eigentlich unproblematisch gewesen wäre. Kam es deswegen zu einem Unglücksfall, können wir kaum sagen, warum wir so gehandelt und Gefahren damit billigend in Kauf genommen haben.

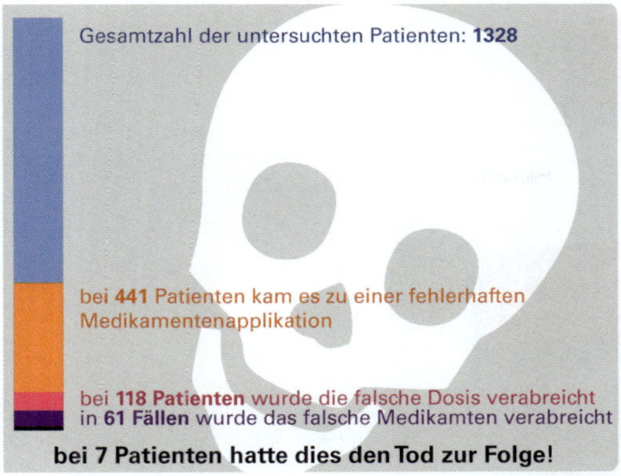

(Quelle: A.-Valentin et al. Errors in administration of parenteral drugs in intensive care units: multinational prospective study BMJ 2009; 338:b814)

Beispielsweise wird vor einer Bluttransfusion auf einen Bed-Side-Test verzichtet, da im Kühlschrank keine Teststreifen vorhanden sind und man auf die Nachbarstation hätte gehen müssen. Hier von einem „Ausrutscher" oder sogar von einem „Denkfehler" zu sprechen, wäre eine unangemessene Verharmlosung. Ohnehin muss kritisch hinterfragt werden, ob es sich bei dieser Art Fehlverhalten überhaupt noch um einen „Fehler" im klassischen Sinne handelt. Im Rahmen der sogenannten „Just Culture" wird diesem Fehlverhalten eine klare Verantwortung und letztlich auch Haftung für den Verursacher zugeschrieben, da es in voller Kenntnis möglicher Folgen entstand und häufig in Faulheit oder einem allgemeinen Disziplinverlust begründet ist (siehe auch „Just Culture" in Abschnitt 8.15).

8.5 Fehlerklassen

Auch hinsichtlich der Folgen wollen Fehler unterschieden werden. Der Beinahe-Fehler, auch „Near-miss-Incident" genannt, beschreibt das rechtzeitige Erkennen eines Ereignisses mit hohem Fehlerpotenzial.

Beispiel Beinahe-Fehler
Unmittelbar vor der Einleitung zur Intubationsnarkose fragt der Patient, ob sein Bandscheibenvorfall für die Rückenmarkanästhesie relevant sei – gerade noch rechtzeitig, bevor er fälschlicherweise eine Vollnarkose bekommen hätte.

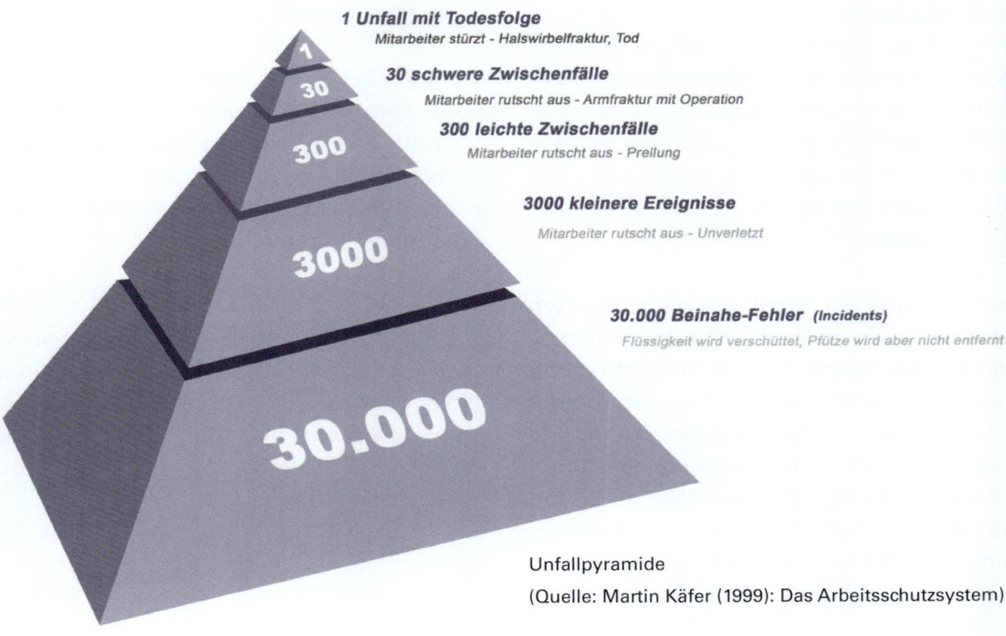

Unfallpyramide
(Quelle: Martin Käfer (1999): Das Arbeitsschutzsystem)

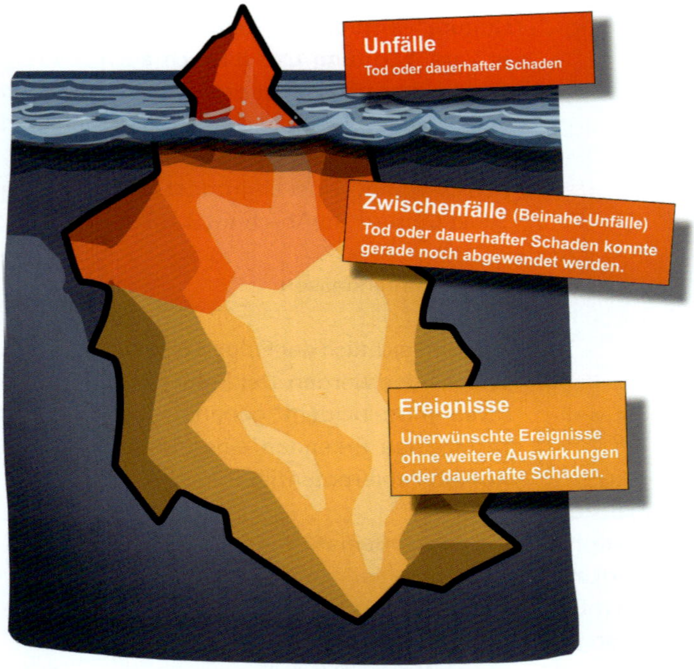
Unfälle
Tod oder dauerhafter Schaden
Zwischenfälle (Beinahe-Unfälle)
Tod oder dauerhafter Schaden konnte gerade noch abgewendet werden.
Ereignisse
Unerwünschte Ereignisse ohne weitere Auswirkungen oder dauerhafte Schaden.

Das „Eisbergmodell" im Vergleich (Quelle: bei DuPont de Nemours, Hans-Böckler-Stiftung Arbeitspapier 10, Düsseldorf)

Das **Ereignis** (auch „Incident") umfasst Situationen, in denen ein Fehler aufgetreten ist, dieser aber rechtzeitig bemerkt und korrigiert wurde. Für den Patienten sind Ereignisse weitgehend folgenlos.

Beispiel Ereignis
Bei der Anlage eines venösen Zuganges wird das Stauband am Oberarm vergessen. Dadurch kann die Infusion nicht einlaufen. Das Team spült den Zugang mehrfach, bevor die venöse Stauung auffällt. Nach Lösen des Staubandes läuft die Infusion problemlos.

Deutlich kritischer sind sogenannte **Zwischenfälle**. Diese auch als „Critical Incidents" bezeichneten Fehler sind dramatischer und können mittelfristig Folgen für den Patienten haben. Zwar wird ein Fehler erkannt und korrigiert, oft allerdings erst mit einer erheblichen Verzögerung. Zwischenfälle sind typische „Beinahe-Katastrophen", in deren Anschluss alle Beteiligten froh sind, dass es „gerade noch mal gut gegangen ist".

Beispiel Zwischenfall
Ein Patient wird unbemerkt von der Beatmung getrennt, gleichzeitig ist der Sättigungssensor nicht angeschlossen. Eine drohende Hypoxie wird durch den zufällig ins Zimmer kommenden Krankenpfleger gerade noch verhindert.

Wird ein Fehler gar nicht erkannt oder korrigiert, sprechen wir von einem **Unfall**. In der Literatur finden sich auch die Begriffe „Severe Incident" oder „Sentinelevent". In diesem Fall sind die Folgen für den Patienten gravierend oder sogar tödlich.

Beispiel
Der Arzt verlässt den Raum, nachdem er einem Patienten statt eines Schmerzmittels versehentlich ein starkes Muskelrelaxanz injiziert hat. Der Patient verstirbt unbemerkt infolge der generalisierten Muskellähmung.

8.6 Die „Verkettung unglücklicher Umstände"

In einer hochtechnisierten und spezialisierten Arbeitsumgebung sind bereits zahlreiche Schutzebenen etabliert, um das Auftreten von Fehlern auf ein Minimum zu reduzieren. Leider beträgt dieses Minimum immer noch ca. 19.000 vermeidbare Behandlungsfehler im deutschen Gesundheitswesen (Quelle: Krankenhausreport 2014; Aktionsbündnis Patientensicherheit und AOK-Bundesverband).
Laut dem Wissenschaftlichen Institut der AOK (Wido) treten im Krankenhausbereich unerwünschte Ereignisse in einer Größenordnung von 5-10% auf. Bei 2-4% der Patienten kommt es zu schadhaften Zwischenfällen und in 0,1% zu Todesfällen. Grundlage dieser Einschätzung sind ca. 19 Mio. Klinikfälle/Jahr. Somit versterben durch Behandlungsfehler im Krankenhaus etwa fünfmal so viele Menschen wie im Straßenverkehr.
Nachdem wir uns bereits mit den verschiedenen Fehlerursachen und Fehlerklassen beschäftig haben, widmen wir uns in diesem Kapitel der sogenannten „Fehlerdynamik". Welche Wege schlägt ein Fehler typischerweise ein, wie entwickelt sich eine unsichere Handlung zu einem fatalen Unfall?
„Ein Fehler macht noch keinen Unfall" ist ein häufig verwendetes Zitat. Was also muss konkret passieren, damit eine Bagatelle zu einer Katastrophe wird? Am einfachsten lässt sich dieser Mechanismus mit Hilfe des „Schweizer-Käse-Modells" von James Reason aus dem Jahr 1999 erläutern:

Tritt ein Fehler – egal welcher Art – auf, gibt es bereits in der Startphase zahlreiche Sicherheitsebenen, um diesen Fehler zu „enttarnen" bzw. die weitere negative Entwicklung rechtzeitig aufzuhalten. Betriebsinterne Standards und die Strukturierung unseres Arbeitsbereichs sind hilfreich, Fehler bereits in der Entstehung zu verhindern. Manche dieser Sicherheitsebenen fallen uns nicht mal mehr auf: Allein die Tatsache, dass die Intubation durch ein erfahrenes Anästhesie-Team durchgeführt wird und die Vitalwerte des Patienten überwacht werden, generiert Sicherheit. Bereits in dieser Phase kann der Patient davon ausgehen, durch fachliche und handwerkliche Kompetenz sowie technische Unterstützung sicher eingeleitet zu werden.

Eine weitere Sicherheitsebene bietet die trainierte Kommunikation zwischen dem Anästhesisten und seiner Pflegekraft. Der regelmäßige Abgleich von Informationen, die Re-Evaluation und sogenannte „Cross-Checks" erfüllen hier eine wichtige Sicherheitsfunktion, sofern sie regelmäßig und strukturiert durchgeführt

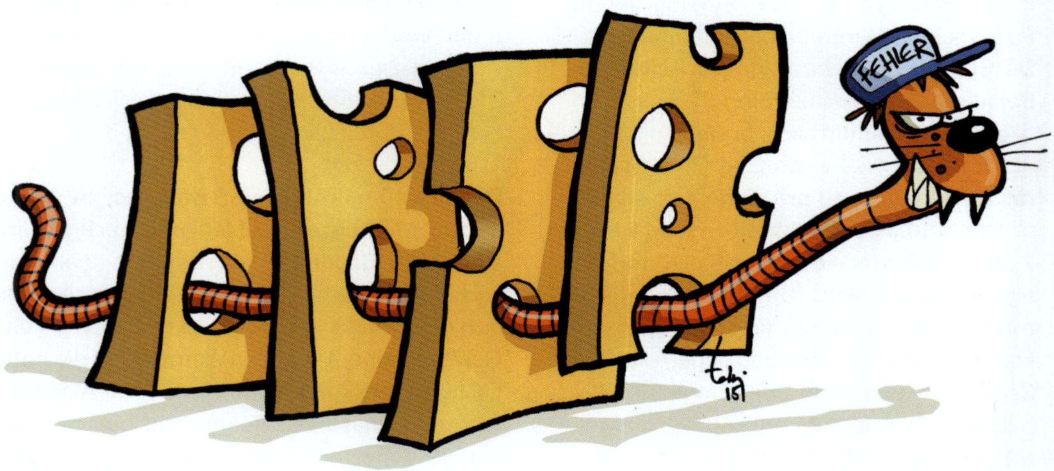

Modifiziertes „Modell nach Reason"

werden (siehe auch Kapitel „Kommunikation"). Zusätzlich greifen auch hier weitere Sicherheitssysteme wie Monitoring, Alarmgrenzen und technische Sperrmechanismen, um beispielsweise ein Minimum von 30% Sauerstoff zu garantieren selbst wenn das Team Geräteeinstellungen vorgenommen hat, die zu einer Schädigung des Patienten geführt hätten (siehe hierzu auch „Forcing 8.8)!
Doch egal wie zahlreich die Sicherheitsebenen auch sein mögen: Das letzte Glied in der Kette ist und bleibt der Mensch. Spätestens dann, wenn alle Sicherheitsebenen, Hinweise und Alarmtöne versagt haben, kann nur noch das Team einen Unfall verhindern. Es ist in dieser Hinsicht durch keine Maschine der Welt ersetzbar, und in solchen Momenten kommen dem Wissen um menschliche Faktoren, der Kenntnis der eigenen Stärken und Schwächen sowie nicht zuletzt dem regelmäßigen Training besondere Bedeutung zu.

Beispiel Hypoxie

Der 31jährige Matthias befindet sich im 3. Jahr seiner Ausbildung zum Anästhesisten. An diesem Freitagnachmittag ist er mit der ebenfalls jungen Anästhesieschwester Eva in der Narkoseeinleitung des gynäkologischen OPs tätig. Kurz vor dem wohlverdienten Wochenende wurde eine Abrasio nachgemeldet, die 30jährige Patientin hat keine Vorerkrankungen und Vornarkosen waren bisher unauffällig.
Die Stimmung ist entspannt bis heiter, alle Beteiligten wollen den Eingriff so schnell wie möglich hinter sich bringen. Matthias dreht den Sauerstoff am Narkosegerät auf 10 Liter und präoxygeniert die Patientin. Auffällig ist bereits nach kurzer Zeit ein diskreter Abfall der Sauerstoffsättigung bis auf 95 %. Da die Maskenbeatmung problemlos ist und sich der Brustkorb der Patientin hebt und senkt, platziert Schwester Eva den Sättigungs-Clip zunächst auf einen anderen Finger. Trotz weiter abfallender O_2-Sättigung entschließt sich Matthias zur Intubation. Diese gelingt ebenfalls komplikationslos, die Atemgeräusche sind beidseits vesikulär, über dem Magen sind keine Geräusche auskultierbar. Ein schriller Alarmton ertönt, den aber weder Matthias noch Eva zuordnen können. Daher wird die Alarmfunktion für zwei Minuten deaktiviert. Trotz sicherer Intubation und einem Minutenvolumen von 6 Litern fällt die Sauerstoffsättigung erheblich. Das Pulsoxymeter zeigt inzwischen einen Wert um 70 % die Patientin wird nun erkennbar zyanotisch. Panik macht sich breit, denn weder Arzt noch Schwester können sich die Diskrepanz zwischen der offensichtlich guten Beatmung und dem Sättigungsabfall erklären. Das macht einfach keinen Sinn (siehe auch: situative Wahrnehmung). Bei einer Sauerstoffsättigung von 45 % entschließt sich Matthias eher aus Verzweiflung zu einer maximalen Reduktion aller Geräte. Er trennt die Patientin vom Kreisteil und übernimmt die Beatmung manuell mithilfe eines Beatmungsbeutels. Obwohl die Patientin nun mit Raumluft (21 % O_2) ventiliert wird, steigt die Sauerstoffsättigung in den folgenden Minuten auf 95 % an. Erst jetzt hat das Team ausreichend mentale Ressourcen, um sich mit der Fehlerursache zu beschäftigen. Matthias fällt auf, dass er während des Patientengesprächs die Sauerstoffzufuhr des Kreisteils aufdrehen wollte, dabei allerdings versehentlich den Lachgas-Flow aufgedreht hat. Ursache der Hypoxie ist die Verdrängung von Sauerstoff durch Lachgas gewesen!

Der ursprüngliche Fehler war also, in einem kurzen Moment der Ablenkung Lachgas anstelle von Sauerstoff aufzudrehen (Fehlerursache: Ausrutscher/Slip). Dieser Fehler konnte sich unbemerkt weiterentwickeln, auch als das Gerät mit einem schrillen Warnton auf die hohe Lachgaskonzentration hinwies (der Alarmton war dem Anästhesie-Team nicht bekannt und konnte daher nicht zugeordnet werden). Erst als die Situation vollends zu eskalieren drohte, besann sich der junge Assistenzarzt auf ein schon länger zurückliegendes Simulationstraining und reduzierte alle denkbaren Fehlerquellen auf ein Mimimum, um die komplexe und dramatische Situation für sich beherrschbar zu machen (KISS: „Keep it simple and stupid"). Eine technische Sperrfunktion, die eine Lachgas-Konzentration über 70 % verhindert hätte, war in dem Kreisteil übrigens nicht installiert. Fazit: Menschen machen Fehler, und die Verkettung von Fehlern führt zu Unfällen!

8.7 Risiken kumulieren

Potenzielle Risiken und Gefahren addieren sich: Nehmen wir die junge Assistenzärztin, die an einem Montagmorgen aus verschiedensten Gründen nur wenig kognitive Ressourcen hat. Kaum in der Klinik angekommen, entsteht ein Konflikt mit ihrer Oberärztin, der im Team nicht aufgefangen werden kann (pathologischeTeamkultur). Um 10 Uhr soll sie die Traumaversorgung im Schockraum unterstützen (Überforderung) – die Abläufe sind komplex und hochdynamisch. In der Hektik werden Spritzen nicht mit den notwendigen Medikamentenaufklebern versehen (sukzessive Abweichung). Missverständliche Kommunikation („Gib mal schnell die 5ml-Spritze rüber") führt dazu, dass die Ärztin wahllos die erstbeste 5ml-Spritze nimmt (Mustererkennung bei reduzierter Wahrnehmung). Unmittelbar vor Injektion wird das Licht im Schockraum gedimmt, damit der Viszeralchirurg eine Abdomen-Sonographie durchführen kann. Es kommt zu einer akzidentellen Fehlapplikation ...

Beispiele für Irrtümer, unsichere Handlungen und potenzielle Fehlerquellen:

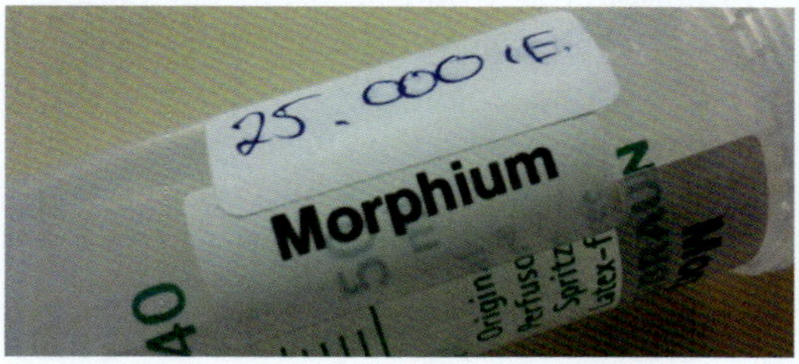

Was ist in der Spritze: Morphin oder doch Heparin?

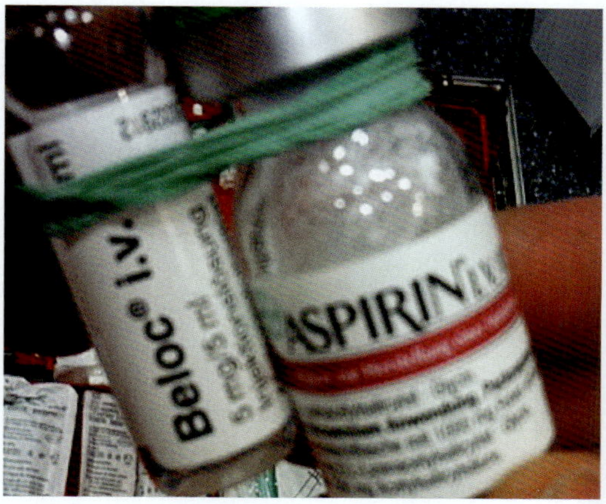

Folge eines Ausrutschers (Ablenkung?)

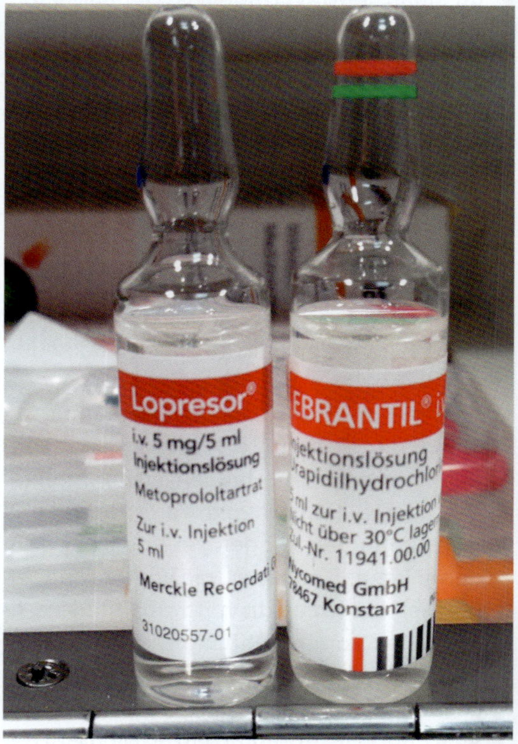

Look-alikes

8.8 Forcing - technische Zwangsfunktionen

Eine einfache, aber sehr effektive Möglichkeit zur Minimierung menschlicher Fehler ist das sogenannte „Forcing". Der Begriff beschreibt technische Zwangsfunktionen, die verhindern sollen, dass eine fehlerhafte Anwendung durch den Benutzer überhaupt möglich wird. Dies folgt ein bisschen dem Prinzip: „Jeder mögliche Fehler wird irgendwann auftreteten, also muss der Fehler technisch unmöglich gemacht werden". Forcing ist somit eine technische Sicherheitsebene, deren Aufgabe es ist, kognitive Schwächen des Anwenders zu kompensieren. In Systemen mit hoher Dynaxity kann das lebensrettend sein. Dies lässt sich am besten anhand einiger Beispiele erklären:

- Der Geldautomat gibt zunächst die EC-Karte zurück und öffnet erst danach den Zugriff auf das Bargeld. In einer anderen Reihenfolge müssten wir vermutlich regelmäßig den Kundenservice der Bank aufsuchen, um unsere vergessene EC-Karte abzuholen.
- Der Tankdeckel ist fest verbunden mit der Tankklappe. Er kann somit nicht mehr auf dem Autodach vergessen werden, wie es dem einen oder anderen noch in den 80er Jahren regelmäßig (aufgrund von Müdigkeit, Ablenkung etc.) passiert ist.
- Ein Diesel-Zapfhahn passt nicht mehr in einen Benziner-Tank. Umgekehrt gilt das zum Leidwesen etlicher Falschtanker leider nicht.
- Der Motor des Rasenmähers läuft nur, wenn die Sicherungs-Kontakte am Griffbügel mit beiden Händen zusammengedrückt sind. So wird eine Verletzung durch die rotierenden Klingen verhindert... es sei denn, jemand sabotiert die Vorkehrung, indem er die Kontakte mit Kabelbindern fixiert. Hier kommen häufig Disziplinverlust und Selbstüberschätzung zusammen. Das Ergebnis ist zunächst eine sukzessive Abweichung und in einem kurzen Moment der kognitiven Überforderung eine Fingeramputation.
- Bei Narkosen würde die versehentliche Beatmung mit reinem Lachgas zu einer tödlichen Hypoxie führen. Deshalb wurde die Lachgas-Beimischung mit technischen Mitteln auf 70 Prozent begrenzt, um zumindest einen 30-prozentigen Raumluftanteil zu garantieren. Das Ausschließen einer Hypoxie durch Fehlbedienung erhöhte in diesem Fall sowohl die Patienten- als auch die Anwender-Sicherheit.

8.9 System-Resilienz

Mit dem Begriff der individuellen Resilienz haben wir uns bereits im Kapitel „Persönlichkeit & Interaktion" beschäftigt. Die Resilienz oder auch „Widerstandsfähigkeit" lässt sich ebenso wie der Begriff der Verletzbarkeit (Vulnerabilität) auf ganze Systeme übertragen. So kann man von einer Team-Resilienz, einer Abteilungs-Resilienz oder sogar von einer Organisations-Resilienz sprechen. Welchen Einfluss haben Zwischenfälle oder Unfälle auf diese Systeme, wie reagieren sie akut und welche nachhaltigen Effekte haben solche Ereignisse innerhalb des System?

Schauen wir uns ein Retttungs-Team an: Der Notarzt verliert – aus welchen Gründen auch immer – die Kontrolle und ist nicht mehr in der Lage, den Patienten adäquat zu versorgen. Ist die Team-Resilienz hoch genug, sodass andere Teammitglieder die unmittelbare Versorgung übernehmen können? Oder handelt es sich um ein zentralistisches Team, das nach Verlust der Führungskraft vollkommen handlungsunfähig wird? Und wie geht das gesamte Team zukünftig mit der Bewältigung ähnlicher Situationen um? Versagt das Team bei der Versorgung des Patienten und macht sich im weiteren Verlauf schwere Vorwürfe oder erwächst aus diesem Konflikt ein nachhaltig gestärktes Team?

Besteht innerhalb eines Teams eine hohe Resilienz, zeichnet es sich oftmals durch einen starken Zusammenhalt aus.

Die Teamstruktur ist eher kollektivistisch als individuell orientiert, und es besteht ein Klima der gegenseitigen Wertschätzung. Im besten Fall entsteht ein sogenannter Korpsgeist, welcher oftmals ein hohes Maß an Resilienz aufweist.

Übertragen wir den Resilienz-Begriff auf ein komplettes Klinikum, könnte man folgendes Szenario entwickeln: Aufgrund einer anonymen Anzeige kommt es zu einem medialen

Hygieneskandal. Geht das Klinikum mit einer Qualitätssteigerung aus dem Skandal hervor oder muss es Insolvenz anmelden? Eng verbunden mit der Resilienz sind die Begriffe „Sicherheitsebene", „Redundanz" und „Fehleranalyse". Welche systemischen Strukturen sind vorhanden, um Krisen aufzufangen, gibt es ausreichend Stützpfeiler, die seine Tragfähigkeit sicherstellen, auch wenn ein grosser Druck auf das System einwirkt? Wie wird innerhalb des Systems mit Fehlern und Krisen umgegangen? Übernehmen alle Teammitglieder Verantwortung für sich und andere? Existiert eine Kultur gegenseitiger Wertschätzung und ein aufrichtiger Wille, aus Fehlern zu lernen (hierzu auch „Persönliche Resilienz" in Kapitel 2)?

8.10 Sicherheitskultur/ „Company Safety Culture"

Wir arbeiten inmitten einer sogenannten „High-Risk-Environment". Hohes Risiko bedeutet, dass Fehler ganz erhebliche, schlimmstenfalls sogar tödliche Auswirkungen haben können. Wir haben bereits gelernt, dass der Mensch – so fehlbar er in kritischen Situationen auch sein mag – Dinge zum Guten wenden kann. Und grundsätzlich darf im Gesundheitswesen davon ausgegangen werden, dass Fehler meist unabsichtlich geschehen. Man kann wohl voraussetzen, dass kein Rettungsassistent und kein Mediziner bewusst und fahrlässig das Leben von Patienten riskiert oder seine Schädigung billigend in Kauf nimmt (Ausnahmen bestätigen bekanntermaßen die Regel). Deshalb wird es Zeit, von der „Culture of Blame", von der Theorie des Einzelversagens abzurücken und menschliche Fehler im Kontext komplexer Systeme zu betrachten. Denn wenn Fehler eine „Verkettung unglücklicher Umstände" sind, sollte eine genauere Analyse dieser Umstände durchaus sinnvoll sein! 80 % aller Fehler entstehen übrigens aufgrund von Organisations- und Kommunikationsmängeln.
Der Idealzustand ist die „High-Reliability-Organization" (HRO): ein Unternehmen, welches seine Risiko- und Fehleranfälligkeit klar zur Kenntnis nimmt und mit verschiedenen strukturellen Maßnahmen ein offensives Fehlermanagement betreibt. Dazu gehören ein vorwurfsfreies Arbeitsumfeld, eine hierarchie- und fachübergreifende Kooperation und die allseitige Bereitschaft zur Sicherheitsmaximierung und Fehlerminimierung. Nicht zuletzt gehört dazu aber auch die Möglichkeit einer sanktionsfreien Fehlermeldung. Solche günstigen Rahmenbedingungen lassen sich nicht per Dienstanweisung herbeiführen. In einigen Arbeitsbereichen mit hohem Risikopotenzial wurden stattdessen übergeordnete Sicherheitsmanagement-Systeme etabliert. In der Luftfahrt sind diese sogar unerlässliche Voraussetzung für die Erteilung einer Betriebserlaubnis. Dies gilt leider nicht für Einrichtungen des Gesundheitswesens. In Deutschland existieren zur Zeit gar keine effektiven Kontrollorgane zur systematischen Überwachung der Patientensicherheit.

In diesem Zusammenhang ist eine begriffliche Klärung notwendig: Häufig wird das Qualitätsmanagement (QM) mit dem Risikomanagement (RM) verwechselt. Zwar verfolgen beide dasselbe Ziel, jedoch mit etwas unterschiedlichem Ansatz. Beim Qualitätsmanagement geht es vor allem um Standards, deren Einhaltung in der Gegenwart Qualität sichern soll. Die Vorgehensweise beim Risikomanagement ist hingegen präventiv. Risiken und Fehlerquellen sollen rechtzeitig erkannt und verringert oder beseitigt werden, bevor in der Zukunft eventuell ein Unglück geschieht. Letztlich ist das Anliegen aber dasselbe, und umso mehr muss es erstaunen, dass die Bewertung von Risiken im Qualitätsmanagement kaum eine Rolle spielt. Es kann der Eindruck entstehen, dass es beim Qualitätsmanagement primär um den Erwerb eines Zertifikats und dessen Außenwirkung geht. (Quelle: Dr. Christopher Niehues, LL.M und Prof. Dr. M. Wessels; Rettungsdienst, 12-2012, 35. Jahrgang 1164)
Auch muss die kritische Frage erlaubt sein, welche Ziele das Risiko- und Qualitätsmanage-

ment im Fokus hat. Handelt es sich beispielsweise bei der sogenannten Prozessoptimierung um Verbesserungen der Versorgungsqualität oder stehen alternativ nicht eher Maßnahmen zur Kostenminimierung und Erlössteigerungen an erster Stelle? Weitergehende Überlegungen und Diskussionen überlassen wir gerne dem Leser.

8.11 „Red Rules“

Eine ganz konkrete Maßnahme, die als gutes Beispiel für effektives Risikomanagement dient, ist die Einführung sogenannter „Red Rules“: Hat eine Maßnahme ein extrem hohes Risiko-Potenzial, sind strenge Regeln zur Sicherung des Prozesses notwendig. Diese Regeln können beispielsweise essenzielle Grundlagen oder Bedingungen definieren, deren Nichteinhaltung zum sofortigen Abbruch der Maßnahme führen würde. Diese Regeln müssen als unantastbar gelten, damit sie auch von undisziplinierten oder frustrierten Mitarbeiter/innen immer und in jedem Fall befolgt werden. In der Industrie sind diese „Red Rules“ länger etabliert. Auch in der Medizin kennen wir solche Regeln prinzipiell: Keine Bluttransfusion ohne vorhergehenden Bedside-Test. Keine Narkose-Einleitung ohne Anästhesist **und** Anästhesie-Pflegekraft. Kein Hautschnitt vor einem Time-Out. „Red Rules“ generieren ein hohes Maß an Betriebssicherheit. Da sie dazu gedacht sind, schwere Zwischenfälle zu verhindern, kann jedes Teammitglied bei einer drohenden (oder tatsächlichen) Regelverletzung den Prozess stoppen, ohne dafür Sanktionen seitens des Arbeitgebers zu fürchten. Würde man beispielsweise die präoperative Kennzeichnung des OP-Gebiets als „Red Rule“ definieren, könnte eine fehlende Markierung zum Abbruch der Narkose-Einleitung führen, ohne dass es zu einem Streit zwischen Anästhesie und Operateur kommt. Die Rede ist von einer Sicherheitskultur, die in der klinischen Praxis zurzeit allerdings kaum vorstellbar ist.

8.12 „Human Factor Engineering“

Auf Intensivstationen, in Rettungswagen und Operationssälen hat der Anteil an Geräten und Monitoren deutlich zugenommen. Je unübersichtlicher eine Arbeitsumgebung, desto reduzierter die Wahrnehmung in kritischen Situationen (siehe hierzu das Kapitel „Situative Wahrnehmung“). Deshalb ist die einfache und einheitliche Gestaltung von Geräten ein wichtiger Sicherheitsfaktor, der Komplexität reduzieren kann. Intuitive Bedienung und vergleichbare Menüstrukturen sowie ein identisches Alarmton- und Farbkonzept sind bei der Fehlervermeidung hilfreich. Technische Zwangsfunktionen (Forcing), die menschliche Schwächen kompensieren sollen, sind ebenfalls eine sinnvolle Sicherheitsebene. Absolut essenziell ist die einheitliche Vorhaltung von Medikamenten in Bezeichnung, Kennzeichnung, Konzentration und Dosierung. Unterschiedliche Ampullarien und nahezu identisch gestaltete Ampullen sind eine häufige und gleichzeitig vermeidbare Fehlerquelle mit zum Teil katastrophalen Folgen! Ebenso gefährlich ist die Verwendung unterschiedlicher Dosierungen: Auf Perfusoren finden sich selbst innerhalb einer Klinik die verschiedensten Flussraten in mg/ml, µg/min, mg/

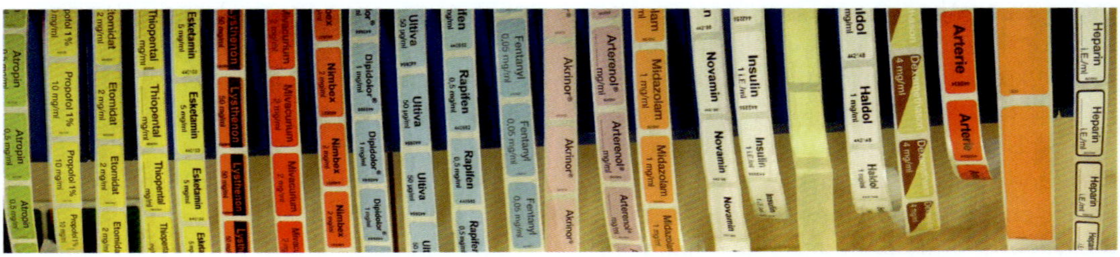

Eine einheitliche wirkstoffbezogene Farbkennzeichnung von Medikamenten (ISO 26825)

kg, KG/h usw. Darüber hinaus empfehlen wir die einheitliche Ausstattung von Schubladen, Fächern, Rucksäcken oder Taschen mit eindeutiger Farbgebung und Kennzeichnung. Berücksichtigt man all diese Faktoren schon bei der Konzeption von Medizinprodukten und der Gestaltung von Arbreitsplätzen, kann von **„Human Factor Engineering“** bzw. **„Human Factor Design“** gesprochen werden. Ein mangelhaftes Risikobewusstsein oder betriebswirtschaftliche Aspekte dürfen hier nicht als Begründung für ein chaotisches Personal-, Geräte- oder Medikamentenmanagement aufgeführt werden.

Umgebungssicherheit

- einheitlicher Gerätepark (Bedienung/Menüstrukturen, Warntöne/Warnfarben)
- einheitliche Ausstattung (Schubladen, Rucksäcke, Taschen)
- einheitliche Medikamente (Präparat, Konzentration/Dosierung/Flussrate, Kennzeichnung)
- „Red Rules“, also kategorische Regeln, deren Nichteinhaltung zum sofortigen Abbruch der Maßnahmen führt!

Auch durch die Art, wie wir kommunizieren, können wir die Sicherheit am Risikoarbeitsplatz deutlich erhöhen:

- einheitliche Kommunikation (Kommunikationsstandards wie „Time-Out“ oder definierte Call-Outs
- Cross-Check/Doppel-Check/„Read-back“ (Closing Loop, 4-Augen-Prinzip)
- regelmäßige Sicherheits-Checks (vor, während und nach kritischen Phasen)

8.13 Let´s talk about...

Fehler fristen ein trauriges Dasein. Meist werden sie in dunklen Kellern bei Wasser und Brot gehalten. Wir reden nicht über sie, möchten nicht einmal an sie erinnert werden. Tragischerweise vergessen wir sie tatsächlich irgendwann. Dabei könnte man so viel aus Fehlern lernen. Wir müssen uns gar nicht mit der Frage beschäftigen, ob Fehler passieren. Vielmehr scheint es so, als ob das Auftreten von Fehlern in hochkomplexen Systemen eine Art natürliche Konstante ist. Freunden wir uns daher lieber gleich mit dem Gedanken an, dass der Fehler ein alltägliches Phänomen ist. Und trotzdem (oder gerade deshalb) müssen wir Mechanismen entwickeln, um diesen Fehlern offen gegenüberzutreten. Nur wenn wir Fehler veröffentlichen und analysieren, können wir und andere aus ihnen lernen. Denn das eigentliche Drama liegt in der Wiederholung ein- und desselben Fehlers.

Fehlerfrei?

30 % der Intensivpflegekräfte und Ärzte verneinen das Auftreten von Fehlern im Rahmen ihrer Tätigkeiten! (Quelle: Sexton et al. BMJ 2000, S. 745)

- Jeder macht (irgendwann, irgendwo) Fehler.
- Fehler passieren unaubhängig von Qualifikation, Position und Erfahrung.
- Fast niemand macht absichtlich Fehler. (Wie hoch ist der Anteil an fahrlässigem Verhalten?)
- (Fast) jeder Fehler hat eine systemische Komponente (die juristisch leider selten berücksichtigt wird!).

8.14 Fehlermeldung/Fehlermeldesysteme

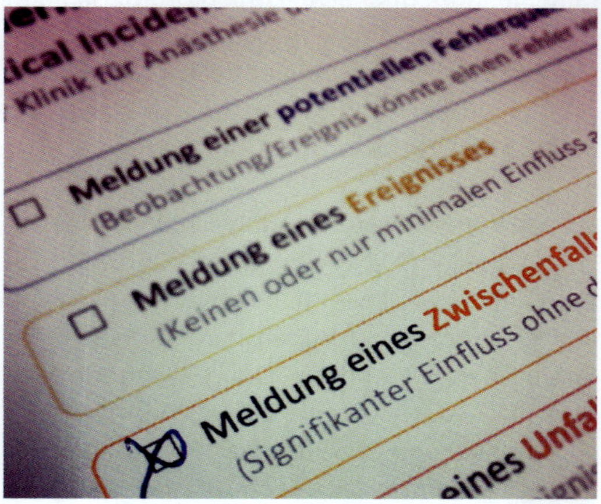

Es gibt inzwischen zahlreiche Möglichkeiten, Fehler transparent und öffentlich zu machen.

Das an der Medizinischen Hochschule Hannover entwickelte 3B-Konzept® (Berichten, Bearbeiten, Beheben) geht in diese Richtung. Der Bericht eines Fehlers wird über Systeme wie beispielsweise **CIRS** (Critical Incident Reporting System) ermöglicht. Aber auch ein sogenannter „**Fehlerberater**" kann in der Funktion einer Ombudsperson als Ansprechpartner fungieren. Eine weitere Möglichkeit ist die Ausbildung von Mitarbeiter zu Risikomanagern.
Erkenntnisse über abteilungsspezifische Risiken und Zwischenfälle würden schnell identifiziert und weitergeleitet. Interdisziplinäre Teams könnten nach einer Fehlermeldung eine genaue Analyse des Fehlers vornehmen und präventiv tätig werden. Auch die Nachbesprechung von Ereignissen, Zwischenfällen und Unfällen sowie interdisziplinäre Mortalitäts- und Morbiditätskonferenzen ermöglichen den kollegialen Austausch bei komplexen Fällen. Dies setzt allerdings eine bereits stabile Team- und Fehlerkultur voraus, deren Basis die gegenseitige Wertschätzung ist. Alle Systeme bieten anonym oder nicht-anonym die Möglichkeit, potenzielle Fehlerquellen oder bereits aufgetretene Fehler zu veröffentlichen. Ein guter Indikator für eine gesunde Fehlerkultur innerhalb eines Teams ist übrigens ein hoher Anteil nicht-anonymer Fehlermeldungen. Diese Teams zeigen damit deutlich, dass Fehler alltäglich sind und nur eine ehrliche und offensive Fehlerkommunikation zu einer nachhaltigen Verbesserung führt. Von diesem Ideal sind wir leider noch weit entfernt.

8.15 HFACS-Konzept

Das „Human Factors Analysis and Classification System" (HFACS) wurde 2007 am Civil Aviation Medical Institute und der University of Illinois in Urbana-Champaign von Dr. Scott Shappell und Dr. Doug Wiemann entwickelt. Ziel war es, die zahlreichen Faktoren zu identifizieren, die innerhalb komplexer Arbeitsumgebungen zu unerwünschten Ereignissen, Zwischenfällen oder Unfällen führen. Ursprünglich wurde HFACS dabei von der US Air Force zur Analyse menschlicher Fehler in der Luftfahrt genutzt. Nicht zuletzt aufgrund der Tatsache, dass ca. 70% der Zwischenfälle und Unfälle durch menschliche Fehler verursacht oder begünstigt werden, erschien es sinnvoll, diese Faktoren in die Analyse von Zwischenfällen und Unfällen mit einzubeziehen.
Die wesentliche Grundlage von HFACS ist das „Schweizer-Käse"-Modell von James Reason (1990), welches davon ausgeht, dass ein Fehler mehrere Sicherheitsebenen passieren muss, bevor es überhaupt zu einem Zwischenfall oder Unfall kommt. HFACS greift dieses Modell auf und definiert vier Ebenen, in denen menschliche Fehler zur Entstehung von Zwischenfällen und Unfällen beitragen:

1. Unsichere Handlungen
2. Vorbedingungen für unsichere Handlungen
3. Unsichere Supervision
4. Einfluss der Organisation

Ausgehend von der ersten Ebene (**Unsichere Handlung bzw. Fehlverhalten**) wird differenziert, ob es sich dabei um einen „Irrtum" oder einen „Regelverstoß" (*Violation*) gehandelt hat. Im weiteren Verlauf erfolgt eine weitere Untergliederung:
Es wird zwischen „Umgebungsfaktoren" (*Environmental Factors*), „Anwenderfaktoren" (*Condition of Operator*) und „Persönlichkeitsfaktoren" (*Personal Factors*) differenziert. Diese erfahren erneut eine Untergliederung.
Auf einer dritten Ebene betrachtet man die **Einflussfaktoren im Bereich der Kontrolle und Supervision**. War diese unzureichend (*Inadequate*), gab es bereits in der Planungsphase der Maßnahme ein Defizit (*Planned inappropiate Operation*), blieben bereits im Vorfeld bekannte Probleme/Schwierigkeiten unkorrigiert (*Failed to correct problems*) oder wurde eine Kontroll- oder Aufsichtspflicht verletzt (*Supervisory Violation*)?
In der vierten Ebene wird der **Einfluss der Organisation/des Unternehmens** auf den Fehler beleuchtet. Wurde der Fehler durch mangelhafte/fehlende Ressourcen (*Resource Management*) mitverursacht? Hatte das Betriebs-

klima (*Organizational Climate*) einen Einfluss auf das Fehlverhalten oder gibt es innerhalb des Unternehmens Prozesse (*Organizational Process*), die den Fehler begünstigten?
Am Ende dieser „Bottom-up"-Analyse können also Fehlerfaktoren auf mehreren Organisationsebenen erkannt und in einem weiteren Schritt verbessert werden. Dies kann dazu führen, dass jedes Fehlverhalten einen nachhaltigen Verbesserungsprozess initiiert, der die **Sicherheitskultur** (*Company Safety Culture*) im gesamten Unternehmen deutlich verbessern kann.
HFACS ist also ein gutes Hilfsmittel zur strukturierten Analyse menschlicher Fehler und deren begünstigenden Faktoren in komplexen Arbeitsumgebungen. Neben dem retrospektiven Ansatz (Fehleranalyse NACH dem Ereignis) kann HFACS darüber hinaus auch für präventive Sicherheitsanalysen genutzt werden. Dies wiederum kann zu konkreten Modifikationen und/oder Trainingsmaßnahmen am Arbeitsplatz sowie zu Veränderungen in der Organisation führen. Dabei geht es neben der Identifizierung latenter Fehler (unsichere Arbeits- und/oder Rahmenbedingungen) auch um eine Analyse der aktiven (unmittelbaren) Fehler. Zusätzlich kann HFACS das Risiko der Kumulation von latenten und aktiven Fehlern darstellen und somit eine Fehleranalyse sinnvoll unterstützen.

HFACS im Gesundheitswesen

Das „Human Factors Analysis and Classification System" (HFACS) wurde zunächst für die militärische Luftfahrt entwickelt, kam darüber

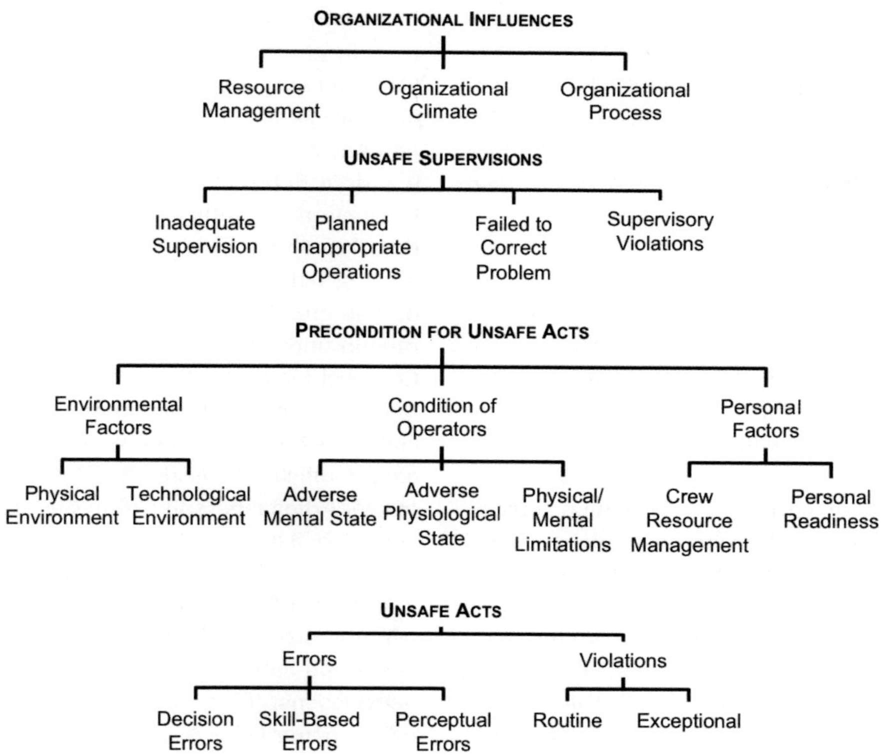

hinaus aber auch für Fehleranalysen im zivilen Verkehrs- und Transportwesen zum Einsatz. Die systematische Aufarbeitung aller zum Fehler führenden Faktoren führt dabei zu einer verbesserten Sicherheitsstruktur, es gilt das Prinzip „Aus Fehlern lernen". Unabhängig von den ökonomischen Vorteilen dieser Fehlerkultur ist es zum Beispiel in der Luftfahrt essenziell, Zwischenfälle (und erst recht Unfälle) zu vermeiden. So sind die Kosten eines Flugzeugabsturzes enorm, der Imageschaden und Vertrauensverlust in das geschädigte Flugunternehmen aber kaum zu beziffern. Daher ist die genaue Analyse unerwünschter Ereignisse oder Fehler für die Prävention von Zwischenfällen und Unfällen essenziell.

Im Gesundheitswesen beginnen derartige Überlegungen erst seit etwa 10 Jahren. Scheinbar fest verwurzelt existiert in der täglichen Praxis medizinischer Einrichtungen nach wie vor eine „Culture of blame", der Wunsch nach offener Fehlerkommunikation, sachlicher Analyse der Fehlerfaktoren und Fehlerprävention durch Elimination latenter Fehler wirken eher wie Lippenbekenntnisse und scheitern oftmals an den wirtschaftlichen Ressourcen der Einrichtungen.

Alleine in Deutschland sterben pro Jahr etwa 19.000 Patienten aufgrund menschlicher Fehler. Diese vom Aktionsbündnis Patientensicherheit und dem AOK-Bundeverband veröffentlichte Zahl aus dem Jahr 2012 macht deutlich, dass wir dringend über die Sicherheits- und Fehlerkultur im Gesundheitswesen nachdenken müssen. Zu einem funktionierenden Fehlermanagement gehört sowohl die Fehlerkommunikation (CIRS) als auch eine Analyse der kommunizierten Fehler sowie nachhaltige Prävention zur Vermeidung zukünftiger Fehler. Hierbei kann HFACS eine ganz wesentliche Rolle spielen. Ähnliche Ansätze verfolgt übrigens das „London Protocol" des London Imperial College, welches 2004 zur Analyse von kritischen Ereignissen im Gesundheitswesen entwickelt wurde.

Modifikationen durch FaktorMensch

Aufgrund der eher luftfahrtspezifischen Ausrichtung sind die durch HFACS erfassten Parameter nur eingeschränkt für eine Fehleranalyse im deutschen Gesundheitswesen verwendbar. Eine deutsche Übersetzung fand unserer Kenntnis nach bislang nur auszugsweise statt und auch die zur Anwendbarkeit im Gesundheitswesen notwendige Anpassung ist noch nicht erfolgt. Im Jahr 2015 hat FaktorMensch® daher das von Shappell und Wiemann entwickelte System dazu verwendet, eine modifizierte HFACS-Version zu erstellen. Dabei wurde die Struktur der vier Ebenen sowie die Untergliederung innerhalb der Ebenen weitgehend belassen und nur im Bereich der ersten (Unsafe Acts) und zweiten (Preconditons) Ebene eine Anpassung bzw. Ergänzung vorgenommen. Um HFACS im Rahmen unseres didaktischen Konzeptes auf medizinische Fallbeispiele anwendbar zu machen, überführten wir die bestehende Untergliederung in ein Checklisten-Design. Dies ermöglicht eine schnelle und einfache Bestimmung der zum Fehler führenden Aspekte und hilft den Anwendern bei der weiteren Analyse sowie dem Entwickeln erster Maßnahmen zur Prävention zukünftiger Ereignisse. Dies soll den Anwendern das grundsätzliche Prinzip einer strukturierten Fehleranalyse sowie den daraus entstehenden Präventionsansatz vermitteln und schulen. Dabei kann die HFACS-Checkliste in Debriefings, Fallbesprechungen oder auch im Fehlermanagement zum Einsatz kommen. Langfristig erhoffen wir uns dadurch eine deutliche Verbesserung der Fehlerkultur auf der Arbeitsebene von Mitarbeiter/innen im Gesundheitswesen.

In unserem Kurs „TRMAnalyse® beschäftigen wir uns schwerpunktmäßig mit der Sicherheits- und Fehlerkutlur in HROs des Gesundheitswesens. Eine Analyse exemplarischer oder eigener Fehlerkasuistiken anhand unserer HFACS-Checkliste ist dabei ein fester Bestandteil des Kursformates. Mehr dazu unter: www.faktormens.ch

HFACS

Human Factor Analysis and Classification System

System zur Analyse und Klassifizierung menschlicher Faktoren

- Bitte analysieren Sie die beigefügte Kasuistik anhand der HFACS-Matrix und den vorausgegangen Erklärungen.
- Nutzen Sie die markierten Faktoren, um die Art und Ursache des Schadens zu ermitteln.
- Diskutieren Sie Maßnahmen zur Prävention vergleichbarer Situationen in der Ebene 3 und 4

SCHADEN

IRRTUM

Denkfehler
- ☐ Fachwissen war nicht ausreichend
- ☐ Erfahrung/Training war nicht ausreichend

Fehlerhafte Wahrnehmung
- ☐ Situation wurde falsch eingeschätzt

Ausrutscher (Slip)
- ☐ Irrtum im Rahmen einer Routinehandlung
- ☐ Irrtum im Rahmen einer Akutsituation

REGELVERSTOß

Tolerierter Regelverstoß
- ☐ Begründete Ausnahme (Güterabwägung)

Fahrlässiger Regelverstoß
- ☐ Mangelhaftes Risikobewusstsein
- ☐ Mangelhafte Verantwortung/Disziplin

Vorsetzlicher Regelverstoß
- ☐ Schaden wurde bewusst in Kauf genommen
- ☐ Schaden wurde gezielt herbeigeführt

SUKZESSIVE ABWEICHUNG

- ☐ Regelverstoß gilt als „normal"
- ☐ Regelverstoß war nicht bekannt/bewusst

EINSATZBEDINGUNGEN

EXTERNE FAKTOREN

Arbeitsplatz
- ☐ es herrschte räumliche Enge
- ☐ Die Umgebung war unübersichtlich
- ☐ Mangelhafte Beschriftung/Kennzeichnung
- ☐ Mangelhafte Sortierung/Lagerung

Technik
- ☐ Die Geräte waren unbekannt
- ☐ Bedienung/Menü war unübersichtlich
- ☐ Alarmierungen unübersichtlich
- ☐ Problematische Automatisierung

Umwelt
- ☐ Es herrschen extreme Temperaturen
- ☐ Es herrschte Unruhe/Lärm
- ☐ Die Lichtverhältnisse waren schlecht
- ☐ Es drohte(n) unmittelbare Gefahr(en)

INDIVIDUELLE FAKTOREN

Physische Faktoren
- ☐ Krankheit/Schmerzen
- ☐ Medikamenten-/Drogeneinfluss
- ☐ Müdigkeit/Erschöpfung
- ☐ Hunger/Durst

Psychische Faktoren
- ☐ Problematische Charakterform
- ☐ Neurotische/zwanghaftes Verhalten
- ☐ Stressverhalten unter Zeitdruck (Hektik)
- Problematische Einstellung:
  - ☐ Überautorität (Blindes Vertrauen)
  - ☐ Überspielen von Schwächen (Schamgefühl)
  - ☐ Überheblichkeit/Selbstüberschätzung
  - ☐ Gleichgültigkeit/Verantwortungslosigkeit

Situative Faktoren
- ☐ Geringe kognitive Ressourcen
- ☐ Situative Unterforderung (Bagatellisierung)
- ☐ Situative Überforderung (Stress)
- ☐ Angst/Panik/Impulshandlung
- ☐ Hohe Dynamik/Zeitdruck
- Gestörte Wahrnehmung (Situation und Zeit)
  - ☐ Reizüberflutung/Verwirrung
  - ☐ Ablenkung/Fixierung
  - ☐ Kontroll-Illusion

TEAM-FAKTOREN

Teamstruktur
- ☐ Die Teammitglieder kennen sich
- ☐ Das Team entstand zufällig (Ad-hoc)

Führung
- ☐ Führung/Verantwortlichkeiten sind unklar
- ☐ Der Ablauf der Maßnahmen ist unklar
- ☐ Der Führungsstil ist dominant = der Autoritätsgrad ist steil
- ☐ Der Führungsstil ist automon = mangelndes Durchsetzungsvermögen
- ☐ Die Wertschätzung im Team ist gering
- ☐ Aufgaben werden ungleich verteilt
- ☐ Die vorhandenen Ressourcen werden nicht genutzt
- ☐ Es gibt einen Mangel ans Disziplin/Verantwortung

Kommunikation
- ☐ Die Kommunikation ist unzureichend
- ☐ Die Kommunikation ist missverständlich
- ☐ Die Komunikation ist fehlerhaft

Entscheidungen
- ☐ Es gab impulsive „Bauchentscheidungen"
- ☐ Vorhandene Standards, Algorithmen und
- ☐ Checklisten wurden ignoriert
- ☐ Feedback und Kritik sind unerwünscht
- ☐ Mangelhafte Reevaluation

STEUERUNG UND KONTROLLE

Gibt es auf der Ebene der Abteilungsleitung (Supervision) Faktoren, die den Schaden begünstigt haben?
Welche Veränderunegn müssten auf der Ebene der Abteilungsleitung durchgeführt werden, um derartige Schäden zu verhindern?

Beantwortung bitte auf einem Extrablatt

ORGANISATION

Gibt es auf der Ebene der Abteilungsleitung (Supervision) Faktoren, die den Schaden begünstigt haben?
Welche Veränderunegn müssten auf der Ebene der Abteilungsleitung durchgeführt werden, um derartige Schäden zu verhindern?

Beantwortung bitte auf einem Extrablatt

Da wir im zeitlichen Rahmen unseres Kursformates TRMAnalyse nicht intensiv auf Ebene 3 (Steuerung und Kontrolle) sowie Ebene 4 (Organisation) eingehen können, möchten wir ergänzend zur HFACS-Checkliste die Gliederung von Ebene 3 und Ebene 4 vorstellen:

In jedem Unternehmen gibt es Kontrollinstanzen (Mittlere Führungsebene), die für die Umsetzung der Organisationsstrukturen verantwortlich sind. Hier wird das „operative Geschäft" geplant, gesteuert, koordiniert und kontrolliert.

Auf dieser Ebene wird analysiert, welche strukturelle Schwäche innerhalb der Steuerungs- und Kontrollelemente den Schaden begünstigte.

STEUERUNG & KONTROLLE

UNGEEIGNETE oder UNZUREICHENDE STEUERUNG/KONTROLLE

- **Abläufe und Anordnungen unklar**
- **Verantwortlichkeiten unklar**
- **Kommunikation nur Top-Down**
- **Hoher Kontroll-Druck**
- **Bei Fehlern: Culture of Blame**

UNGEEIGNETE oder UNZUREICHENDE PLANUNG /VORBEREITUNG VON MAßNAHMEN

Strukturell
- Risikomanagement
- PPPPP, Briefing
- Problem Solving Strategies (PSS)
- Zeitliche und räumliche Planung
- Backup-Planung (Alternativen)

Personell
- Qualifikation, Schulungen, Training
- Ungünstige Teamkonstellation

Materiell
- Qualität, Umfang (Ressourcen)
- Kein Backup, keine Redundanz

BEKANNTE PROBLEME WERDEN NICHT KORRIGIERT

Personell
- Teamkonflikt war bekannt

Materiell
- Materialmangel war bekannt

Strukturell
- Strukturelles Defizit war bekannt

VERLETZUNG DER STEUERUNGS- und AUFSICHTSPFLICHT

- **Nicht existent oder abwesend**
- **Fehlerhafte Anordnungen**

PPPPP = Proper Preparation Prevents Poor Performance

Organisationen können bereits in ihren Kernstrukturen über Schwachstellen verfügen, die im weiteren Verlauf zu kleineren Missgeschicken (ohne dauerhaften Schaden), relevanten Zwischenfällen (kritisches Ereignis bzw. Beinahe-Unfall) oder Unfällen (dauerhafter Schaden/Tod) führen können.

Auf dieser Ebene wird analysiert, welche strukturellen Schwäche innerhalb einer Organisation den Schaden ermöglichte.

ORGANISATION

ORGANISATIONS - KULTUR

- **Leitbild/Leitkultur**
- **Unternehmensziel**

Mitarbeiterkultur
- Kompetenz und Fähigkeiten
- Gegenseitige Wertschätzung
- Praktikanten & Auszubildende
- Gegenseitiges Vertrauen
- Verantwortungsbewusstsein
- Sicherheitsbewusstsein
- Disziplin

ORGANISATIONS - PROZESSE

Transparente Strukturen
- Hierarchien, Verantwortlichkeiten
- SOPs
- Leitlinien
- Algorithmen

Arbeitsumgebung
- Aufgabenverteilung (Workload)
- Komplexität
- Dynamik (Tempo)
- Risiken & Gefahren

Sicherheits- und Fehlermanagement
- HRO-Bewusstsein
- Fehlermeldesysteme (z.B. CIRS)
- Sicherheitsmanagement-System (SMS)
- Umgang mit Fehlern (Prävention statt Sanktion)

ORGANISATIONS - MANAGEMENT

Koordination
- Multi-Team-Kooperation (MTK)
- Finanzierung und Budgetierung

Personalmanagement
- Qualifikation und Kompetenz
- Einarbeitung neuer Mitarbeiter/innen
- Schulungen, Training, Weiterbildung
- Gesundheit und Fitness
- Reserve- und Ersatzmanagement

Materialmanagement
- Qualität und Beständigkeit
- Schulung auf Material/Geräte
- Sicherheits und Redundanz
- Wartungsaufwand

HRO = High Reliability Organization (Hochrisiko-Organisation)
CIRS = Critical Incident Reporting System

8.16 Just Culture

Eine wesentliche Grundlage der von uns weiterentwickelten HFACS-Checkliste ist der nichtpunitive Ansatz bei der Betrachtung menschlicher Fehler. Wir gehen zunächst davon aus, dass der überwiegende Anteil von Fehlern „aus Versehen" passiert und sich damit im Bereich eines Irrtums (Denkfehler oder Ausrutscher) bewegt. Es ist anzunehmen, dass im Gesundheitswesen nur ein sehr kleiner Fehleranteil durch fahrlässige oder sogar vorsätzliche Regelverstöße (Violations) entsteht. Diese Grundannahme spiegelt sich in unserer HFACS-Checkliste bereits auf der ersten Ebene wider, in der es um eine Klassifizierung der unmittelbaren menschlichen Fehlentscheidung geht. Handelt es sich bei dem Fehler um einen Irrtum oder Ausrutscher, ist dies bei der Ausarbeitung möglicher Konsequenzen für den Verursacher völlig anders zu bewerten als wenn dem Fehler ein ursächlicher Regelverstoß zugrunde liegt.

Menschen machen Fehler, welche zu Unfällen führen können. Unfälle können Menschenleben kosten. Die bisherige Standardlösung ist die Verurteilung der am Fehler beteiligten Menschen. Wenn wir herausbekommen, welche Person für den Fehler verantwortlich ist und diese bestrafen, haben wir das Problem gelöst, oder? Falsch. In unserer modernen Arbeitsumgebung ist das Versagen eines Einzelnen fast nie die Ursache des Fehlers, vielmehr wird der Fehler durch zahlreiche (latente) Systemschwächen mitverursacht. Ein Austausch der verantwortlichen Personen ohne eine Veränderung des Systems führt also lediglich zu einer Wiederholung des Fehlers. Eine Bestrafung des Verursachers erhöht den Druck auf das Team, dient aber nicht einer verbesserten Sicherheitskultur (Company Safety Culture).

Daraus ergibt sich der interessante Ansatz der sogenannten „Just Culture", welche im Jahr 2001 von David Marx in Kooperation mit der Columbia University erstmals veröffentlicht wurde. (Patient Safety and the "Just Culture:" A Primer For Health Care Executives Medical Event Reporting System – Transfusion Medicine (MERS-TM)
Sie beschreibt im Wesentlichen drei menschliche Verhaltensweisen:

Menschliche Fehler (Irrtum, also Denkfehler/Ausrutscher):
– Umgang mit menschlichen Fehlern: Trost

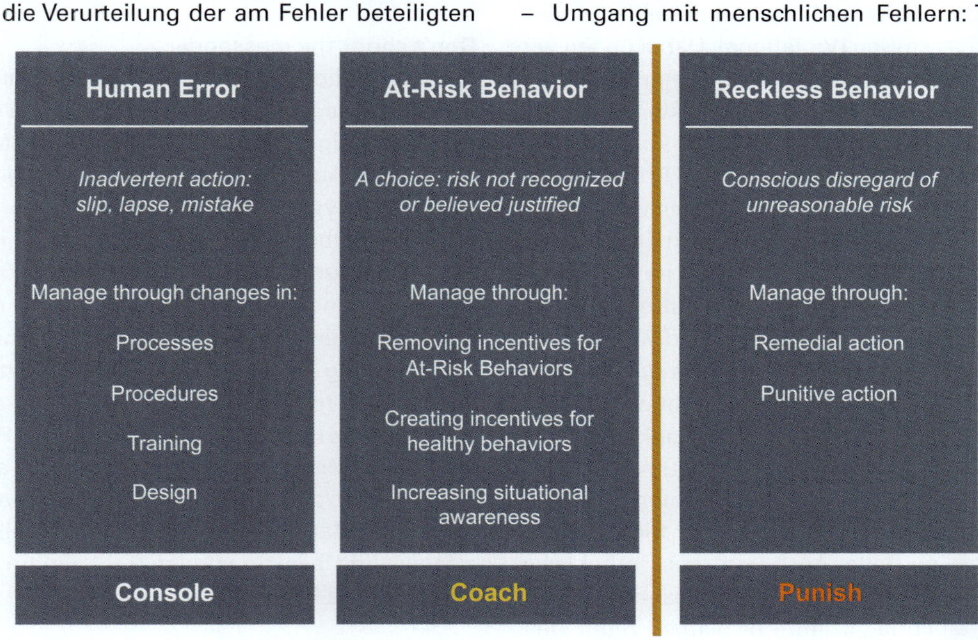

spenden statt bestrafen! (Prinzip „Irren ist menschlich")
- Zukünftiges Fehlverhalten kann stattdessen durch Prozessoptimierung, Design und Training minimiert werden.

Unsicheres bzw. riskantes Verhalten (Maßnahmen, deren Risiken unbekannt sind oder in Kauf genommen werden):
- Umgang mit unsicherem/riskantem Verhalten: Anreize für sicherheitsbewusstes Verhalten schaffen (Prinzip „Safety first")
- Zukünftige Fehler können stattdessen durch eine Schulung von Sicherheits- und Risikobewusstsein minimiert werden.

Waghalsiges Verhalten (Bewusste Missachtung relevanter Risiken):
- Umgang mit waghalsigem Verhalten: Kompensation des Schadens, Sanktionierung/Bestrafung des Verursachers
- Nur hier kann die Bestrafung des waghalsigen Verhaltens ein zukünftiges Fehlverhalten minimieren.

Einen ganz ähnlichen Ansatz verfolgen wir bei unserer modifizierten HFACS-Checkliste. Bereits auf der ersten Ebene differenzieren wir zwischen Irrtum (Menschlicher Fehler) sowie Regelverstößen (Violations). Dabei gehen wir noch einen Schritt weiter und betrachten auf der zweiten Ebene mögliche Faktoren, die sogar den Regelverstoß erklären könnten. Davon ausgehend, dass nur ein Bruchteil der Mitarbeiter/innen im Gesundheitswesen eine Patientengefährdung bewusst in Kauf nimmt, erscheint es durchaus sinnvoll, im Fehlermanagement einen Schwerpunkt auf die Analyse und Prävention von Fehlern und weniger auf die Bestrafung des Verursachers zu legen. Wir sind uns natürlich der Tatsache bewusst, dass der vollständige Verzicht von Sanktionierung und Bestrafung bei Irrtümern kaum realistisch ist. Der nichtpunitive Ansatz bei menschlichem Versagen spielt aus juristischer Sicht (leider) kaum eine Rolle. Auch wird noch erhebliche Zeit vergehen, bis sich die im Gesundheitswesen etablierte „Culture of blame" zugunsten einer „Just Culture" verändern wird. Zumindest aber bietet uns HFACS eine Möglichkeit, die zahlreichen Faktoren einer meist komplexen Fehlerkette zu identifizieren um aus jedem einzelnen Faktor für die Zukunft zu lernen.

Was ist die
JUST CULTURE ?

- **Wenn Du einen Fehler machst, wird man sich um Dich kümmern und Dich unterstützen.**
- **Wenn Du Dich riskant verhältst und die Standards missachtest, wirst Du nach dem Grund gefragt, bevor Du für Dein Verhalten verurteilt wirst.**
- **Wenn Du Dich oder Deine Patienten absichtlich und rücksichtslos in Gefahr bringst, bist Du für Dein Handeln verantwortlich und haftbar.**

Wenn Sie diese Regeln in Ihre Standards integrieren und mit gutem Beispiel vorangehen, wird sich Ihr Team ermutigt fühlen, Fehler offen anzusprechen.
- Errare humanum est -

Faktor Mensch®

Mehr Informationen: signuptosafety.nhs.uk

Don´t shoot the messenger

Welche Bedingungen führten zum Fehler? Sind die Ursachen eher multifaktoriell? Ist die unbeabsichtigte Verwechselung eines Medikaments Ausdruck eines Einzelversagens oder ist ein Systemfehler erkennbar (Personalreduktion, Übermüdung nach Doppelschichten, missverständliche Medikamentenaufkleber etc.)? Eine offene Fehlerkultur kann nur gedeihen, wenn die Sichtweise der Unternehmensführung ihr nicht entgegen steht. Statt einer direkten (oder indirekten) Bestrafung des Verursachers muss die Fehleranalyse und Prävention im Mittelpunkt aller Maßnahmen stehen. Hier ist die Unternehmensführung aufgefordert, Maßnahmen zur Förderung einer offenen und sanktionsfreien Fehlerkultur zu schaffen. Das lernende Team ist das Ziel.

Beispiel Ökonomischer Druck
Anästhesist Marco ist sich der angespannten Finanzlage seiner Klinik bewusst. Das OP-Management verlangt kurze Wechselzeiten zwischen einzelnen Narkosen und die Zeiten werden in der EDV lückenlos erfasst. Nun liegt eine 87-jährige Patientin mit bekannter Arrhythmia absoluta und bekannter Carotisstenose in der Einleitung. Sie ist zwar über die Anlage eines arteriellen Katheters zur invasiven Druckmessung aufgeklärt, Marco verzichtet aber zugunsten einer kürzeren Einleitungszeit auf die Anlage des Katheters. Im Verlauf der Operation kommt es immer wieder zu hypotonen Phasen, die medikamentös korrigiert werden. Postoperativ fällt eine neu aufgetretene Hemiparese links auf, die einen deutlich verzögerten Therapieverlauf nach sich zieht.

Wer trägt hier die Schuld? Handelt es sich um das Einzelversagen eines Anästhesisten oder ist der ökonomische Druck Teil eines Systemfehlers?

Gehen wir doch anhand weiterer Beispiele etwas intensiver auf den Ansatz der Just Culture ein:
Das **menschliche Versagen** ist Ausdruck einer situativen Schwäche. Diese kann aufgrund eines Systemfehlers, aber auch infolge eines Individualfehlers auftreten.

Beispiel
Rettungssanitäter Stefan hatte diese Woche bereits fünf Nachtschichten, nun übernimmt er eine sechste Nacht, da eine Kollegin erkrankt ist. Gegen 0:30 Uhr verwechselt er ein Antiarrhythmikum mit einem Relaxanz. Systemfehler oder Individualfehler?

Risikobehaftetes Verhalten beschreibt die bewusste Inkaufnahme eines erhöhten Risikos zugunsten einer besseren Patientenversorgung. Hier übernimmt das Individuum oder ein Team die Verantwortung für mögliche Folgen – sofern diese immer objektiv abgeschätzt werden können. Es gelten die Grundsätze der Güterabwägung.

Beispiel
Notarzt Jörg lebt zur Zeit in Trennung und kämpft um das Sorgerecht für seine Tochter. Er hat schlecht geschlafen und nun einen 24-Stunden-Dienst vor sich. Gegen 22 Uhr steht er vor der Entscheidung, eine COPD-Patientin mit respiratorischer Erschöpfung zu intubieren. Er kennt das erhöhte Risiko, möchte aber sich und dem Team gegenüber keine Schwäche eingestehen. Die Patientin wird im Rahmen der Narkoseeinleitung reanimationspflichtig. Wie viel Einfluss hatte die private Situation auf seine Risikoeinschätzung?

Das **rücksichtslose Verhalten** beinhaltet einen gewissen Vorsatz. Damit ist eine Individualschuld gegeben und kann unter Berücksichtigung aller Faktoren auch strafrechtliche Folgen für eine Einzelperson haben. Motive für ein bewusstes Fehlverhalten sind oftmals Disziplinverlust, Faulheit oder allgemeine Frustration. Eine moralische Verantwortung gegenüber dem Patienten wird nicht mehr empfunden.

Beispiel
Intensivpfleger Paul hat seit einigen Tagen Stress mit der Stationsleitung. Er ist angeblich aggressiv gegenüber Patienten und übernimmt keinerlei Verantwortung für sein Handeln. Darüber ist er sehr verärgert, noch schlimmer allerdings empfindet er die ständigen Hilferufe des demenzerkrankten Patienten Maier. Er bittet den Stationsarzt um eine Sedierung für die Nacht. Auf der Intensivstation ist es üblich, dass die Pflegekräfte eine einmal verordnete i.v.-Sedierung an den Bedarf des Patienten anpassen. Paul erhöht die Sedierung deutlich und deaktiviert zusätzlich den Sättigungsalarm, da sich Herr Maier häufig das Pulsoxymeter selbstständig

entfernt. Aufgrund der hohen Sedierung wird der Patient nun atemdepressiv. In Kombination mit dem deaktivierten Sättigungsalarm erleidet Herr Maier unbemerkt eine schwere Hypoxie.
Ist das Verhalten des Intensivpflegers entschuldbar?

Fehleranalyse
Die gute Dokumentation und Veröffentlichung von Fehlern ist die Grundvoraussetzung, um eine Fehleranalyse durchführen zu können. In einer strukturierten Aufarbeitung eines Fehlers steckt enormes Potenzial:

Die Meldung möglicher Fehlerquellen kann präventiv dazu beitragen, Zwischenfälle oder Unfälle zu vermeiden. Sind diese bereits aufgetreten, geht es ebenso sehr um die Vermeidung ihrer Wiederholung. Auch hier kann die Luftfahrt als Vorbild dienen: Jedes Ereignis, jeder Zwischenfall und erst recht jeder Unfall wird akribisch ausgewertet, um die Ursachen zu ermitteln. Eine zentrale Rolle spielt dabei der „Flugschreiber". Die Gesellschaft Air France investierte nach dem Absturz von Flug AF 447 Mitte 2009 etliche Millionen Euro in die Bergung dieses Geräts aus den Tiefen des Atlantiks, um anhand seiner automatischen Aufzeichnungen die Ursachen der Tragödie aufzuklären.

Allein der Gedanke an automatische Videoaufzeichnungen in Rettungswagen und Notaufnahmen würde jedoch bei den meisten von uns auf Ablehnung stoßen. Das lässt erahnen, wie sehr sich die Fehlerkultur im medizinischen Bereich von der der Luftfahrt unterscheidet.

Praxis-Tipp
Veröffentlicht ein Memo, in dem die Installation von Kameras und Mikrofonen im Rettungswagen oder im Schockraum angekündigt wird. Die allgemeine Reaktion auf diese Ankündigung wird von Erstaunen bis Entsetzen reichen und grundsätzlich auf hohe Ablehung stoßen. Dies zeigt sehr deutlich, welchen Stellenwert Fehleranalyse und Fehlerprävention haben. Der Hinweis auf etablierte Flugschreiberauswertungen in der Luftfahrt kann den MitarbeiterInnen im Gesundheitswesen verdeutlichen, wie komplexbehaftet und pathologisch die Fehlerkultur in ihrem eigenen Unternehmen ist.

Fehlermöglichkeits- und Einflussanalyse (FMEA)
Bei der Analyse von Fehlern sind drei Aspekte sehr wichtig:
- Wahrscheinlichkeit des Fehlers
- Potenzielles Risiko des Fehlers
- Wahrscheinlichkeit der Fehlererkennung

Auf Basis dieser Bewertung kann das Gesamtrisiko ermittelt werden. Dabei ist es bereits präventiv, also vor Eintreten eines Fehlers möglich, Maßnahmen zur Fehlerreduktion einzuleiten. Aber auch nach Eintritt von Fehlern besteht mit Hilfe dieser Analyse die Möglichkeit, zukünftige Situationen durch entsprechende Maßnahmen zu entschärfen. Für die genaue Berechnung verweisen wir auf entsprechende Originalquellen.

8.17 Juristische Aspekte des Fehlers

Bei allen menschlichen Schwächen soll nicht der Eindruck entstehen, dass wir ein vorsätzliches oder grob fahrlässiges Verhalten oder auch nur die bewusste Inkaufnahme hoher Risiken mit menschlichen Faktoren entschuldigen wollen. Nicht jeder Fehler beinhaltet eine Systembeteiligung und nicht jedes Fehlverhalten ist mit einer schlechten Situationsperformance begründbar. Insbesondere der bewusste Regelverstoß oder die persönliche Vorteilsnahme zulasten von Patienten müssen strafrechtliche Konsequenzen haben.
Ist also trotz aller Komplexität ein Fehler auf eine Einzelperson reduzierbar, dürfen wir natürlich die juristischen Aspekte nicht außer

Acht lassen. Ob nun ein Fehler als fahrlässig, grob fahrlässig und in der Folge dessen als Körperverletzung, Totschlag oder sogar Mord gewertet werden kann, ist sehr vom Einzelfall abhängig. In der Regel kommt es im Rahmen einer juristischen Bewertung zu einer umfangreichen gutachterlichen Einschätzung. Wir verweisen diesbezüglich auf bestehende Gutachten und Urteile.

Infobox

Causa Oldenburg „Pfleger tötet vorsätzlich Patienten mit Antiarrhythmikum"
An den Kliniken Oldenburg und Delmenhorst kam es von 1999 bis 2005 zu zahlreichen ungewöhnlichen Todesfällen. Im Jahre 2005 wurde ein Pfleger dabei ertappt, wie er einem Patienten eigenmächtig das Antiarrhyhmikum Gilurytmal verabreichte. Seine Intention war dabei die Provokation schwerster Herzrhythmusstörungen bis hin zum Kreislaufstillstand, um sich bei den anschließenden Reanimationsmaßnahmen gegenüber seinen Kollegen zu profilieren.
Diese Form der Violation ist so schwerwiegend, dass eine Berücksichtigung der „Human Factors" - so wie wir sie betrachten - nicht dazu geeignet ist, die Motive und Durchführung der Taten zu ergründen. Vielmehr wurde hier aus niederen Beweggründen eine bewusste und direkte Patientenschädigung vorgenommen, die nicht durch menschliches Versagen begründbar ist.
Der Pfleger wurde im Jahre 2008 wegen gefährlicher Körperverletzung und Mordversuch in mehr als 30 Fällen zu 7 Jahren Haft verurteilt.

Die FaktorMensch-ToolBox

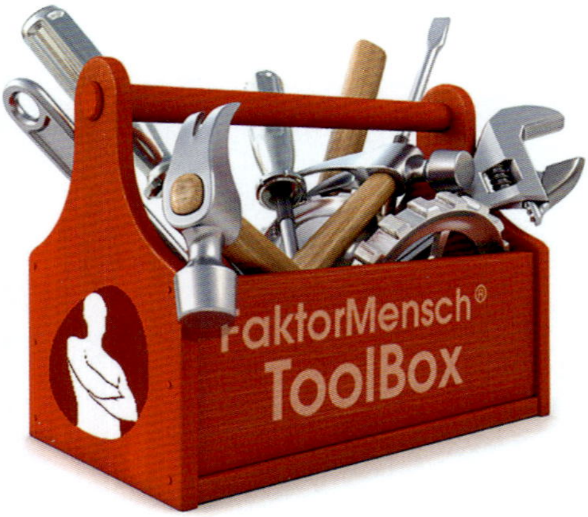

Die Thematik „Menschliche Faktoren" ist ohne Frage sehr komplex und mit den Hintergründen sowie deren Einflüssen auf unser Verhalten haben wir uns in den vergangenen Kapiteln intensiv beschäftigt. Darauf aufbauend möchten wir nun einige Strategien vorstellen, um menschliche Schwächen in komplexen bzw. dynamischen Situationen zu entschärfen. Die Zusammenfassung dieser Strategien nennen wir „ToolBox". Dabei verfolgen wir im Wesentlichen sechs Grundsätze zur Verbesserung menschlicher Leistung:

- **Reduktion von Dynamik** – Strategien zur Entschleunigung
- **Komplexität reduzieren** – Strategien zur Vereinfachung (Simplifizierung)
- **Team Resource Management (TRM)** – Strategie zur optimalen Ressourcenwahrnehmung und -nutzung
- **Training** – Strategie zur Verbesserung von praktischen Fähigkeiten (Skills)
- **Fehlerkultur** – Strategie zur Wahrnehmung, Kommunikation, Analyse und Prävention von Fehlern
- **Persönliche Stabilisierung** – Strategie zur Selbstoptimierung

Die in der ToolBox aufgeführten Strategien bieten zahlreiche Anregungen zur persönlichen Leistungsverbesserung. Zusätzlich beinhaltet die ToolBox klare Empfehlungen zur Gestaltung von Arbeitsplätzen in akutmedizinischen Bereichen. Darüber hinaus lassen sich wichtige Impulse für eine Teamkultur ableiten, die menschliche Schwächen im gesamten Unternehmen langfristig und nachhaltig kompensieren können.

Reduktion von Dynamik – Strategien zur Entschleunigung
Kritische Situationen sind häufig durch eine Beschleunigung aller Abläufe geprägt. Wahrnehmung und Kommunikation findet nur noch eingeschränkt statt, Entscheidungen werden vorschnell, oft emotional und impulsiv getroffen. Irgendwann können wir die Ereignisse nicht mehr überblicken und verlieren die Kontrolle.

Hier haben sich Maßnahmen zur Entschleunigung bewährt:

- **Planung und Briefing:** Pre-Check (Material, Team), Vorbesprechung, Planung, Alternativstrategien
- **Standardisiertes Arbeiten:** Einheitliche und etablierte Maßnahmen (ABCDE, CPR nach AHA oder ERC)
- **Time-Out:** Strukturierte Handlungsunterbrechung, um die Situation zu (re)evaluieren.
- **„10 für 10":** Lieber 10 Sekunden nachdenken, statt 10 Minuten in die falsche Richtung laufen!
- **Reevaluation:** Time-Out, Klärung der aktuellen Situation, die nächsten Schritte planen (Antizipation)

Komplexität reduzieren – Strategien zur Vereinfachung (Simplifizierung)
Bereits unter normalen Bedingungen ist unser Arbeitsumfeld oft alles andere als überschaubar.

In kritischen Situationen werden wir durch Komplexität zusätzlich verwirrt, das Risiko für Fehler steigt enorm.

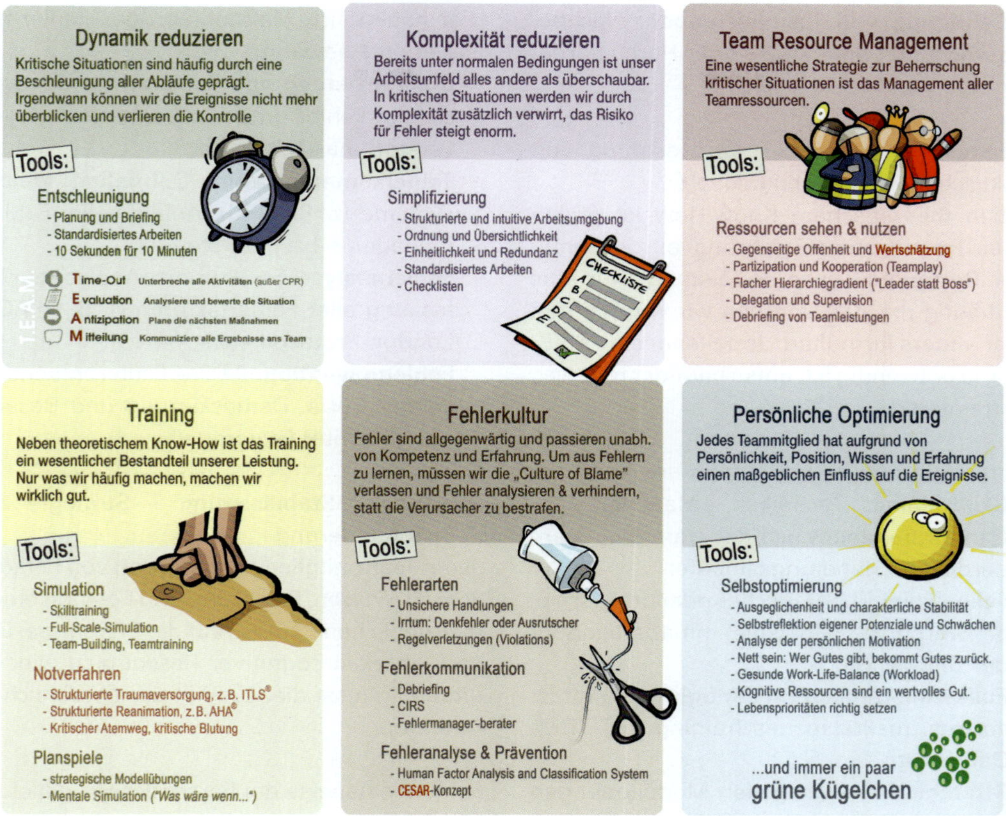

Hier haben sich Maßnahmen zur Vereinfachung bewährt:

- **Strukturierte und intuitive Arbeitsumgebung:** Vermeidung von „Look-alikes" und akzidentellen Verwechselungen
- **Ordnung und Übersichtlichkeit:** Einheitliche, klare und unmissverständliche Kennzeichnung (z. B. ISO 26825)
- **Einheitlichkeit & Redundanz:** Einheitliche Vorhaltung von Material (Medikamente, Geräte etc.), Redundanz bei Ausfall
- **Standardisiertes Arbeiten:** Einheitliche und etablierte Maßnahmen (ABCDE, CPR nach AHA oder ERC)
- **Checklisten:** Einfache, klare und übersichtliche Checklisten für Routine- und Notverfahren.

Team Resource Management (TRM) – Strategie zur optimalen Ressourcenwahrnehmung und -nutzung

Eine wesentliche Strategie zur Beherrschung kritischer Situationen ist das Management aller verfügbaren Ressourcen. Dies beinhaltet persönliche Ressourcen, Team-Ressourcen, Material-Ressourcen und strukturelle Ressourcen (siehe auch „Ressourcenmanagement").

Hier haben sich Maßnahmen zum Ressourcenmanagement bewährt:

- **Gegenseitige Offenheit und Wertschätzung:** Jeder ist Teil des Teams und sollte entsprechend respektiert werden.
- **Partizipation und Kooperation:** Jedes Teammitglied beteiligt sich aktiv am Einsatzgeschehen.
- **Flacher Hierarchiegradient:** Kooperative und dynamische Führung unter Berücksichtigung der Teamressourcen.
- **Delegation und Supervision:** Wahrung des Gesamtüberblicks und ressourcenabhängige Aufgabenverteilung.

- **Debriefing von Teamleistungen:** Nachbesprechung bemerkenswerter Herausforderungen und Leistungen.

Training – Strategie zur Verbesserung von praktischen Fähigkeiten (Skills)
Neben theoretischem Know-How ist praktisches Training und Erfahrung ein wesentlicher Bestandteil unserer Leistung. Nur was wir häufig machen, machen wir wirklich gut. Oder anders formuliert: Je seltener eine Maßnahme notwendig ist, umso häufiger muss ich sie trainieren.

Training unterteilen wir in mehrere Arten:
- **Skilltraining:** Techniken, Manöver und Handgriffe, aber auch das Trainining standardisierte Handlungsabläufe.
- **Fallbeispiel:** Theoretisches oder praktisches Schwerpunkt-Fallbeispiel mit abschließender Diskussion.
- **Full-Scale-Simulation:** Möglichst umfassendes, realitätsnahes Training inkl. TRM-Debriefing.
- **Strategische Planspiele:** Modellübungen zur strategischen Einsatzplanung (Einsatzleitung)
- **Mentale Simulation:** Gedankenspiel „Was wäre wenn", dadurch kognitives „Priming" für den Realfall.
- **Teambuilding/Teamtraining:** Training „über den Tellerrand hinaus". Stärkung von Identifikation und Gemeinschaftsgefühl.

Fehlerkultur – Strategie zur Wahrnehmung, Kommunikation, Analyse und Prävention von Fehlern
Fehler sind allgegenwärtig und passieren unabhängig von Kompetenz und Erfahrung. Um aus Fehlern zu lernen, müssen wir die Kultur der Anschuldigung („Culture of blame") verlassen und Fehler analysieren. Eine Prävention von Fehlern ist für alle Beteiligten zielführender als die Bestrafung des Fehlerverursachers.

Hier haben sich Maßnahmen des Fehlermanagements bewährt:
- **Differenzierung von Fehlerarten:** Um welche Art Fehler (Irrtum, Ausrutscher, Regelverstoß) handelt es sich?
- **Fehlerkommunikation:** Debriefing, Meldesysteme (z. B. CIRS), Anlaufstelle: Fehlermanager/in bzw. Berater/in
- **Fehleranalyse:** Strukturierte Analyse zur Erfassung aller Fehlerfaktoren (z. B. HFACS, London-Protocoll etc.)
- **Fehlerprävention:** Aktive Fehlerprävention an der Basis. Demaskierung und Beseitigung latenter Fehlerquellen.

Persönliche Stabilisierung – Strategie zur Selbstoptimierung
Jedes Teammitglied hat aufgrund von Persönlichkeit, Wissen, Erfahrung und Position einen maßgeblichen Einfluss auf die Ereignisse. Die Verfügbarkeit kognitiver Ressourcen wiederum beeinflusst die Qualität der persönlichen Leistung.

Folgende Aspekte der Persönlichkeit gilt es zu beachten:
- **Ausgeglichene und charakterliche Stabilität:** Welche Charakterform dominiert mein Verhalten?
- **Selbstreflektion:** Möglichst objektive Selbstwahrnehmung meiner Stärken und Schwächen
- **Analyse der persönlichen Motivation:** Warum tue ich etwas? Was ist mein Antrieb und welches Ziel verfolge ich?
- **Nett sein!** Wer Gutes tut, bekommt Gutes zurück. Offenheit und Freundlichkeit machen das Leben leichter.
- **Workload:** Gesundes Verhältnis zwischen Arbeit und Freizeit („Work-Life-Balance")
- **Kognitive Ressourcen:** Sie sind ein wertvolles Gut. Ihr Schutz ist wichtig und langfristig gesünder (z. B. durch Delegation).
- **Lebensprioritäten:** Nur wer langfristig die Prioritäten im Leben richtig setzt, wird ein glückliches Leben führen.

Das CESAR-Konzept von FaktorMensch®

Hintergrund von CESAR ist das Bestreben, die fraglos komplexe und umfangreiche Thematik „Human Factors“ und „TRM“ auf wenige Leitaussagen zu vereinfachen. Grundlage von CESAR ist neben unseren sieben Kernkapiteln[1] auch die Tool-Box[2] von FaktorMensch®. Dabei geht es zunächst um die Definition der menschlichen Leistung (Performance). Diese definieren wir als „die Effizienz unserer Handlungen hinsichtlich eines objektiven Gesamtziels“. Dabei ist festzustellen, dass diese Effizienz durch zahlreiche Faktoren beeinflusst wird.

Eine wesentliche Grundlage unseres Handelns stellen das notwendige Wissen (Competence), sowie die zur Ausführung von Handlungen erforderlichen manuellen Fähigkeiten (Skills) dar. Eine fachliche Qualifizierung sowie die praktische Durchführung von Maßnahmen sind für eine gute Performance daher essenziell.
Sowohl theoretisches Wissen als auch praktische Skills werden durch Erfahrungen (Experience) ergänzt und verfestigt. Es entwickeln sich über die Zeit brauchbare Handlungsschablonen, die - je nach Häufigkeit - schnell und effizient angewendet werden können. Es kann allerdings auch zu einer Ausprägung negativer Erfahrungsmuster und problematischen Einstellungen kommen.

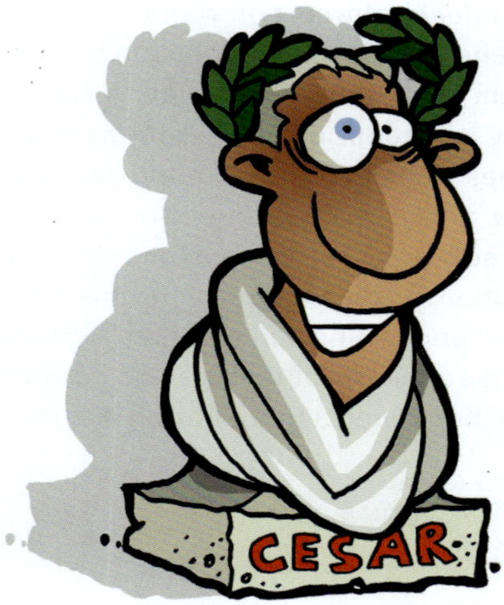

Ein weiterer und sehr einflussreicher Aspekt unserer Performance sind die sogenannten „menschliche Faktoren“. Diese, zum Teil evolutionsphysiologisch geprägten Faktoren, haben im heutigen Lebensraum allerdings erhebliche Nachteile. War es in der frühen Entwicklungsgeschichte des Menschen noch ziel-

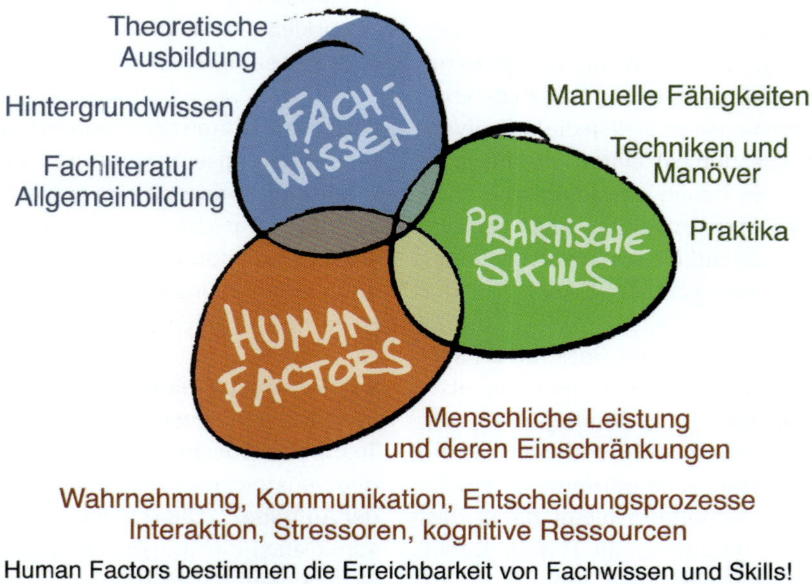

Human Factors bestimmen die Erreichbarkeit von Fachwissen und Skills!

führend, eine schnelle Kampf- oder Fluchtreaktion umsetzen zu können, so sind heute eher kognitive Fähigkeiten zur Bewältigung komplexer und kritischer Ereignisse notwendig. Die physiologischen Merkmale zur optimalen Kampf- oder Fluchtreaktion werden also heutzutage eher als „Human Limitation" wahrgenommen. Dazu gehört verminderte Kommunikation, ein reduziertes Risikobewusstsein, die eingeschränkte Wahrnehmung des Umfeldes bzw. verminderte Aufmerksamkeit (Awareness) sowie der Verlust von Interaktion und Antizipation. All dies kann zu vorschnellen Impulshandlungen und fehlerhaftem Verhalten führen, die subjektiv oftmals gar nicht bemerkt werden (Kompetenz- und Kontroll-Illusion).

Menschliche Grenzen
Selbsteinschätzung

I´M-Safe-Konzept zur Erfassung leistungslimitierender Faktoren

I´	Illness	[Krankheit und Schmerzen]
M	Medication	[Medikamenteneinfluss]
S	Stress	[Chronischer/akuter Stress]
A	Alcohol	[Alkohol- und Drogeneinfluss]
F	Fatigue	[Müdigkeit & Erschöpfung]
E	Emotions / Eating	[Gefühle / Hunger]

Sowohl in Phasen der Unterforderung als auch unter hohem Stress nimmt die menschliche Leistungsfähigkeit deutlich ab[3]. Neben den bereits genannten Aspekten stellen die kognitiven Ressourcen[4] (Resources) einen wesentlichen Co-Faktor dar. So haben physiologische und/oder mentale Einschränkungen[5] einen ganz erheblichen Einfluss auf die situative Leistungsfähigkeit (siehe auch Abb.: I´M SAFE).

Neben diesen persönlichen Ressourcen stehen in der Regel aber auch strukturelle, also externe Ressourcen zur Verfügung. Diese gilt es allerdings auch entsprechend wahrzunehmen und zu nutzen. Eine effiziente Strategie zur Ressourcenverwaltung bietet dabei das Team Resource Management (TRM). Dabei steht die Wahrung des Gesamtüberblicks sowie die regelmäßige Reevaluation, Antizipation und Delegation im Vordergrund, um ein rechtzeitiges Ausschöpfen der zur Verfügung stehenden Ressourcen zu ermöglichen.

Umsetzung:
Ähnlich wie die CRM-Leitsätze von Rall[6] bietet das CESAR-Konzept eine einfache und transparente Darstellung aller Elemente, die unsere menschliche Leistung (Performance) beeinflussen:

- Die **Kompetenz** (Competence)
- Die **Erfahrung** (Experience)
- Praktische **Fähigkeiten** (Skills)
- Die **Wahrnehmung** bzw. Aufmerksamkeit (Awareness)
- Persönliche und strukturelle **Ressourcen** (Resources)

Wie umfangreich die Wahrnehmung und das Management meiner Ressourcen sind, sieht man übrigens ganz eindrucksvoll im Abschnitt 6.12.

Zur Verdeutlichung wurden die einzelnen CESAR-Elemente um Keywords ergänzt, die einerseits der Begriffserklärung dienen, andererseits aber auch erste Strategien und Tools vermitteln. Hier findet sich unter dem Element „Competence" beispielsweise das Hilfsmittel „Checkliste" als klare Handlungsempfehlung, Fachwissen durch Checklisten zu ergänzen.

In einem weiteren Schritt sprechen wir eindeutige Handlungsempfehlungen aus. „Sammle Erfahrung und lerne aus Fehlern" soll unter dem Element „Experience" als klare Anweisung verstanden werden, aus Fehlern für sich und andere zu lernen, anstatt sie aus Scham zu verheimlichen.

Vor Delegation einer Aufgabe kann CESAR dazu verwendet werden, die Qualifikation des Teammitglieds zu evaluieren. „Verfügt er/sie über ausreichend Ressourcen zur Erfüllung der Aufgabe?". Dies kann Überforderung und somit auch ein mögliches Fehlverhalten bereits präventiv verhindern.

Competence Kompetenz

Fachwissen, Merkhilfen, Checklisten
Empfehlung: Bilde dich fort und bleibe auf dem aktuellen Stand!
Briefing & Delegation: Hat er/sie das nötige Fachwissen für diese Aufgabe?
Debriefing & Fehleranalyse: Bestand ein Wissensdefizit?

Experience Erfahrung

Erfahrungen, Handlungsschablonen, Intuition
Empfehlung: Sammle Erfahrung und lerne aus Fehlern!
Briefing & Delegation: Hat er/sie die nötige Erfahrung für diese Aufgabe?
Debriefing & Fehleranalyse: Mangelte es an Erfahrung?

Skills Fähigkeiten

Maßnahmen, Techniken, Manöver, Training
Empfehlung: Skills- und Simulationstraining, TRM*-Training!
Briefing & Delegation: Hat er/sie das nötige Training für diese Aufgabe?
Debriefing & Fehleranalyse: Mangelte es an Fähigkeiten und Training?

Awareness Aufmerksamkeit

Objektive und vollständige Sinneswahrnehmung, Wahrnehmung von Risiken und Fehlern
Empfehlung: Achte auf deine Umgebung, sieh genau hin und höre zu!
Briefing & Delegation: Verfügt er/sie über ausreichend Konzentration für diese Aufgabe?
Debriefing & Fehleranalyse: Wurde etwas falsch wahrgenommen/übersehen?

Resources Ressourcen

Persönliche Ressourcen: Workload, kognitive Ressourcen
Strukturelle Ressourcen: TRM*: Delegation, Antizipation
Arbeitsumgebung: Material & Technik
Empfehlung: Kenne, nutze und kommuniziere deine Ressourcen!
Briefing & Delegation: Hat er/sie ausreichende Ressourcen für diese Aufgabe?
Debriefing & Fehleranalyse: Gab es mangelhafte oder ungenutzte Ressourcen?

Um das CESAR-Konzept auch im Rahmen eines Simulationstrainings und/oder des Fehlermanagements verwenden zu können, bietet jedes Element einen Ansatz zur Fehlerevaluation. Dies ersetzt sicherlich keine umfangreiche Fehleranalyse, kann aber eine Ersteinschätzung möglicher Fehlerquellen bieten.

Ziel:
CESAR ist eine stark vereinfachte Auflistung der beeinflussenden Faktoren menschlicher Leistung. Die fünf Elemente Competence, Experience, Skills, Awareness und Resources (Kompetenz, Erfahrung, Fähigkeiten, Aufmerksamkeit und Ressourcen) sollen zunächst der Selbstreflektion und Selbstoptimierung dienen. Die möglichst objektive Auseinandersetzung mit eigenen Stärken und Schwächen bietet eine wichtige Grundlage weitergehender Entscheidungen: Wo kann/soll/muss ich mich weiterbilden bzw. weiterqualifizieren? Welche Stärken unterstützen mein Team, welche Schwächen gefährden mein Team? Welche Bedingungen schränken mich in meiner Leistungsfähigkeit ein? Was kann ich gut, was sollte ich besser delegieren? Kenne ich meine Ressourcen ausreichend bzw. stehen sie mir überhaupt ausreichend zur Verfügung?
CESAR kann im Briefing-Prozess ähnlich wie eine Checkliste verwendet werden, um die Ausgangsbedingungen für eine geplante Maßnahme zu analysieren. Verfügt der/die Mitarbeiter/in über eine ausreichende Kompetenz? Reichen Erfahrung und praktische

Fähigkeiten aus? Ist allen bewusst, worauf sie achten müssen bzw. werden ungewollte Ereignisse umgehend kommuniziert? Verfügen alle Teammitglieder über ausreichend kognitive Ressourcen und sind die Rahmenbedingungen (strukturelle Ressourcen) ausreichend? Dies ist natürlich nur möglich, wenn ausreichend Zeit zur Verfügung steht.
Im Rahmen des Debriefings oder einer retrospektiven Fehleranalyse bietet CESAR interessante Ansatzpunkte zur Bennennung der zum Fehler führenden Faktoren. Der überwiegende Teil von Fehlern im Gesundheitswesen geschieht ohne böse Absicht. Daher ist eine differenziertere Beurteilung des Fehlverhaltens notwendig. CESAR kann sowohl bei realen Zwischenfällen oder Unfällen als auch im Debriefing einer Simulation erste Fehlerursachen aufdecken und damit sowohl die weitere Analyse als auch auch präventive Maßnahmen zur Fehlervermeidung einleiten.

Wer es im Bereich von Fehleranalyse detaillierter und umfangreicher mag, dem steht mit HFACS (Abschnitt 8.15) natürlich ein deutlich differenzierteres Tool zur Verfügung.

1 Persönlichkeit & Interaktion, Führen & Folgen, Kommunikation, Stress & Performance, Risiko- & Entscheidungsprozesse, Wahrnehmung & Aufmerksamkeit, Sicherheits- & Fehlerkultur

2 Reduktion von Komplexität, Reduktion von Dynamik, Team Resource Management (TRM), Simulationstraining, Fehlermanagement, Selbstoptimierung

3 Stress/Leistungskurve nach Yerkes und Dodson

4 Ressourcen-Modell nach Richter („Grüne Kügelchen"), welches die physiologischen und psychologischen Einflussfaktoren darstellt.

5 I'M SAFE-Konzept: Illness, Medication, Sleep, Alcohol, Fatigue, Emotions/Eating (siehe Abbildung)

6 15 CRM-Leitsätze von Rall

Ausblick

Seit 2007 beschäftigen wir uns mit den menschlichen Faktoren. In diesen Jahren haben wir nicht nur viel über den Menschen an sich und sein Verhalten in ungewohnten Situationen gelernt. Natürlich haben wir dadurch auch etwas über unsere ganz persönlichen Leistungsgrenzen erfahren. Dennoch beschleicht uns gelegentlich das Gefühl, dadurch nicht wirklich besser geworden zu sein, geschweige denn weniger Fehler zu machen. Was zunächst deprimierend wirkt, offenbart bei näherer Betrachtung eine ganz einfache Tatsache: Man ist und bleibt Mensch!

Wir sind keine emotionslosen Maschinen. Egal wie sehr wir unsere Arbeitsbereiche standardisieren und automatisieren – solange Menschen im System aktiv sind, werden wir emotional, intuitiv, manchmal sogar instinktiv handeln. Dabei sind Ängste, Fehleinschätzungen und situatives Versagen ein ständiger Begleiter. Auch wenn in diesem Skript der Eindruck entstanden sein mag, dass diese Eigenschaften eher negativ sind, so möchten wir sie doch nicht missen. Sie machen uns zu dem, was uns von Computern unterscheidet, und wir möchten uns keine Welt ohne menschliche Faktoren vorstellen. Auch wenn wir durch unser Menschsein gelegentlich falsche Entscheidungen treffen oder sogar Fehler machen.

Dieses Buch soll die klassischen menschlichen Verhaltensmuster aufzeigen. Es soll uns ermutigen, einen selbstkritischen Blick in den Spiegel zu werfen. Es soll uns helfen, aus den selbstgewählten kleinen Gefängnissen der Eitelkeit und der Selbstüberschätzung auszubrechen, um die Freiheit selbstloser Interaktion und Kooperation kennenzulernen. Vor allem – und das ist vielleicht der wichtigste Aspekt – gilt es, eine gegenseitige Wertschätzung zu entwickeln und zu pflegen. Respekt und Anerkennung sind wesentliche Grundlagen für Kooperation und Partizipation.

Natürlich sind weder unsere Vorträge noch dieses Skript in der Lage, bessere Menschen aus euch zu machen. Aber es ist hoffentlich vermittelt worden, dass die meisten menschlichen Faktoren keine schicksalhaften, statischen Talente sind, sondern wertvolle Fähigkeiten, die entwickelt werden möchten. Gute Kommunikation, eine kooperative Führung oder die gegenseitige Wertschätzung im Team sind ebenso erlernbar wie auch der Umgang mit eigenen (und fremden!) Fehlern. Wir hoffen mit diesem Buch eine Tür geöffnet zu haben. Hinter dieser Tür findet ihr einige nützliche Werkzeuge, die euch in kritischen Situationen helfen können. Erzählt anderen von euren Erlebnissen, Erkenntnissen und Fehlern. Übernehmt Verantwortung für euch und andere. Unterstützt euch gegenseitig, achtet auf einander und behaltet das Gesamtziel im Auge.

Übrigens: Einen ähnlichen Ansatz wie FaktorMensch haben Schweizer KollegInnen mit dem Kurs „Lessons from the Cockpit" verfolgt. Dabei zeigten sie deutlich, dass CRM-Inhalte und Teamtraining im Gesundheitswesen einen positiven Einfluss auf Risikomanagement, Sicherheits- und Fehlerkultur haben können:

Lessons from the Cockpit

Kurs „Lessons from the Cockpit"

(Human-Factor-Themen, Teamtraining-Übungen, Videos, offene Diskussionen)

10 Kurse insgesamt 857 Personen
50 % Pflegefachkräfte, 22 % Ärzte, 28 % sonstiges Personal

Ergebnisse des Ausbildungskonzepts	2002	2008
Akzeptanz und Anwendung von Checklisten	75 %	100 %
Meldung kritischer Ereignisse/ Unfälle	709	1481

Stiftung für Patientensicherheit
Sax HC, Browne P. Mayewski RJ et al.:
Can aviation-based team training elicit sustainable behavioral change? (Archives of Surgery 2009; 144: 1133-1137)

Die Reserve-O_2-Flasche

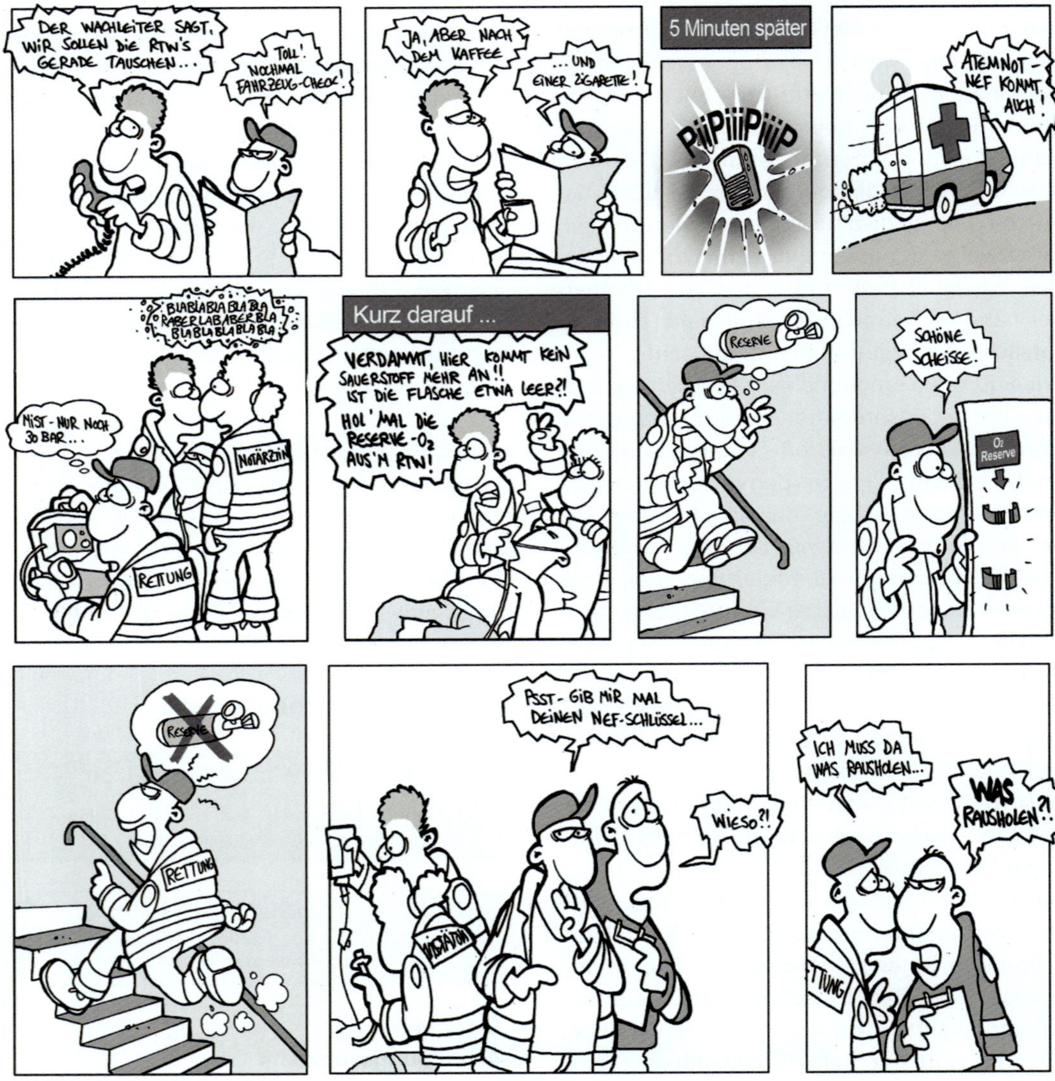
DER WACHLEITER SAGT, WIR SOLLEN DIE RTW'S GERADE TAUSCHEN...
TOLL! NOCHMAL FAHRZEUG-CHECK!
JA, ABER NACH DEM KAFFEE
... UND EINER ZIGARETTE!
5 Minuten später
PiiPiiiPiiiP
ATEMNOT - NEF KOMMT AUCH!
BLABLABLA BLA BLA RABERLABABERBLA BLABLABLABLABLA
MIST - NUR NOCH 30 BAR...
NOTÄRZTIN
RETTUNG
Kurz darauf ...
VERDAMMT, HIER KOMMT KEIN SAUERSTOFF MEHR AN!! IST DIE FLASCHE ETWA LEER?!
HOL' MAL DIE RESERVE-O2 AUS'M RTW!
RESERVE
SCHÖNE SCHEISSE!
O2 Reserve
RESERVE
RETTUNG
PSST - GIB MIR MAL DEINEN NEF-SCHLÜSSEL...
WIESO?!
ICH MUSS DA WAS RAUSHOLEN...
WAS RAUSHOLEN?!

- Analysiere die menschlichen Faktoren, die zu dieser Situation geführt haben!
- An welchen Stellen hätte der Zwischenfall abgewendet werden können?
- Wer ist für diese Situation (und evtl. daraus entstandene Schäden) juristisch verantwortlich?
- Wie reagierst du als Kollege/Kollegin oder Vorgesetzte(r) auf diese Situation?
- Welche organisatorischen Strategien sind notwendig, um solche Situationen zu verhindern? (Die Mitarbeiter/innen müssen diese Strategien auch annehmen!)

Simulationstraining

Wie bereits im Kapitel „Teamtraining und Simulationstraining“ in Abschnitt 5.11 beschrieben wurde, ist die Ausbildung unter möglichst realistischen Arbeitsbedingungen der nächste Schritt auf dem Weg der persönlichen Weiterentwicklung.

Neben zahlreichen großen Simulationszentren gibt es mittlerweile einige Skills-Labs und andere regionale Simulationsangebote. Manche davon bieten sogenannte „Inhouse“-Lösungen an, also ein Simulationstraining in eurer Arbeitsumgebung. Leider ist ein gutes Simulationstraining immer sehr zeit- und kostenintensiv, und bedauernswerterweise sehen immer noch nur wenige Arbeitgeber die Notwendigkeit, Mitarbeiter durch Simulationsangebote zu fördern.
Ungeachtet der logistischen und finanziellen Herausforderungen, die ein hochwertiges Simulationstraining mit sich bringt, halten wir regelmäßige Teamtrainings in der Akutmedizin für sehr sinnvoll. Gerade im Hinblick auf die Notfallsanitäterausbildung und die curriculäre Integration von TRM sollten wir dem Simulationstraining einen festen Platz in der medizinischen Aus-, Fort- und Weiterbildung einräumen. An vielen Rettungsdienstschulen und Bildungseinrichtungen ist das im Rahmen der Notfallsanitäterausbildung glücklicherweise bereits erkannt und an vielen Standorten auch gut umgesetzt worden.
Zur Durchführung eines effektiven Simulationstrainings sind einige wichtige Aspekte zu beachten, die wir im Folgenden ausführen möchten:

Planung
Welches Ziel soll das geplante Training überhaupt haben? Handelt es sich um ein reines **Skill-Training**, also die Vermittlung von konkreten Techniken und Manövern wie beispielsweise um einen intraossären Zugang oder um die Anlage einer Thoraxdrainage? Oder ist ein komplexeres Simulationstraining (**Full-Scale-Simulation**) geplant? Geht es um die Etablierung neuer Algorithmen? Liegt ein Schwerpunkt auf **Human Factors**, also Wahrnehmung, Führungsverhalten, Ressourcenmanagement oder Interaktion und Kommunikation? Welche Zielgruppe soll angesprochen werden? Handelt es sich um Auszubildende oder verfügen die Teilnehmer über langjährige Berufserfahrung? Hier bietet sich eventuell ein **Training**

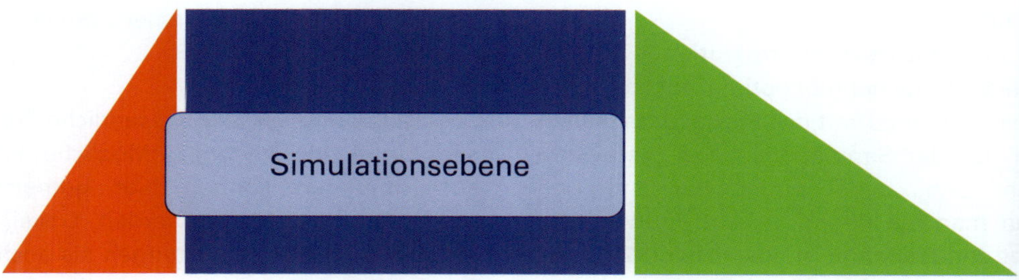

Briefing	Simulation	Debriefing
- Vorstellung aller Teammitglieder - Material- und Gerätecheck - Definition der Aufgaben und Ziele - Fragen?!	- Sich darauf einlassen - Simulationsartefakte „überspielen“ - Die Simulationsebene nicht verlassen - Geschützter Raum: Keine Angst vor Fehlern! - Spaß haben	- Neutrale Moderation (Ideal: externe Trainer) - Offen, konstruktiv und wertschätzend - Selbsteinschätzung/Teameinschätzung - Bei Bedarf: Fehleranalyse - Bei Bedarf: Fazit und konkrete Zielvereinbarungen

Schematische Darstellung eines Simulationsablaufs

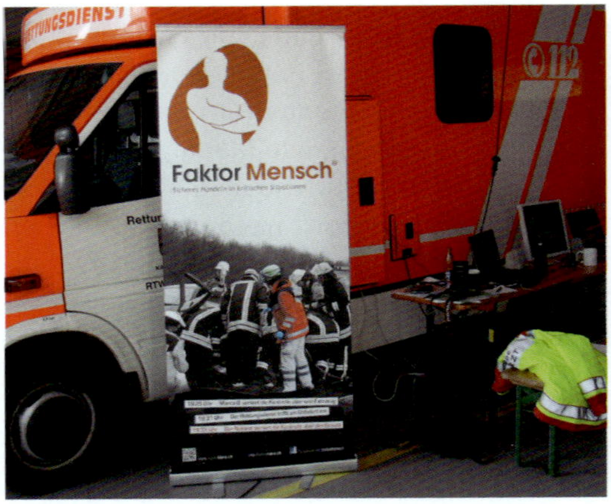

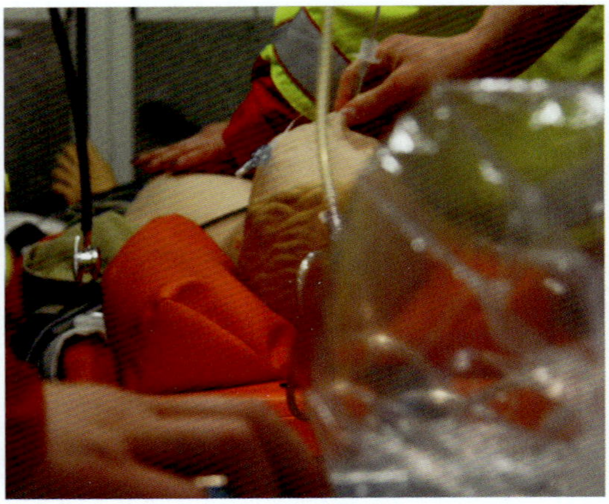

von Notverfahren wie z. B. Koniotomie oder eine Entlastungspunktion an. In der Anästhesie könnten beispielsweise die Abläufe im Management einer malignen Hyperthermie durchgegangen werden. Soll es vielleicht um eine **Schnittstellen-Simulation** gehen, in der die Zusammenarbeit mit anderen Teams trainiert werden soll (z. B. Übergabe in der Notaufnahme oder Übernahme eines Patienten unter ECMO auf dem PCI-Tisch)?
Weitere Trainingsformen sind **taktische Simulationen** (zum Beispiel Stabsübungen) oder **psychosoziale Simulationen** (zum Beispiel Zwangseinweisungen, angedrohter Suizid etc.).

Ablauf
Ein ordentliches und strukturiertes Briefing bereitet die Teilnehmer optimal auf das Szenario vor und reduziert das Risiko, dass Teilnehmer aus der Simulationsebene „herausbrechen" („Äh ... sollen wir jetzt nur so tun oder kann man die Puppe in echt intubieren?"). Gebt den Teilnehmern ausreichend Zeit, sich mit den Materialien und Geräten auseinanderzusetzen. Zeigt ihnen, was geht und was man nur andeuten kann. Je nach Arbeitsumgebung empfehlen wir für das Briefing etwa 5 bis 10 Minuten einzuplanen.

Damit die Simulation möglichst realistisch ist, sollten die Szenarien den gängigen Alltagssituationen angepasst sein. Einige Beispiele findet ihr am Ende dieses Kapitels. Dabei reichen schon Routinesituationen, um das Team an seine Grenzen zu führen. In Abschnitt 6.6 haben wir die Komfortzone beschrieben. Die Szenarien der Simulation sollten sich in dieser Zone, aber nahe am Randbereich zur Überforderung bewegen. Hier besteht das größte Potenzial, einen nachhaltigen Lerneffekt bei gleichzeitiger Akzeptanz der Teilnehmer zu erreichen. Zu „exotische" Szenarien hingegen sorgen schnell für Frustration und damit eine reduzierte Akzeptanz bei den Teilnehmern. Für die eigentliche Simulation empfehlen wir 10 bis 15 Minuten. Achtung: Das Simulationsende muss mit etwas Fingerspitzengefühl ausgewählt werden. Die Teilnehmer sollen nicht den Eindruck haben, aus einer Situation „herausgerissen" zu werden.

Das Debriefing ist der wesentliche Teil eines Simulationstrainings. Mögliche Videoaufzeichnungen können hier gemeinsam gesichtet und diskutiert werden. Dabei sollten sowohl die Einzelleistungen als auch die Teamperformance analysiert und möglichst objektiv bewertet werden. Wir empfehlen die Aufteilung in eine medizinisch-technische Beurteilung und eine Bewertung nach menschlichen Faktoren. Idealerweise erfolgt diese getrennte Beurteilung durch mindestens zwei Trainer, die das Szenario unter eben diesen Aspekten beobachtet haben. Wichtig ist hier eine sachliche Analyse und eine konstruktive Beratung hinsichtlich der Verbesserungsmöglichkeiten. Das Debriefing vermittelt den Teilnehmern die wesentlichen Lehrinhalte der Simulation! Für den Lernprozess ist es sinnvoll, wenn der Selbstreflektion ausreichend Raum gegeben wird. Der Simulationstrainer hat die wichtige Aufgabe, einen Prozess der Selbsterkenntnis zu initiieren. Diese Erkenntnisse können im weiteren Gespräch objektiviert werden. Sehr wichtig ist dabei ein wertschätzendes Gesprächsklima im Sinne einer Beratung. Zielvorgabe ist das Erkennen eigener Stärken bzw. Schwächen. Im Idealfall empfinden die Teilnehmer eine hohe Motivation, an sich zu arbeiten, um noch besser zu werden. Das Debriefing darf daher durchaus 15 bis 20 Minuten oder länger in Anspruch nehmen.

Technik

Ob und in welchem Umfang technisches Equipment zum Einsatz kommt, ist von eurem Engagement und den finanziellen Ressourcen abhängig. Grundsätzlich gibt es zahlreiche Anbieter am Markt, die von kleinen Monitorlösungen bis hin zu vollumfänglichen Simulationspuppen alles notwendige anbieten. Wenn also die Planung abgeschlossen ist, Art und Ziele des Simulationstrainings geklärt und die finanziellen Möglichkeiten gesichert sind, kann es eigentlich losgehen.

Monitorsystem

Um medizinische Simulation realitätsnah zu gestalten, benötigt man ein Monitorsystem, welches die wesentlichen Parameter (EKG, HF, RR, SpO_2 und CO_2) darstellen kann. Idealerweise können über das gleiche System auch Maßnahmen wie die Defibrillation oder das Pacen durchgeführt werden. Die Kontrolle bzw. Beeinflussung der Vitalparameter durch den Trainer erfolgt in der Regel via Bluetooth oder WLAN. Dies ermöglicht eine hohe Flexibilität innerhalb der jeweiligen Szenarien. Dabei erfolgt die tatsächliche Messung der Parameter am Darsteller oder der Puppe nur „virtuell", also über die simultane Eingabe durch den Trainer. Beispielhaft möchten wir hier das DART Sim-System empfehlen, welches die oben genannten Möglichkeiten bietet und dazu auch recht erschwinglich ist.

Darsteller oder Simulationspuppe

Grundsätzlich können in der Simulation reale Darsteller/Mimen oder ganz klassisch Simulationspuppen zum Einsatz kommen. Beide Varianten bieten Vor- und Nachteile. Während echte Menschen eine Herzdruckmassage oder intraossäre Punktion weniger wertschätzen würden, überwiegt bei einer Puppe das sogenannte Simulationsartefakt. Es fühlt sich unecht an, mit einer Puppe zu sprechen oder diese zu berühren. Auch finanziell gibt es gewaltige Unterschiede: Ist ein Darsteller mit einer überschaubaren Tagesgage zufrieden, liegen die meisten (einfachen) Simulationspuppen in einem Kostenrahmen über 2000,- Euro.

Auch hier sollten die Ziele der geplanten Simulation im Vordergrund stehen. Geht es eher um das Training alltäglicher medizinischer Notfälle wie Atemnot, Schlaganfälle, kardiale Beschwerden oder kleinere Verletzungen, eignen sich Menschen „aus Fleisch und Blut". Gerade hinsichtlich der Kommunikation bieten Darsteller viel weniger Artefakte als eine Simulationspuppe. Eine nette Ergänzung ist hierbei auch ein gutes Make-up, also das Schminken von Blässe, Zyanose oder Prellmarken. Auch ein gewisses schauspielerisches Talent ist hier von Vorteil, die Kommunikation von Trainer zu Darsteller kann hier beispielsweise via „Knopf im Ohr" (Funk oder Telefon) erfolgen.

Bei der Simulation invasiver Maßnahmen, insbesondere der komplexen Traumaversorgung, der Intubation oder einer Herzdruckmassage (zum Beispiel im Rahmen eines ACLS-Trainings) hat wiederum eine Simulationspuppe die Nase vorne. Wenn Simulationtraining ein fester Aus-, Fort- und Weiterbildungsbestandteil wird, macht es sicherlich Sinn, beide Varianten zur Verfügung zu stellen.

Kamera
Meist reicht bereits eine gut positionierte Videokamera oder Handykamera. Die audiovisuelle Aufzeichnung von Simulationsabläufen ist für die anschließende Analyse spannend und lehrreich. Allerdings muss immer berücksichtigt werden, dass nicht alle Teilnehmer mit einer Aufzeichnung oder einem Debriefing einverstanden sind. Simulation basiert auf Vertrauen, und daher empfehlen wir, diese Bedenken zu respektieren und gegebenenfalls auf die Aufzeichnung zu verzichten. Beachtet bitte auch, dass ein Video-Debriefing nicht nur technisch anspruchsvoll ist, sondern auch viel mehr Zeit in Anspruch nimmt. Am Ende solltet ihr mit den Teilnehmern abklären, ob und in welcher Form das entstandene Videomaterial gespeichert oder gelöscht wird.

Trainer
Ein Simulationstraining sollte nach Möglichkeit von Mitarbeitern durchgeführt werden, die neben einem hohen Engagement auch über das notwendige fachliche und technische Wissen verfügen. Idealerweise kommen verschiedene „Experten“ zusammen, denn auch die Entwicklung eines Simulationsprojekts ist eine Teamleistung.
Ein Simulationstraining kann persönliche Schwächen, aber auch Defizite eines Teams offenbaren. Daher hat es sich bewährt, externe Trainer speziell für das Debriefing zu engagieren. Diese gewährleisten einen neutralen und unvoreingenommenen Blick auf die Einzel- und Teamleistung. Dies ist die Grundlage für eine offene, konstruktive und wertschätzende Beurteilung gerade hinsichtlich persönlicher Faktoren wie Führungsverhalten, Kommunikation, Risiko- und Stressmanagement. Wer möchte in diesen Bereichen schon gerne von seinen eigenen Kollegen „beurteilt“ werden? Die Erfahrung zeigt hier immer wieder enormes Konfliktpotenzial. Im Rahmen unseres TRMSimulation bietet FaktorMensch® sowohl Inhouse-Simulationen als auch isolierte Debriefings für präklinische oder innerklinische Simulationstrainings an. Dabei orientieren wir uns an den FM-Simulationsregeln (siehe Seite 114).

Grenzen der Simulation
Simulationsartefakte sind Faktoren oder Elemente innerhalb der Simulationsebene, die kaum oder gar nicht realistisch wiedergegeben werden können. Dadurch verlassen manche Teilnehmer ungewollt die Simulationsebene und handeln nicht mehr authentisch. Beispiele: Interaktion mit dem Patienten (Sim-Puppe), Möglichkeiten der Diagnostik und Darstellung der Vitalwerte, Maßnahmen wie z. B. Punktionen oder Defibrillation, oder auch einzelne Teilnehmer und Positionen (z. B. der Lehrrettungsassistent als „Notarzt“) sowie Umgebungsbedingungen (Wetter, Lärm oder Dunkelheit). Je weniger Simulationsartefakte auftreten, desto realistischer ist das Training. Allerdings hat diese Realitätsnähe oftmals einen enormen technischen oder logistischen Aufwand zur Folge und wird dadurch sehr kostspielig. Für das Training alltäglicher Szenarien reicht erfahrungsgemäß der Einsatz einfacher Monitorlösungen und ein gutes Debriefing.

Simulations-Szenarien
Simulationstraining sollte immer zielgruppenorientiert und unter Berücksichtigung lokaler Besonderheiten stattfinden. Hier bieten sich flexible Inhouse-Konzepte an. Idealerweise trainieren Teammitglieder miteinander, die auch „im echten Leben“ zusammen arbeiten. Nur so ist gewährleistet, dass möglichst wenige Artefakte den Lernerfolg schmälern. Schwerpunkte des Trainings können sowohl bei der Anwendung von Skills, der Umsetzung von Algorithmen oder den menschlichen Faktoren liegen. Natürlich können auch alle Aspekte gleichzeitig trainiert und abschließend besprochen werden. Hierfür benötigt man allerdings eine zeitintensive Videoauswertung oder mehrere „Beobachter“, da die Abläufe sehr komplex sein können.

Im Folgenden möchten wir beispielhaft einige mögliche Szenarien vorstellen, die einerseits mit überschaubarem Aufwand umsetzbar sind, andererseits aber auch einen hohen Lerneffekt beinhalten. Sie sollen einen Anreiz bieten und euch ermutigen, wichtige, aber auch alltägliche Situationen zu trainieren:

Mögliche präklinische Szenarien
Patientenversorgung in dunkler/enger Umgebung; Trainingsziele: Orientierung, Improvisation, Koordination, Entscheidungsprozesse

Übergabe von RTW zu RTH sowie Voranmeldung eines polytraumatisierten Patienten; Trainingsziele: Kommunikation, Koordination, Patientensicherheit, Ressourcen

Unerwartete, plötzliche Verschlechterung (Krampfanfall, Bewusstlosigkeit, Aggression) Trainingsziele: Wahrnehmung, Entscheidungsprozesse, Kommunikation, med. Maßnahmen

Mögliche klinische Szenarien
Narkoseeinleitung mit plötzlichen EKG-Veränderungen; Trainingsziele: Kommunikation, Entscheidungsprozesse, med. Maßnahmen

Sturz aus dem 3. Stock einer Klinik / Reanimation im Privat-PKW vor der Klinik; Trainingsziele: Improvisation, Kommunikation, Führungsverhalten, med. Maßnahmen

Notfallsituation im Funktionsbereich (CT, Endoskopie, Kreißsaal, PCI-Tisch); Trainingsziele: Wahrnehmung, Koordination, Kommunikation, med. Maßnahmen

Mögliche Schnittstellen-Szenarien
Übergabe Schockraum/Übergabe PCI-Tisch/ Übergabe Intensivverlegung; Trainingsziele: Wahrnehmung, Kommunikation, Führungsverhalten, med. Maßnahmen

Technische Rettung eines Patienten (aus PKW, Maschine, Schacht etc.); Trainingsziele: Koordination, Improvisation, Kommunikation, Eigenschutz

Polizeiliche Lage (Häusliche Gewalt, Bedrohung, Waffeneinsatz, Amok/Terror); Trainingsziele: Koordination, Kommunikation, Eigenschutz

Mögliche psychosoziale Szenarien (präklinisch oder innerklinisch)
- Taubstummer oder blinder Patient
- Aggressiver Patient mit Alkohol-Intoxikation
- Transportverweigerung trotz kritischem Zustand (zum Beispiel STEMI)
- Plötzlicher Kindstod (SIDS), sichere Todeszeichen bei Eintreffen
- Häusliche Gewalt, Täter verweigert Hilfe für das Opfer

Mögliche ethische Szenarien (präklinisch oder innerklinisch)
- CPR bei präfinalem Tumor-Patienten ca. 88 Jahre alt („Machen Sie alles, was geht!")
- CPR bei Patienten ca. 45 Jahre alt („Hören Sie auf, das hat er abgelehnt!", Patientenverfügung!)

Großübungen und Planspiele („Das dicke Ding")
Deutlich umfangreicher und komplexer sind größere Lagen wie ManV oder überregionale Notlagen. Hier können theoretische Stabsübungen oder die Simulation auf einer Planspielplatte hilfreich sein, um Kommunikation, Koordination und das Ressourcenmanagement zu trainieren. Ein Beispiel dafür ist das MEDI-LEARN ManV Simulationssystem (www.medi-learn.de/manv).

Mentale Simulation („Was wäre wenn...")
In dieser Simulationsvariante kommt gar kein Material zum Einsatz. Vielmehr setzt man sich alleine oder in einer Gruppe mit verschiedenen Szenarien auseinander. Allein die gedankliche Beschäftigung oder eine Diskussion möglicher Optionen führt möglicherweise zu einem ersten Handlungsimpuls oder einer Handlungsschablone, die im Ernstfall von Vorteil sein kann.

- Ich fahre auf einer Autobahn und gerate kurz nach einem schweren Verkehrsunfall in die Situation eines Ersthelfers. Welche Schritte/Maßnahmen sind jetzt wichtig?
- Bei Eintreffen hat das Kleinkind eine Murmel aspiriert, ist stark zyanotisch und reanimationspfichtig. Welche Ansätze zur Problemlösung sind realistisch?
- In meinem Hotelzimmer ertönt der Feueralarm und draußen auf dem Gang ist alles stark verraucht. Wie reagiere ich in dieser Situation?/Was sind meine Optionen?

Simulationstraining ist aufgrund seiner zahlreichen Aspekte ein sehr komplexes Thema und eine weitere Vertiefung würde den Rahmen dieses Skriptes sprengen. Unser Simulationsguide soll euch einige Begriffe und Impulse vermitteln, vor allem aber Lust auf diese Art des Trainings machen. Daher haben wir bewusst verschiedene Formen der Simulation beschrieben und dabei auch Vor- und Nachteile sowie die Finanzierbarkeit berücksichtigt.

Gerne beraten wir euch bei der Planung und Durchführung solcher Trainings. Unser Spektrum reicht dabei von der präklinischen und klinischen Inhouse-Simulation bis zum Training großer Szenarien im MEDI-LEARN ManV Simulationssystem. Dabei greifen wir auf ein spannendes Netzwerk hervorragender Experten zurück, das einen maximalen Lernerfolg garantiert.

Mehr dazu erfahrt ihr unter:
www.medi-learn.de/manv

FaktorMensch® - Simulationsregeln

So echt wie möglich	Die Simulation medizinischer Szenarien soll möglichst praxisnah sein.
Wertschätzung & Respekt	Wir schätzen einander und wollen in der Simulation gemeinsam lernen.
Geschützter Raum	Was in der Simulation passiert, bleibt in der Simulation.
Momentaufnahme	Die Simulation ist immer die Momentaufnahme einer situativen Performance.
Aus Fehlern lernen	Jeder Fehler in der Simulation bietet immer auch die Chance, zu lernen.
Debriefing	Der pädagogische Schwerpunkt der Simulation ist das Debriefing.
Selbstreflektion	Das Debriefing dient der Wahrnehmung eigener Stärken und Schwächen.
Weiterentwicklung	Erkenntnisse aus der Simulation sollen die persönliche Weiterentwicklung fördern.
Spaß	Simulationstraining kann, darf und soll Spaß machen!

Glossar

A

Abweichung	Entfernen von Sicherheitsstandards, meist schleichend (sukzessiv) bis die Missachtung von Sicherheitsstandards der Normalzustand ist (Normalization of deviance)
Ad-Hoc-Team	Spontane und meist komplexe Teamkonstellation und Interaktion in (zeit)kritischen Situationen (Schockraum, CPR-Team auf Normalstation, Luftrettung vs. Bodenrettung...)
Adverse Event	Schwerwiegender Zwischenfall mit negativen Folgen
Ankereffekt	Fixierung auf den Ersteindruck, siehe auch „Priming“
Antizipation	Vorausschauendes Denken und Handeln
APS	Aktionsbündnis Patientensicherheit (www.aktionsbuendnispatientensicherheit.de)
ATLS®	Abkürzung für Advanced Trauma Life Support. Strukturierte innerklinische Traumaversorgung
Augenscheinvalidität	Isolierte Wahrnehmung von Informationen, die zum Ersteindruck passen
Autoritätsgradient	Verhältnis innerhalb einer Hierarchie (z. B. Pilot/Co-Pilot, Assistenzarzt/Oberarzt), siehe auch „Hierarchiegradient!

B

BÄK	Bundesärztekammer
Bedside-Test	Schnelltest zum Abgleich der Blutgruppen vor Bluttransfusion (Sicherheitsebene)
Bestätigungsfehler	Isolierte Ausblendung von Informationen, die dem Ersteindruck widersprechen
Blind Zone	Bereiche der objektiven Realität, die von keinem Teammitglied wahrgenommen werden
Briefing	Kurze Vorbesprechung, Einsatzplanung. Wichtige Maßnahme der Team-Kommunikation
Burn-Out	Schwere Verlaufsform einer Depression durch mentale Überanstrengung/Überarbeitung

C

Call-Out	Definierte Kommunikationsstandards, z. B. „Achung Defibrillation!“ oder „Schnitt“
Captain's Decision	Finale Anordnung oder Anweisung, welche von einer Einzelperson, meist dem Teamleader, getroffen wird. Eine Diskussion oder ein Veto sind nicht zielführend.
Checklisten	Strukturierte Auflistung von Maßnahmen zur Bewältigung einer Aufgabe/Situation
Cluster	Zusammengeballte Gruppe/Haufen. Isolierte Kommunikation in Kleingruppen

Closing-Loop	Geschlossene Kommunikation (Wiederholung vom Empfänger -> Sender)
Coach	Trainer (Einzel- oder Team-Trainer)
Kodierung	Verschlüsselung (von Kommunikation), siehe auch „Common Code"
Comfort-Zone	Auch „Wohlfühl-Zone". Arbeitsbereich mit bestem Ausgleich zwischen Anforderung und Performance
Common Code	Gemeinsame Sprache (Fachjargon)
Company Safety Culture	Sicherheitskultur innerhalb eines Unternehmens (Sicherheit als Unternehmensziel)
COPD	Chronische obstruktive Atemwegserkrankung
Cowboy-Problem	Der dominante Einzelspieler, oft selbstgefällig und risikofreudig
Critical Incident	Schwerwiegender Zwischenfall mit negativen Folgen (siehe auch: „Zwischenfall" oder „adverse event")
CRM	Cockpit-Resource-Management: ursprünglich Teamtraining innerhalb der Cockpit-Crew Crew-Resource-Management: Erweiterung des Teamtrainings auf die gesamte Flight Crew (CRM wird fälschlicherweise auch als „Crisis-Resource-Management" bezeichnet)
Cross-Check	Doppelkontrolle zum Abgleich einer Wahrnehmung, siehe auch „Vier-Augen-Prinzip"
CT	Computertomographie (radiologische Diagnostik)
Culture of Blame	Fehlerkultur der Schuldzuweisung

D

Debriefing	Kurze Nachbesprechung, Analyse von Besonderheiten, Fehlermanagement
Decodierung	Entschlüsselung (von Kommunikation)
Dirty-Dozen	12 menschliche Fehler, die häufig zu Ereignissen, Zwischenfällen oder Unfällen führen
Distress	Negativer Stress, körperliche Anstrengung, psychische Einschränkungen
DIVI	Deutsche interdisziplinäre Vereinigung für Intensiv- und Notfallmedizin
DOPE	Abkürzung für Disconnection/Oxygenation/Perfusion/Equipment Zur Identifizierung potenzieller Ursachen einer Beatmungsproblematik
Doppel-Check	Doppelkontrolle zum Abgleich einer Wahrnehmung, siehe auch „Vier-Augen-Prinzip"
Dynaxity	Kunstbegriff aus Dynamik und Komplexität

E

EASA	Europäische Agentur für Flugsicherheit (Folgeorganisation der JAA)
Eisbergmodell	Modell zur Darstellung von Fehlerereignissen, abgeleitet aus dem Modell von H. W. Heinrich
EKG	Elektrokardiogramm
Empfänger	Empfänger einer Information
ERC	European Resuscitation Council (Europäischer Rat zur Wiederbelebung)
Eustress	Positiver Stress, hohes Aktivitätsniveau, höhere Aufmerksamkeit, Kreativität
Event	Ereignis mit gar keinen oder nur geringgradigen Folgen
Experience	(Berufs)erfahrung, Fähigkeiten aufgrund vorausgegangener Erfahrungen

F

Fatigue	(Chronische) Erschöpfung, Müdigkeit, physische Schwäche
Fehlerdynamik	Fehlerentwicklung, siehe auch: „Schweizer-Käse-Modell"
Fixierungsfehler	Auch „Tunnelblick". Phase der kognitiven Wahrnehmungseinschränkung, Fixierung auf einen willkürlichen Fokus, irrationale Reaktion unter hohem Stress
FMEA	Fehlermöglichkeits- und Einflussanalyse, Berechnung von Risiken und Fehlern
Forcing	Technische Zwangsfunktionen, die menschliche Fehler verhindern sollen.
FORDEC	Abkürzung für: Facts/Options/Risks/Decision/Execution/Control, Modell zur strukturierten Entscheidungsfindung

H

Handlungsimpuls	Reiz, der nach Wahrnehmung, Analyse und Entscheidung eine Handlung auslöst
Hands-off*	Strategie zur Aufgabentrennung innerhalb komplexer Situationen (Trennung zwischen Organisation und Maßnahmen)
Heuristik	Entscheidungsansatz. Abruf einer mental verfügbaren Musterlösung (dabei wird eine neue Situation mit Erinnerungen/Erfahrungen abgeglichen)
HFACS	Human Factor Analysis and Classification System. Tool zur Fehleranalyse
HFE	Human Factor Engineering: Konstruktion von Hardware und Software unter Berücksichtigung menschlicher Wahrnehmung und Bedienung

Hiob	auch „Hiobsbotschaft“: Synonym für „schlechte Nachrichten“ (Don´t shoot the messenger)
Hierachiegradient	Verhältnis einzelner Positionen innerhalb einer Hierarchie (flach oder steil), (z. B. Pilot/Co-Pilot, Assistenzarzt/Oberarzt, siehe auch „Autoritätsgradient“
HRO	High-Reliability-Organization: Organisationen, die sich ihrer Komplexität und Fehleranfälligkeit bewusst sind und über eine hochentwickelte Fehler- und Sicherheitskultur verfügen
High-Risk Environment	Hochrisiko-Umgebung. Meist komplexe Arbeitsbereiche mit hoher Dynamik und großem Risikopotenzial

I

IAM SAFE	Luftfahrt-Konzept zur Selbsteinschätzung (Flight Fitness). Erfasst werden dabei die Faktoren Illness, Medication, Stress, Alcohol, Fatigue, Eating
Impulsiv	Spontane, oft vorschnelle Schlussfolgerung und Handlungsweise (siehe auch Intuitiv)
Incident	Ereignis mit Gefährdungspotenzial
Individual Focus	Individueller Blickwinkel/Ausschnitt aus der Realität (Individualwahrnehmung)
Initialphase	Erste Phase einer kritischen Situation. Hohe Dynamik, kaum Informationen, Reizflutung
Intuitiv	Emotionaler Entscheidungsprozess ohne rationale Analyse möglicher Alternativen
ITH	Intensivtransporthubschrauber
ITLS®	Abkürzung für International Trauma Life Support. Strukturierte Traumaversorgung
ITW	Intensivtransportwagen
Irrtum	Fehler infolge eines Denkfehlers oder Ausrutschers (innerhalb einer Routinehandlung)

J

JAA	Joint Aviation Authorities, Konsortium ziviler Luftfahrtbehörden (aufgelöst 2009)
JAR-OPS	Joint Aviation Requirements, Reglement der JAA (EASA) zum sicheren Luftfahrtbetrieb
Juristische Verantwortung	Individuelle Verantwortung jedes Teammitglieds, abhängig von Position und Kompetenz (Wer Fehler verursacht, wahrnimmt oder schweigt, ist juristisch eventuell haftbar)
Just Culture	Kultur der Fehlerakzeptanz, Fehlereinsicht und Fehlertransparenz

K

KISS	„Keep It Simple and Stupid“. Reduktion von Komplexität durch Simplifizierung

Kompetenz-Illusion	Selbstüberschätzung der eigenen Fähigkeiten bzw. Unfähigkeit, einen selbstverursachten Fehler oder das eigene Versagen zu erkennen
Kontrollphase	Dritte Phase einer kritischen Situation: Durch den Informationszuwachs können sichere Entscheidungen getroffen werden, erste Maßnahmen wirken, die Dynamik lässt nach.

L

Laissez-faire	Lockerer Führungsstil (Einfach „machen lassen")
LaMa	Abkürzung für „Larynxmaske" (Beatmungsmaske)
LNA	Leitender Notarzt (Medizinische Einsatzleitung in Großschadenslagen)
London-Protokoll	System-Analyse zur Auswertung von Fehlern im Gesundheitswesen
Look-alike	Optisch ähnliche Gegenstände, die aufgrund unserer Musterwahrnehmung verwechselt werden können, siehe auch „Sound-alike"

M

ManV	Massenanfall von Verletzten (Großschadenslage)
MCC	Multi-Crew-Kooperation: ähnlich dem CRM mit einem Schwerpunkt auf Kooperation im Team
Mediator	Vermittler in Konfliktsituationen
Mental Circuit	Mentale Abkürzung/Vereinfachung
Mental Model	Gedankenmodell, gedankliche Vorstellung, siehe auch „shared mental model"
Mentaler Spike	Leitlinie, die mental fest verankert wurde und auch unter Stress abrufbar ist (FORDEC, ABCDE-Algorithmus, „Treat first what kills first", „If in doubt, take it out")
Miller`sche Zahl	7 (+/-2) Informationen können gleichzeitig im Kurzzeitgedächtnis (15 Sek.) gespeichert werden
Moralische Verantwortung	Identische Verantwortung jedes Teammitglieds, unabhängig von Position und Kompetenz (Wer Fehler verursacht, wahrnimmt oder schweigt, ist moralisch für die Folgen verantwortlich)
M&M-Konferenz	Morbiditäts- und Mortalitätskonferenz: interdisziplinäre Fallanalyse (Fehlermanagement)
MRM	Maintenance-Resource-Management: CRM-Variante für technische Instandhaltung Maritime-Resource-Management („Bridgemanagement"): CRM-Variante auf See
Multitasking	Mehrere Maßnahmen, die gleichzeitig durchgeführt werden, siehe auch „Workload"
Mustererkennung	(Vorschnelle) Erkennung von Objekten aufgrund weniger charakteristischer Merkmale

N

Near miss	Beinahe-Fehler: ein Unfall oder Zwischenfall wurde nur knapp verhindert
Neuralgisch	Punkt oder Phase innerhalb eines Systems, an dem bzw. in der es häufig zu Störungen kommt
Nonverbal	Nichtsprachliche Kommunikation (Gestik, Mimik)
NEF	Notarzt-Einsatz-Fahrzeug

O

Objektive Realität	Die tatsächliche, vollständige Realität (im Unterschied zur wahrgenommenen subjektiven Realität)
OrgL	Organisatorischer Leiter (Rettungsdienstliche Einsatzleitung in Großschadenslagen)
Orientierungsphase	Zweite Phase einer kritischen Situation. Einschätzung und kognitive Verarbeitung der Wahrnehmung, erste Entscheidungsprozesse

P

Paraverbal	Tonfall/Unterton innerhalb verbaler Kommunikation
Performance	(Menschliche) Leistung in Hinblick auf das Gesamtergebnis
PHTLS®	Abkürzung für Prehospital Trauma Life Support. Strukturierte präklinische Traumaversorgung
Poka Yokes	Technische Bedingungen, die grobe und evtl. folgenreiche Fehler verhindern
Priming	Beeinflussung von Wahrnehmung durch vorauseilende Aktivierung vergleichbarer Gedächtnisinhalte (=Vorverurteilung), siehe auch „Ankereffekt“
PSS	Problem-Solving-Strategy. Strategien zur Problemlösung
PSU	Psychosoziale Unterstützung (Notfallbegleitung)
PTBS	Posttraumatische Belastungsstörung
PTSS	Posttraumatisches Stresssyndrom

Q

QM	Qualitätsmanagement: Einheitliche/standardisierte Handlungsabläufe zur Qualitätssteigerung

R

Read-Back	Wiederholung einer Information zur Bestätigung des Empfangs, siehe auch „Vier-Augen-Prinzip“

Red-Rules	Unverletzliche Regeln, deren Nichteinhaltung/Verletzung zum sofortigen Prozessabbruch führt (z. B. Bed-Side-Test vor Bluttransfusionen)
Re-Evaluation	Erneute Beurteilung einer Situation
Resilienz	Persönliche Resilienz beschreibt die Widerstandsfähigkeit gegenüber Krisen sowie den Entwicklungsprozess, den das Individuum durch eine Krise vollzieht. Systemische Resilienz beschreibt die Widerstandsfähigkeit eines Systems (Team, Unternehmen) gegenüber Krisen sowie dem aus ihnen resultierenden Entwicklungsprozess innerhalb des Systems.
RM	Risikomanagement: systematische Identifikation, Analyse und Überwachung von Risiken
Rückkopplung	Verbale oder nonverbale Rückmeldung zur Empfangsbestätigung einer Information
RTW	Rettungs-Transport-Wagen
RTH	Rettungs-Transport-Hubschrauber

S

Safety Culture	Sicherheitskultur: Arbeitsumgebung, in der Sicherheit einen hohen Stellenwert hat
SBAR	Kommunikations-Tool zur strukturierten Übergabe
Schockraum	Versorgungsraum für Schwerverletzte innerhalb einer Notaufnahme
Self-Complacency	Selbstgefälligkeit, oft die Grundlage für Selbstüberschätzung/riskantes Verhalten
Sender	Absender einer Information
Shared Focus	Der von allen Teammitgliedern gemeinsam wahrgenommene Ausschnitt der Realität
Shared Mental Model	Gemeinsames Gedankenmodell, identische Wahrnehmung. Idealzustand
Simulation	Ausbildung und Training unter möglichst realitätsnahen Arbeitsbedingungen
Simulationsartefakt	Unrealistische Elemente oder Störungen innerhalb eines Simulationstrainings (Gefährdung der Simulationsebene)
Simulationsebene	Phase innerhalb eines Simulationstrainings, in der die Teilnehmer Entscheidungen und Maßnahmen in einer möglichst realitätsnahen Umgebung durchführen und diese zumindest zeitweise auch als Realität annehmen
Situative Führung	Anpassung des Führungsstils an die jeweilige Situation
Skills/Skill-Training	(Manuelle) Fertigkeiten, handwerkliches Geschick. Beim Skill-Training werden spezielle praktische Maßnahmen und Handgriffe/Prozeduren geübt (z. B. Thoraxdrainage)
Slip	Versehen oder Ausrutscher: Fehlverhalten innerhalb einer Routinehandlung

SMS	Sicherheitsmanagementsystem: ein (u. a. in der Luftfahrt fest etabliertes) System zur übergeordneten Risikominimierung durch Analyse, Ausbildung und Training
SOP	Standard Operating Procedure: Definierte/Standardisierte Abläufe
Sound-alike	Phonetisch ähnlich klingende Begriffe, die zu Verwechselungen führen können, z. B. Insulin und Inzolen. Oder Narbenhernie und Nabelhernie, siehe auch „Look-alikes"
Speak-Up	Kommunikations-Tool zur Durchsetzung eines Veto.
Stabilisierungsphase	Vierte Phase kritischer Situationen, geprägt von maximalen Informationen, geringer Dynamik
Step-Back	„Schritt zurück": Technik zur Wiederherstellung des Gesamtüberblicks
Stressor	Äußere oder innere Reiz-Ereignisse, die eine adaptive Körperreaktion verursachen. In der Folge wird meist das sympathische System aktiviert und das Aktivitätsniveau erhöht.
Subjektive Realität	Persönliche Wahrnehmung der Realität (kleiner Ausschnitt der objektiven Realität)
Schweizer-Käse-Modell	Modell zur Fehlerentstehung und Fehlerdynamik nach James Reason
Systemfehler	Multifaktorieller Fehler, der erst innerhalb eines komplexen Systems ermöglicht wurde

T

Target Fixation	Unwillkürliches Fixieren eines Objekts im Rahmen einer Problemlösung bei gleichzeitigem Ausblenden anderer Objekte, siehe auch „Fixierungsfehler"
T.E.A.M.	Strategie zur strukturierten Situationsanalyse: **T**ime-Out (Handlungsunterbrechung), **E**valuation (Analyse der Situation), **A**ntizipation (Planung weiterer Schritte), **M**itteilung (Kommunikation an alle)
Time-Out	Unterbrechung innerhalb eines Teamprozesses (oft zum Abgleich von Informationen)
Translokation	Übertragung von Know-How aus einer Branche in eine andere (Luftfahrt > Medizin)
Trigger	Auslösender Faktor. Als Fehlertrigger wird z. B. das fehlerverursachende Ereignis bezeichnet.
TRM	Team Resource Management (Optimale Nutzung aller Ressourcen eines Teams)

U

UE	Unerwünschtes Ereignis (z. B. unerwartete medikamentöse Nebenwirkung)
Unfall	Schwerste Ereignisstufe mit dauerhaften Folgen oder Tod des Patienten (Severe Incident)
Unsichere Handlung	Risikobehaftete Maßnahme, im weiteren Verlauf oft ein Fehlertrigger (siehe Trigger)

Übersprungshandlung	Verhaltensmuster aus der Instinkttheorie (Konrad Lorenz): Irrationale Handlung aufgrund eines Konfliktes zweier Instinkte

V

Verbal	Kommunikation durch Sprache
Veto	Einwand, Einspruch hinsichtlich getroffener Äußerungen oder Maßnahmen
Veto-Kompetenz	Fähigkeit, Bedenken und Einwände im Sinne der Patientensicherheit klar zu äußern. Faktoren: fachliches Know-How, Standing/Teamposition, stabile extrovertierte Persönlichkeit
Violation	Zuwiderhandlung. Fehlverhalten aufgrund einer Missachtung bestehender Regeln (VoR)
VoR	Violation of Rules
VUE	Vermeidbares unerwünschtes Ereignis (=vermeidbare Nebenwirkung)

W

Watzlawick, Paul	Österreichischer Kommunikationswissenschaftler, Psychoanalytiker, Soziologe (1921 – 2007)
Workload	Anteil der situativen Arbeitsbelastung (Multitask-Anforderungen an ein Teammitglied)
Worst Case	Szenario, in dem der schlimmstmögliche Verlauf skizziert wird (Risikomanagement)

Y

Yerkes-Dodson-Gesetz	beschreibt die kognitive Leistungsfähigkeit in unterschiedlichen Situationen

Z

ZVK	Zentraler Venenkatheter
Zwischenfall	schwerwiegendes Ereignis ohne negative Folgen: Near-miss Schwerwiegendes Ereignis mit negativen Folgen: Adverse Event oder Critical Incident

1-2-3...

3B-Konzept®	Berichten, Bearbeiten, Beheben: Konzept zum Fehlermanagement (MH Hannover)
4-Augen-Prinzip	Teamvorteil: Vier Augen sehen mehr als zwei. Abgleich von Informationen
5-P-Regel	Proper Preparation Prevents Poor Performance (Gute Vorbereitung verhindert schlechte Leistungen)
10 Sek. für 10 Min.	Strategie im Entscheidungsprozess: Reduktion der Initialdynamik nach dem Motto: Lieber 10 Sek. überlegen, statt 10 Minuten in die falsche Richtung zu laufen.

ragebogen zur Selbsteinschätzung

Faktor Mensch®
Sicheres Handeln in kritischen Situationen

:ser Bogen soll Ihnen helfen, eigene Charaktereigenschaften, Stärken und Schwächen aufzuzeigen. Beantworten Sie die Fragen in einer iigen Minute alleine und so ehrlich wie möglich. Nutzen Sie die Fragen um über ihre Verhaltensweisen und typischen bzw. häufigen :aktionen in angespannten Situationen nachzudenken.

nken Sie bei der Beantwortung der Fragen an zurückliegende Ereignisse oder Situationen, die Sie an ihre Grenzen geführt haben. :hrfachnennungen sind selbstverständlich möglich. Schauen Sie sich Ihre Antworten nach einigen Tagen noch mal an und versuchen Sie, an en Schwächen zu arbeiten.

p: Bitten Sie einen vertrauten Kollegen/in, diesen Bogen so auszufüllen, wie er Sie einschätzt.
So können Sie zwischen *Selbstwahrnehmung* und *Fremdwahrnehmung* vergleichen.

euzen Sie auf dem Prozentstrahl an:

Meine **fachliche** Qualifikation liegt bei 0% ---------- 50% ---------- 100%

Meine **manuelle** Geschicklichkeit liegt bei 0% ---------- 50% ---------- 100%

Meine **Kommunikationsfähigkeit** liegt bei 0% ---------- 50% ---------- 100%

Meine **Führungskompetenz** liegt bei 0% ---------- 50% ---------- 100%

Meine **Kritikfähigkeit** liegt bei 0% ---------- 50% ---------- 100%

leine Persönlichkeit würde ich am ehesten beschreiben als:

☐ stabil/interessiert/gelassen ☐ instabil/launisch/empfindlich ☐ extrovertiert/aktiv ☐ introvertiert/passiv

olgende Faktoren schränken mich häufig oder schnell ein:

☐ Müdigkeit ☐ Krankheit/Schmerzen ☐ Medikamente/Alkohol/Drogen ☐ psychische Belastungen
☐ finanzielle Sorgen ☐ private Konflikte ☐ berufliche Konflikte

uf Stress reagiere ich meistens:

☐ ruhig und/oder gelassen ☐ hektisch ☐ gereizt/impulsiv ☐ aggressiv und/oder cholerisch

nter Stress kommuniziere ich meistens:

☐ wie immer ☐ hektisch und fehlerhaft ☐ dominant und laut ☐ gar nicht oder deutlich reduziert

enn meine Ressourcen verbraucht sind,

☐ merkt man mir das deutlich an ☐ will ich meine Ruhe ☐ werde ich aggressiv ☐ bitte ich um Hilfe

'enn ich schlecht gelaunt bin oder mich körperlich nicht fit fühle bzw. sehr müde bin, reagiere ich meistens:

☐ gleichgültig ☐ ruhig und passiv ☐ subtil und ironisch ☐ unbeherrscht und aggressiv

einen Führungsstil würde ich meist so beschreiben:

☐ Ich bin eine aktive Führungspersönlichkeit ☐ Ich bin eher ein passiver „Follower" ☐ Kooperativ ☐ Dominant

anchmal bin ich ein:

☐ Einzelkämpfer ☐ Chaot ☐ Angeber/Macho ☐ Nörgler ☐ Angsthase ☐ Choleriker

ehler:

☐ sind mir unangenehm ☐ kann ich mir gegenüber eingestehen ☐ kann ich anderen gegenüber eingestehen

ritik:

☐ ist mir unangenehm ☐ prallt an mir ab ☐ ist mir wichtig ☐ kann ich besser austeilen als einstecken

Faktor Mensch®
Sicheres Handeln in kritischen Situationen

TRMBeginner® (2-stündiger Einstiegsvortrag)
Er gibt einen ersten Überblick über menschliche Verhaltensmuster unter hohem Stress und stellt die Herausforderung „Team Resource Management in der Medizin" dar.

TRMBasic® (1-tägiges Grundlagen-Seminar)
TRMBasic® bietet einen grundlegenden Einblick in unsere sieben Kernkapitel: Ich und das Team, Führen und Leiten, Kommunikation, Stress und Performance, Entscheidungsprozesse, Wahrnehmung sowie Risiko- und Fehlerkultur. Das Seminar umfasst die theoretische Vermittlung der Inhalte, zahlreiche praktische Übungen und Videosequenzen und macht Sie fit für den Alltag in der Medizin.

TRMAnalyse® (4-stündige Zwischenfallanalyse)
Aufbauend auf den TRMBasic® Kurs, der Voraussetzung für die Teilnahme am TRMAnalyse® ist, liegt der klare Schwerpunkt dieses Formates auf der Sicherheits-, Risiko- und Fehlerkultur. Gemeinsam analysieren wir im Rahmen von Gruppenphasen akutmedizinische Zwischenfälle anhand unserer HFACS-Matrix (Human Factors Analysis and Classification System).

TRMSimulation® (6-stündiges Simulationsformat)
Nach kurzer Wiederholung der Inhalte aus TRMBasic® werden in Kooperation mit etablierten Simulationsanbietern oder durch von FaktorMensch® gestellte Simulationstechnik direkt in Ihrer gewohnten Arbeitsumgebung die erworbenen Kenntnisse angewendet. Ein strukturierter Briefing/Debriefing-Aufbau der Veranstaltung bietet den maximalen Lernerfolg für Sie und Ihr Team.

Weitere Infos unter: www.faktormens.ch

MEDI-LEARN®

Notarztkurs

Zertifizierte und strukturierte Traumaversorgung
Im Notarztkurs ist die zweitägige Ausbildung im Bereich Traumaversorgung integriert. Sie erfolgt dank einer Kooperation mit ITLS (International Trauma Life Support) entsprechend dessen international anerkanntem Lehrgangskonzept. Nach erfolgreicher Teilnahme erhalten Sie das ITLS Advanced Provider Zertifikat. Ebenfalls in den Notarztkurs integriert ist das Format ACLS (Advanced Cardiovascular Life Support), das wir entsprechend den Vorgaben der American Heart Association (AHA) unterrichten. Sie werden so auf Basis international anerkannter Standards sicher und fit in der professionellen Reanimation. Nach erfolgreicher Teilnahme erhalten Sie ein entsprechendes Zertifikat

LNA/OrgL Kurs
80-stündiges Qualifikationsseminar zum Leitenden Notarzt bzw. Organisatorischen Leiter Rettungsdienst auf Basis der Empfehlungen der Bundesärztekammer und der FwDV2 für Führungskräfte im Rettungsdienst.

LNA/OrgL Fortbildung
Wie sich gezeigt hat, gehören Großveranstaltungen immer wieder zu den großen Herausforderungen für Einsatzkräfte. Dieses Thema und einige andere beleuchten wir gemeinsam während der Fortbildung für LNA und OrgL RD und trainieren anhand von Kasuistiken intensiv. Die Fortbildung wird dabei entsprechend der Vorgaben der Ärztekammern durchgeführt.

Weitere Infos unter: www.medi-learn-praeklinik.de

notfallmedizinkurs.de
Wissen. Training. Sicherheit.

start-ED (Notfallmedizin für Einsteiger)
In knapp 90 Vorlesungen, Seminaren und Hands-On-Workshops vermitteln wir in einem kompakten fünftägigen Kurssystem alle Inhalte, die ein Einsteiger für die Notaufnahme oder die ersten Nachtdienste kennen sollte.

review-ED (Updateformat für Notfallmediziner)
In einem zweitägigen Kursformat vermitteln wir alle relevanten neuen notfallmedizinischen Inhalte des Jahres, Trends, Tricks und mehr – wie immer evidenzbasiert und praxisrelevant in einem angenehmen Umfeld.

ultra-Fit (Klinische Notfallsonographie)
Leitsymptombasiertes Vorgehen, intensives Praxistraining in Kleingruppen, Notfallsonographiegeräte der neuesten Generation, Tutoren mitten aus der Praxis großer deutscher Notaufnahmen erwarten Sie.

Fit für den Dienst (Notfallmedizin kompakt)
In einem eintägigen Kursformat bestreiten wir mit den Teilnehmern einen Dienst und vermitteln dabei die wichtigsten notfallmedizinischen Inhalte für Einsteiger.

Expertenkurs
Klinische Notfallmedizin (Modulkurs)
Die Zusatzweiterbildung „Klinische Notfallmedizin" kommt – in vier dreitägigen Modulen priorisieren und diskutieren wir unsere und Ihre Vorstellungen einer modernen Notfallmedizin. Ausgerichtet am EuSEM-Curriculum, am DGINA-DIVI-Curriculum mit den Highlights des Curriculums der Berliner Ärztekammer.

Weitere Infos unter: www.notfallmedizinkurs.de